AF347218

# TRAITÉ PRATIQUE

## DES

## HERNIES.

DE L'IMPRIMERIE DE CELLOT.

# TRAITÉ PRATIQUE

## DES

# HERNIES,

OU

## MÉMOIRES ANATOMIQUES ET CHIRURGICAUX

### SUR CES MALADIES;

### PAR Antoine SCARPA,

Chirurgien consultant de S. M. l'Empereur et Roi, Chevalier de la Légion d'Honneur, et de l'ordre royal de la Couronne de Fer, Membre de l'Institut d'Italie, et Professeur de clinique chirurgicale à l'Université de Pavie;

*Traduits de l'Italien par M. CAYOL, Docteur en Médecine de la Faculté de Paris.*

### AVEC DES PLANCHES.

On y a joint une Note de M. Laennec, Docteur en Médecine de la Faculté de Paris, Membre de la Société de la Faculté de Médecine, etc., sur une nouvelle espèce de hernie; et un Mémoire sur une terminaison particulière de la gangrène dans les hernies, par le Traducteur.

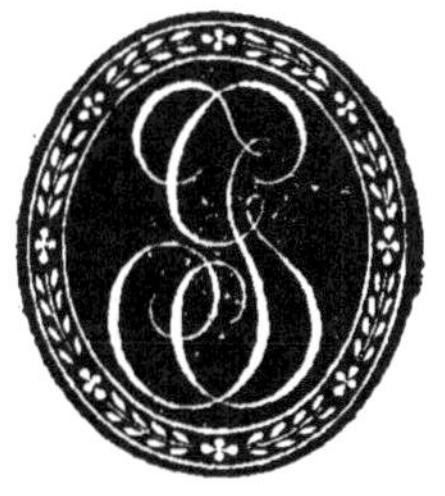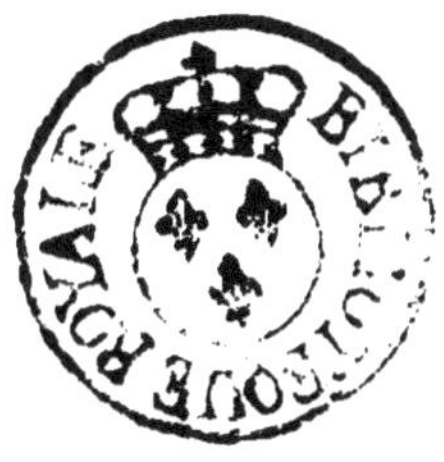

## A PARIS,

Chez GABON, Libraire, place de l'École de Médecine, n°. 2.

## 1812.

# PRÉFACE DU TRADUCTEUR.

L'ouvrage dont je publie la traduction parut
en Italie pendant les années 1809 et 1810,
sous le titre modeste de *Mémoires anatomiques et chirurgicaux sur les Hernies* (1) : chacune des livraisons étoit composée d'un cahier ou *fascicule*, de format
in-folio atlantique, imprimé avec le plus
grand soin à l'Imprimerie Royale de Milan,
et orné de superbes gravures représentant
les objets de grandeur naturelle.

On aime à voir les beaux-arts concourir avec
la typographie à répandre et à embellir les
productions du génie, surtout lorsque celles-
ci joignent au mérite littéraire le mérite
bien plus précieux d'étendre et de perfectionner nos connoissances sur un sujet qui

_________________

(1) *Sull'ernie Memorie anatomico-chirurgiche di* Anto-
nio Scarpa , etc.

se rapporte directement à la conservation ou au bonheur des hommes. Aussi je regrette de n'avoir pu faire passer dans notre langue l'ouvrage de l'illustre Professeur de Pavie avec toute la magnificence de l'édition italienne. Je n'ai conservé de ce luxe d'impression et de gravure que ce qui pouvoit se concilier avec l'intention que j'avois, de mettre à la portée des étudians un livre qui ne leur sera pas moins utile qu'aux praticiens les plus exercés. Si, pour atteindre à ce but, il a fallu supprimer ou réduire quelques ornemens des planches, j'ose espérer que ce léger inconvénient se trouvera compensé par plusieurs avantages. L'édition française sera moins belle, sans doute, que l'originale; mais elle sera tout aussi complète, et d'un usage bien plus commode pour l'étude, ne fût-ce que par la différence du format.

J'y ai ajouté des sommaires en tête de chaque paragraphe, des notes marginales, des titres courans , et une table des matières aussi étendue que le comportoit la nature de l'ouvrage. Plusieurs supplémens qui avoient paru sous le titre d'*appendice* à la fin du dernier *fascicule*, ont été refondus dans les diverses parties du texte auxquelles ils avoient été destinés par l'auteur, qui a bien voulu me faire connoître ses intentions à ce sujet.

L'érudition médicale est aujourd'hui un champ immense, dans lequel il est presqu'impossible de ne pas s'égarer, si l'on n'est conduit dans ses recherches par des indications bien sûres et bien précises. On doit donc exiger l'exactitude la plus scrupuleuse dans les citations. Celles qui se trouvent dans l'ouvrage de M. Scarpa étant très-nombreuses et très-importantes , je me suis imposé l'obligation de les vérifier toutes, dans la crainte de copier quelques erreurs qui pouvoient s'y être glissées. Lorsque j'ai trouvé des passages d'auteurs français , traduits littéralement dans le texte italien, au lieu de les traduire une seconde fois , j'ai transcrit avec des guillemets les propres expressions des auteurs cités : et comme les travaux des chirurgiens français sur les hernies ont été mis à contribution par M. Scarpa bien plus que ceux des chirurgiens d'aucune autre nation, il en résulte que, dans ma traduction , la plupart des faits cités par l'auteur, à l'appui des nouvelles théories qu'il établit, sont racontés par ceux même qui les ont observés , ce qui est , je pense , un avantage réel. Quelquefois, en collationnant des passages cités textuellement, avec les ouvrages d'où ils étoient extraits, j'ai trouvé des phrases supprimées que j'ai cru devoir rétablir. Lorsqu'au contraire les suppressions étoient peu importantes , je les ai laissé subsister , en ayant soin de les indiquer par quelques points suspensifs.

Toutes les planches ont été conservées, et réduites à des dimensions proportionnées au format que nous avions adopté pour le texte.

Celles qui représentent les différentes enveloppes des hernies inguinale et crurale, et les principaux rapports de ces espèces de hernies, soit avec l'artère épigastrique, soit avec les vaisseaux spermatiques, sembloient d'abord ne pouvoir se prêter à une pareille réduction, sans perdre une grande partie de leur mérite. En effet, n'est-il pas très-important pour le chirurgien qui consultera ces planches avant d'entreprendre une opération des plus délicates, d'y voir dans leur situation et dans leur grandeur naturelles les parties qu'il se propose de diviser, et les vaisseaux qu'il doit éviter ? J'ai prévenu une objection aussi solide, en faisant calquer ces planches sur celles de l'édition originale : pour les réduire aux dimensions convenables, il a suffi d'en retrancher les draperies et quelques autres accessoires qui ajoutoient, il est vrai, à la beauté de la gravure, mais qui étoient inutiles pour l'intelligence de l'objet principal. Les autres planches ont été entièrement réduites, et elles pouvoient l'être sans rien perdre de leur utilité. La beauté de l'exécution suppléera à la grandeur des figures, et je ne crains pas d'assurer qu'on distinguera sans peine jusqu'aux moindres détails des parties qu'elles représentent. Au reste, cette assertion sera d'autant plus facile à vérifier, que j'ai conservé exactement, dans le texte et dans l'explication des planches, toutes les lettres qui renvoient aux figures, dans le même ordre où l'auteur lui-même les a placées; de sorte qu'en lisant la traduction, on pourroit indifféremment se servir des planches qui l'accompagnent, ou de celles de l'édition italienne.

Les détails dans lesquels je viens d'entrer pourront paroître minutieux; mais je devois compte au public des changemens que j'ai faits dans un ouvrage qui ne m'appartient pas: si, malgré tous mes soins, j'ai mérité quelques reproches, il est juste qu'ils retombent uniquement sur moi, et que mes fautes ne puissent être imputées à l'illustre auteur que j'ai traduit.

Plusieurs personnes ont cru que la traduction que je publie étoit une réimpression de celle qui a paru par fragmens dans la *Bibliothèque médicale*, et dont l'auteur, homme de beaucoup de mérite, que j'ai l'avantage de connoître personnellement, désire garder l'anonyme. Ne voulant pas m'attribuer le travail d'autrui, je déclare que je n'ai eu aucune part à cette dernière traduction. Les personnes qui prendront la peine de la comparer avec la mienne, se convaincront aisément qu'il n'y a aucun rapport entre l'une et l'autre.

On trouvera à la suite de l'ouvrage de M. Scarpa une Note *sur une nouvelle espéce de hernie*, qui m'a été communiquée par M. Laennec, membre de la société de la faculté de médecine. J'y ai joint aussi un Mémoire *sur une terminaison particulière de la gangrène dans les hernies*, que j'ai lu à la même société au commencement de cette année : il est accompagné d'une planche dessinée d'après nature, et gravée au pointillé par un habile artiste. Ces deux Mémoires, qui renferment quelques faits nouveaux, n'avoient pas assez d'étendue pour être publiés isolément. On a jugé qu'ils pourroient devenir plus utiles étant placés à la suite d'un ouvrage que son importance et la grande célébrité de l'auteur feront rechercher de tous les chirurgiens.

Paris, le 1er novembre 1811.

# PRÉFACE DE L'AUTEUR.

LES brillans progrès que la chirurgie a faits de nos jours, ne sont, à proprement parler, que les résultats des observations d'anatomie pathologique, c'est-à-dire, des comparaisons exactes de l'état naturel de nos organes avec leurs diverses maladies , qui peuvent dépendre d'une altération de texture , d'un dérangement de fonctions, d'une solution de continuité, ou d'un changement de situation. C'est de ces résultats importans que se déduisent, comme autant de corollaires , les méthodes curatives les plus rationnelles dont s'est enrichie la chirurgie moderne ; méthodes auxquelles nous devons aussi le perfectionnement des opérations.

Il existe , à la vérité, un certain nombre d'opérations chirurgicales, qui ne demandent, pour être exécutées avec promptitude et sûreté, que des connoissances purement anatomiques; mais, dans beaucoup d'autres, le chirurgien ne peut se promettre du succès, lors même qu'il seroit très-instruit en anatomie, s'il n'a pas fait une étude particulière des nombreux changemens de position, et des altérations de texture dont sont susceptibles les parties sur lesquelles il doit opérer: s'il n'est pas éclairé sur tous ces points, de fausses apparences pourront égarer son jugement, et le faire tomber dans des erreurs, quelquefois très-graves et irréparables.

Veut-on une preuve bien convaincante de cette vérité; il suffit de jeter les yeux sur les différentes espèces de hernies, et sur leurs nombreuses complications. Assurément aucun anatomiste ne croiroit que l'intestin cœcum, naturellement fixé dans le flanc droit, et la vessie urinaire, située dans le fond du bassin, puissent éprouver, sans se déchirer, un déplacement assez considérable pour sortir par l'anneau inguinal, et descendre jusque dans le scrotum; que le même intestin cœcum vienne de la région iliaque droite se porter jusqu'à l'ombilic, franchir cette ouverture, et former une hernie ombilicale; qu'on ait vu le colon droit sortir du ventre par l'anneau inguinal gauche, et le colon gauche par l'anneau droit; que le foie, la rate, l'ovaire soient quelquefois les parties contenues dans les hernies ombilicale , inguinale, et fémorale ; que l'intestin cœcum puisse s'invaginer dans le colon , et être expulsé par l'anus ; que l'estomac , poussé à travers le diaphragme , forme une hernie à l'intérieur de la poitrine ; que l'épiploon ou l'intestin , ou ces deux parties ensemble , s'ouvrent quelquefois une issue hors du ventre , par le trou sous-pubien , ou par l'échancrure sacro-ischiatique ; qu'une anse de l'intestin grêle , après s'être engagée dans l'anneau inguinal , ou au - dessous de l'arcade fémorale , ait souffert un étranglement des plus violens , sans intercepter le cours des matières dans le canal intestinal; que l'on trouve enfin , dans quelques circonstances , l'intestin et l'épiploon en contact immédiat avec le testicule, à l'intérieur de la tunique vaginale, sans qu'il y ait eu la moindre déchirure de cette tunique. Ces faits , et plusieurs autres analogues, sont tellement surprenans, qu'on les regarderoit encore comme incroyables, s'ils n'avoient été constatés, par de nombreuses observations, sur les individus affectés de hernie : leur possibilité, j'aime à le répéter, n'eût pas même été soupçonnée par l'anatomiste ni par le physiologiste.

Si les anciens chirurgiens n'avoient que des idées très-bornées, inexactes, ou même absolument fausses, sur la nature des hernies, cela tenoit, sans doute, au défaut d'observations pathologiques, bien plus qu'à l'imperfection des connoissances anatomiques ; mais il n'en résultoit pas moins que leurs méthodes curatives ne pouvoient être qu'imparfaites et défectueuses sous tous les rapports. Ils connoissoient, par exemple, assez bien les différentes enveloppes du testicule ; mais ils ne savoient pas déterminer avec précision de quelle manière la hernie inguinale descend dans le scrotum, et sous quelles tuniques elle se développe. Ils ne connoissoient pas mieux les rapports de situation et de connexion qui s'établissent entre les viscères déplacés, le cordon spermatique, et le sac herniaire proprement dit. Dans cette incertitude, ne pouvant garantir la conservation du cordon spermatique et du testicule, ils n'employoient, pour guérir la hernie inguinale, d'autres procédés que la ligature, la cautérisation, ou la castration ; et tandis qu'ils avoient recours à ces opérations cruelles, pour la cure de la hernie inguinale simple, ils laissoient périr sans secours les

individus chez lesquels cette même hernie
venoit à s'étrangler. A mesure que les observations pathologiques se sont multipliées, et
qu'on a fait des recherches exactes sur les
cadavres des sujets affectés de hernie, on a
reconnu les véritables rapports de l'anneau
inguinal avec le sac herniaire, et de celui-ci
avec les viscères qu'il contient, de même
qu'avec les enveloppes propres et communes
du testicule et du cordon spermatique. Dès
lors la castration a été rejetée : on a substitué
à ce procédé violent, dans la hernie inguinale simple, un moyen mécanique fort doux,
qui est le bandage ; et dans ces cas extrêmes
et terribles, où les symptômes de l'étranglement rendent l'opération indispensable, on
s'est contenté de faire rentrer dans le ventre
les viscères déplacés, après avoir détruit l'é-
tranglement au moyen d'une incision, faite
avec les précautions convenables pour laisser
intacts le cordon spermatique et le testicule.

Malgré ces grands progrès de la science,
dans la théorie comme dans le traitement des
hernies, nous sommes obligés de convenir
que cet important sujet n'a pas été approfondi avec le même soin dans toutes ses par-

ties. En chirurgie, comme dans toutes les sciences fondées sur l'observation, il y a certains points sur lesquels il reste, pendant long-temps, de l'incertitude et de l'obscurité. On ne parvient à les éclaircir entièrement qu'à l'aide d'observations et d'expériences faites à plusieurs reprises, souvent répétées, et modifiées de diverses manières. En suivant une pareille marche, en multipliant les comparaisons et les recherches, avec un vif désir de perfectionner ses connoissances, on parvient à découvrir, dans le sujet dont on s'occupe, quelques circonstances qui avoient échappé à l'attention des observateurs, ou qui avoient été négligées comme peu importantes à connoître. Ces circonstances, souvent très-minutieuses en apparence, contribuent singulièrement à porter dans les détails de la science la démonstration et l'évidence.

C'est, en général, ce qui est arrivé pour la pathologie des hernies, et particulièrement de celle qu'on nomme inguinale et scrotale. Je suis porté à croire que, dans la description de cette maladie, on a négligé comme inutiles plusieurs circonstances qui étoient néanmoins très-propres à répandre du jour sur sa véritable nature ; et voici les raisons qui me le persuadent. 1°. Les auteurs les plus distingués n'emploient que des expressions vagues et obscures, lorsqu'ils indiquent les différentes enveloppes qui renferment la hernie inguinale et scrotale. 2°. Ils témoignent la plus grande incertitude sur le nombre de ces enveloppes, et sur leur densité plus ou moins considérable, selon que la hernie est petite et récente, ou volumineuse et ancienne. 3°. Les uns admettent, et les autres nient que le cordon spermatique se trouve quelquefois situé sur la face antérieure du sac herniaire. 4°. Tous gardent le silence sur les principales causes qui font que, le plus souvent, l'artère épigastrique change de position par rapport à l'anneau inguinal et au col du sac herniaire, et que, d'autres fois, elle reste dans sa position naturelle. 5°. Ils ne parlent point des causes de certaines adhérences de l'intestin avec le sac herniaire, qui ne sont formées par aucun lien contre nature, quoique les apparences indiquent précisément le contraire (1).

_______________________

(1) L'auteur fait ici allusion à l'adhérence *charnue natu-*

Enfin, il est une foule d'autres objets qui ne sont connus qu'imparfaitement, ou qui ne sont pas assez bien démontrés.

Ces divers points de doctrine, ainsi que plusieurs autres, ne pouvoient être éclaircis qu'à l'aide de nouvelles recherches faites avec la plus grande exactitude, sur les cadavres des individus affectés de hernie. Je me suis livré à ce travail ; et bientôt j'ai reconnu qu'indépendamment des lacunes qui se trouvent dans l'histoire pathologique de la hernie inguinale, nous manquons encore de bonnes planches sur le même sujet. Celles qui existent ne sont pas faites avec assez de soin pour donner aux étudians une idée exacte et précise de la maladie, et de ses diverses complications. Aussi je ne me suis pas borné à présenter des descriptions très-détaillées, et tirées de mes propres observations sur le cadavre ; mais il m'a paru utile, et même indispensable, d'y joindre des figures de grandeur naturelle, qui pussent représenter fidèlement les parties lésées, et leurs rapports avec les par-

---

*relle*, dont il sera parlé fort au long dans le deuxième mémoire, §. XXIX et suivans. *Note du Trad.*

ties voisines. Dans un siècle où l'art du dessin est employé journellement à publier les richesses de la zoologie, de la botanique et de la zootomie, il n'y aura, j'espère, aucune personne sensée qui ne voie avec plaisir cet art sublime coopérer aux progrès de la pathologie. Quelle autre science seroit plus digne d'une pareille association, que celle d'où dépendent les moyens conservateurs de la santé et de la vie de l'homme ?

Je commence par mettre sous les yeux du lecteur les planches relatives à la hernie scrotale appelée *simple*, cette espèce devant servir de terme de comparaison pour mieux faire connoître la hernie scrotale *compliquée*, et celle qu'on a nommée *congénitale :* elle me sert également à indiquer au jeune chirurgien la marche qu'il doit suivre pour mettre à découvert, avec autant de sûreté que de promptitude, les viscères étranglés. Je représente successivement, sinon toutes les complications de la hernie scrotale, du moins les plus importantes, qui sont relatives, les unes aux causes immédiates de l'étranglement, et les autres aux différentes espèces d'adhérence des viscères entr'eux, ou

avec le sac herniaire. On sait que la difficulté et le danger de l'opération de la hernie
étranglée sont en raison des complications
qu'elle présente : il en est, parmi ces dernières, qui jettent les jeunes chirurgiens dans
l'incertitude et dans l'embarras, au point de
les obliger quelquefois à suspendre l'opération. A la vérité, tous les livres font mention
des différentes causes de l'étranglement, et des
adhérences que les viscères déplacés peuvent
contracter entr'eux, ou avec le sac herniaire.
Mais les chirurgiens instruits savent par expérience que la simple description de pareils
objets ne laisse dans l'esprit des étudians
que des idées plus ou moins confuses. Si
l'on veut qu'ils puissent bien saisir les caractères distinctifs de chacune de ces complications, et apprécier les moyens qu'on a
proposés pour y remédier, il faut nécessairement mettre sous leurs yeux les objets
eux-mêmes, ou des planches exécutées soigneusement et d'après nature. Il me paroît
très-important que les jeunes chirurgiens
soient pénétrés de ces connoissances exactes,
avant de s'appliquer à suivre la pratique dans
les grands hôpitaux ; car, lors même qu'ils

y verroient opérer les plus grands maîtres, ils pourroient rarement, à travers les doigts de l'opérateur, et le sang qui cache les parties, suivre tous les détails de l'opération, et distinguer les complications qui se présenteroient, s'ils n'avoient d'avance, sur tous ces objets, des notions assez précises.

Plusieurs difficultés de ce genre sont communes à la hernie inguinale et à la hernie crurale dans l'un et l'autre sexe. Mais il en est une qui est particulière à l'opération de la hernie crurale chez l'homme ; c'est le danger d'une hémorrhagie mortelle, produite par la lésion de l'artère spermatique. Malheureusement, cette artère se trouve toujours comprise dans l'incision de l'arcade crurale, chez l'homme, tandis que la même incision se pratique communément avec succès chez la femme. J'ai cherché vainement, dans les meilleurs ouvrages de chirurgie, et même dans ceux d'Arnaud, une planche qui pût éclairer les jeunes praticiens sur les moyens d'éviter un aussi grave accident, en leur donnant une idée exacte de la position de l'artère spermatique, et de ses rapports avec le col du sac herniaire, dans la hernie fémorale. Je me flatte d'avoir rempli cette lacune, au moyen d'une planche qui n'a pas d'autre destination, et qui est jointe au troisième mémoire.

Je n'ai pas négligé d'examiner sur les cadavres la hernie ombilicale, et celle de la ligne blanche. J'ai suivi pas à pas les changemens qu'éprouve l'ouverture aponévrotique de l'ombilic dans l'embryon , dans le fœtus à terme , dans l'enfant, et dans l'adulte, afin de déterminer, autant que possible, les causes prochaines et éloignées de la hernie ombilicale, qui est quelquefois *congénitale*, et d'autres fois postérieure à la naissance. J'ai tâché de faire voir en quoi cette hernie diffère de celle de la ligne blanche ; et j'ai apprécié à leur juste valeur les moyens proposés pour la prévenir , ou pour la guérir dans les différens degrés de son développement.

La gangrène qui résulte de l'étranglement de l'intestin, dans la hernie, donne lieu à une fistule stercoraire, et à un anus contre nature. Quelque grave que soit cet accident, puisqu'il entraîne la perte d'une anse d'intestin quelquefois très-considérable , tous les chirurgiens savent que la nature parvient souvent à y remédier, en rétablissant la continuité du canal intestinal. Mais il me semble que jusqu'à ce jour on n'a pas donné une connoissance exacte des moyens simples et admirables que la nature emploie pour guérir cette dégoûtante infirmité. Des recherches suivies sur les cadavres d'individus qui sont morts après de pareilles guérisons, ou pendant qu'elles s'opéroient, m'ont éclairé sur cet important sujet. Je n'ai pas craint de m'y arrêter un peu longuement, parce qu'il m'a paru répandre quelque lumière sur les phénomènes de la vie, et parce qu'on en peut déduire quelques préceptes utiles pour le traitement des hernies avec gangrène, et de plusieurs autres maladies.

Enfin, dans l'intention d'ajouter un nouveau degré de perfection au bandage des hernies inguinale, fémorale, et ombilicale, j'ai exposé sur leur construction, avec autant de clarté qu'il m'a été possible, les idées qui m'ont été suggérées par l'anatomie et la mécanique, et dont j'ai fait de fréquentes applications dans la pratique.

Je regrette beaucoup de n'avoir pu étendre mes recherches à la pathologie des hernies appelées *rares*, telles que celles du trou sous-pubien, de l'échancrure sacro-ischiatique, du périnée et du vagin. C'est précisément leur rareté qui a été pour moi un obstacle d'autant plus insurmontable, que je ne suis point à la tête d'un assez grand hôpital. Un travail complet sur ces maladies exigeroit le concours de plusieurs personnes de l'art, qui joignissent à une pratique très-étendue, les moyens de faire des recherches sur les cadavres, et le désir sincère de perfectionner une des branches les plus importantes de la chirurgie.

# TRAITÉ PRATIQUE

## DES

# HERNIES.

## PREMIER MÉMOIRE.

### DE LA HERNIE INGUINALE ET SCROTALE.

§. I<sup>er</sup>. *Objet et division générale de ce mémoire.*

Un des chirurgiens les plus versés dans la théorie et dans la pratique des hernies, le célèbre Arnaud, désiroit beaucoup pouvoir achever un ouvrage qu'il avoit entrepris sur les changemens qu'éprouvent les parties intéressées dans ces maladies (1). Il étoit persuadé, sans doute d'après de bonnes raisons, que de son temps la chirurgie manquoit encore de connoissances positives sur les hernies. L'ouvrage commencé par cet illustre chirurgien, n'a point été achevé, ou, du moins, il n'a jamais été mis au jour. Camper voulut, je crois, y suppléer, lorsqu'il entreprit de faire exécuter quelques planches, représentant la hernie inguinale et scrotale. Mais la mort vint l'arrêter dans son travail,

---

(1) « Je voudrois, écrivoit-il, être en état de finir l'ou-
» vrage que j'ai commencé, sur les dérangemens qui sur-
» viennent aux parties intéressées dans les hernies. Je
» crois de très-bonne foi qu'il manque à la chirurgie. »
Mémoires de chirurgie, tom. II, appendice, pag. 9.

qui, dans la suite, a été publié par Sœmmering (1). Au reste, je doute fort que ces planches puissent être d'un grand avantage pour l'étude. Les parties qui concourent à la formation de la hernie inguinale et scrotale y sont représentées isolées, et dépourvues de détails suffisans pour donner une idée exacte des rapports qu'elles ont entre elles, ou avec les parties environnantes : d'ailleurs elles ne mettent point sous les yeux des jeunes chirurgiens les variétés et les complications, qui sont si importantes à connoître pour le diagnostique et pour le traitement. Il a paru, depuis, quelques autres descriptions de la hernie inguinale, accompagnées de planches; mais toutes, autant que je puis en juger, ont été faites d'après celles de Camper, et conséquemment elles présentent les mêmes imperfections. Il me paroît, d'après cela, que les plaintes d'Arnaud, sur cette partie de la science, seroient encore, de nos jours, très-bien fondées. En veut-on une preuve; il suffit d'examiner la description que Richter nous a laissée de la hernie inguinale, dans un ouvrage qui, de l'aveu de tous les chirurgiens, renferme ce qu'on sait de plus positif et de plus exact sur les hernies. « A mesure que » la hernie inguinale augmente de volume, dit- » il (2), le sac herniaire descend dans le scrotum, » et dans le tissu cellulaire du cordon spermati- » que, autrement dit *tunique vaginale*. Toute » la tumeur désignée sous le nom de *hernie*,

_______

(1) Icones herniarum.
(2) Traité des hernies, chap. V. *Description exacte de la hernie inguinale.*

» est formée par la peau du scrotum , le tissu
» cellulaire , et le sac herniaire. Le testicule et
» le cordon spermatique sont toujours hors du
» sac , le premier en arrière , et le second dans la
» partie postérieure et inférieure. »

S'il est vrai, comme on n'en peut douter, que le
sac herniaire descend dans le tissu cellulaire qui enveloppe le cordon spermatique ; s'il est bien reconnu
que ce tissu cellulaire est toujours renfermé, de
même que la tunique vaginale du testicule, dans la
gaîne formée par le muscle crémaster , il faut en
conclure que le sac herniaire et les viscères déplacés
se trouvent également renfermés dans cette gaîne ;
ou, en d'autres termes , que le muscle crémaster , avec son aponévrose , forme une des principales enveloppes de la hernie inguinale et scrotale. Richter , dans sa description qu'il appelle
*exacte* , ne dit pas un mot de ce fait très-
important d'anatomie pathologique. Le même
auteur ne nous dit point si le sac herniaire se
trouve à nu dans le tissu cellulaire qui enveloppe le cordon, ou s'il y pénètre revêtu de
cet autre tissu cellulaire souple et extensible qui
unit le péritoine aux muscles abdominaux ; si la
portion du grand sac péritonéal qui avoisine l'anneau , est toujours suffisante pour la formation
du sac herniaire ; ou si la tumeur, en se développant, ne peut point tirer au dehors et jusque dans le
scrotum, le feuillet du péritoine qui revêt la région
iléo-lombaire ; si la descente des viscères, de la cavité
abdominale dans le scrotum , se fait toujours suivant la direction d'une ligne oblique tirée du flanc

au pubis, ou si quelquefois elle ne se fait point dans la direction du sacrum au pubis, suivant le petit axe du bassin ; si dans les hernies scrotales anciennes et volumineuses, les couches ou enveloppes qui renferment les viscères croissent réellement en nombre ; et si l'augmentation de leur volume doit être attribuée à l'épaississement du sac herniaire proprement dit, ou à toute autre cause ; si le cordon spermatique se trouve toujours à la partie postérieure du sac, et s'il n'est point quelquefois situé à ses côtés ou sur sa face antérieure, ce qui a été jusqu'à présent un sujet de discussion, quoiqu'il existe sur ce point des observations exactes ; enfin, pourquoi l'artère épigastrique, qui le plus souvent se trouve le long du côté interne du col du sac herniaire, conserve quelquefois sa position naturelle, au côté externe de la hernie inguinale.

Ces questions, et plusieurs autres sur lesquelles on ne trouve rien de satisfaisant dans l'ouvrage de Richter, ni dans aucun des traités que nous possédons sur les hernies, m'ont paru des motifs suffisans pour écrire ce mémoire. Afin d'exposer mes observations avec clarté et méthode, j'ai cru ne pouvoir mieux faire, que de décrire successivement et de mettre en parallèle l'état sain et l'état pathologique des parties qui constituent la hernie inguinale, maladie non moins fréquente que dangereuse.

## §. II. *Du muscle oblique externe.*

Dans l'état naturel, l'aponévrose du muscle oblique externe de l'abdomen (1), fixée antérieu-

______

(1) Planch. I, A. B. B.

rement à la ligne blanche, et latéralement à l'é-
pine antérieure et supérieure de l'os des iles,
prend d'autant plus d'épaisseur et d'élasticité qu'elle
s'approche davantage de la partie inférieure du
ventre. Parvenue un peu au-dessous de l'ombilic,
et à la distance de quatre travers de doigt, ou
environ, de l'arcade fémorale et de l'anneau ingni-
nal, elle paroît formée de fibres beaucoup plus
fortes que dans le reste de son étendue : aussi
voit-on que sur le cadavre dépouillé des tégumens
et exposé à l'air, elle devient tout à fait opaque, en
cet endroit, tandis que les portions qui sont aux environs et au-dessus de l'ombilic, conservent leur
transparence, et laissent voir les fibres charnues des
mucles qu'elles recouvrent. A un pouce et demi du
pubis, cette partie plus dense et plus élastique
de l'aponévrose se partage en deux bandelettes,
l'une supérieure, l'autre inférieure. La supérieure (1), plus large que l'autre, va s'implanter
sur le bord de l'angle du pubis, où elle semble
s'entrecroiser avec celle du côté opposé, en se
confondant avec la substance ligamenteuse qui
unit les os pubis, et d'où le ligament suspenseur de la verge (2) tire son origine. L'inférieure (3), moins large mais plus forte et plus
élastique que la précédente, se dirige obliquement
de haut en bas et d'arrière en avant, au-dessus
de l'échancrure fémorale, forme l'arcade de ce

----

(1) Planch. 1, q. q. b. b.
(2) Idem, d.
(3) Idem, r. i. c. c.

2.

nom, et va s'implanter, au moyen d'un fort tendon, à l'épine du pubis, où elle se confond pareillement avec la substance ligamenteuse qui recouvre la symphise de cet os.

De l'écartement des deux bandelettes que nous venons de décrire, résulte l'anneau inguinal, ouverture dirigée obliquement du flanc au pubis, et de figure triangulaire plutôt qu'elliptique, qui donne passage, chez l'homme, au cordon spermatique, et chez la femme au ligament rond de la matrice. En général, l'aponévrose de l'oblique externe semble formée de petits rubans disposés parallèlement entr'eux, de haut en bas et d'arrière en avant, c'est-à-dire dans la même direction que les fibres charnues, ce qui lui donne l'apparence d'une toile simplement ourdie. Cette structure se remarque dans toute son étendue, excepté dans l'endroit où elle commence à se partager, pour former l'anneau inguinal. Là, elle ne représente plus une toile simplement ourdie, mais bien un véritable tissu : d'autres petits rubans tendineux (1) croisent en différens sens la direction des premiers. Ils paroissent, pour la plupart, se

______

(1) Planch. I, i. k. b. b. Planch. II, a. a. b. b. c. d. Camper, Tab. hern. tab. VI, x ; tab. IX, fig. I, H. B. fig. XIII, — §. 24. His duobus tendinibus anulus firmatur, musculi fibris a se invicem divisis. Non tamen à se invicem dividuntur ut seorsim discurrant, aut facilè vi adhibitâ disrumpantur. Fibræ aliæ, e contrà, eas iterùm connectunt, decussando primò descriptas; imò, in herniis, præsertim incarceratis, fibræ planè transversim perrepunt limbum efformantes.

détacher de l'arcade crurale, en formant une patte
d'oie ; de là ils passent au-dessus de l'anneau inguinal, et vont se perdre dans son bord interne.
Cette disposition a quelque ressemblance avec celle
que présentent les aponévroses du diaphragme,
autour de l'orifice tendineux qui donne passage
à la veine cave. Il est évident que l'aponévrose
de l'oblique externe, déjà plus forte et plus élastique à la partie inférieure de l'abdomen, où
elle représente une sorte de ceinture, que dans
tout le reste de son étendue, reçoit encore un
nouveau degré de solidité dans le voisinage de
l'arcade crurale, et de l'anneau inguinal, par la
superposition et l'entrecroisement de ces petits
rubans tendineux. On diroit que la nature a voulu
par-là fixer d'une manière invariable les limites
de l'anneau inguinal, en s'opposant à l'écartement
des deux piliers tendineux qui circonscrivent de
côté et d'autre cette ouverture. Toujours est-il
qu'on ne rencontre rien de semblable dans le
reste de l'aponévrose de l'oblique externe, non
plus que dans les aponévroses subjacentes des
muscles oblique interne, et transverse. Winslow
pensoit (1) que les bandelettes tendineuses dont
nous venons de parler, et qu'il nommoit *col-
latérales*, n'existoient point chez les enfans (2) ;
et quelqu'un après lui a mis en doute qu'on pût

---

(1) Traité des muscles, n°. 84.

(2) Winslow ne dit pas précisément que ces bandelettes
n'existent point chez les enfans, mais seulement qu'*elles
ne paroissent guère*. Note du Trad.

les démontrer chez la femme. Quant à moi, je puis assurer les avoir toujours rencontrées tant chez les femmes que chez les enfans, toutes les fois que je les ai cherchées avec assez de soin.

## §. III. *Du prolongement de l'aponévrose fascia-lata.*

L'aponévrose de l'oblique externe est recouverte, dans une certaine étendue au-dessus de l'arcade fémorale et de l'anneau inguinal, par une expansion très-mince de l'aponévrose du muscle fascia-lata. Une portion de cette légère couche aponévrotique s'étend au-delà de l'anneau, sur le muscle crémaster qu'elle accompagne jusque dans le scrotum; et là elle se perd dans le tissu cellulaire qui unit la surface externe de ce muscle avec le dartos : l'autre portion se déploie vers le flanc. La première est si mince et si transparente, au voisinage de l'anneau inguinal, qu'elle permet de distinguer les fibres du crémaster et une partie du cordon spermatique qu'elle recouvre. On peut la séparer très-exactement de l'aponévrose de l'oblique externe, dans toute son étendue, excepté sur le bord de l'arcade fémorale, et dans la circonférence de l'anneau inguinal. Son adhérence intime sur les bords de ces deux ouvertures doit nécessairement ajouter à leur solidité ; et c'est ce que prouve l'expérience sur le cadavre. Coupez cette toile aponévrotique au voisinage et dans la direction de l'arcade crurale, aussitôt le ligament de Fallope se relâche et se soulève, pour ainsi dire, spontanément. Coupez ensuite très-légèrement la même toile aponévrotique sur le bord de l'anneau inguinal ; cette ouverture présente sur-le-champ beaucoup moins de résistance à la dilatation , comme on peut s'en convaincre , en y introduisant le doigt de dehors en dedans.

### §. IV. *Du muscle oblique interne.*

Ce muscle est fixé fortement au bord interne de la crête de l'os des iles , à l'épine antérieure et supérieure du même os , et à l'origine du ligament de Fallope. Ses fibres inférieures , au lieu de suivre une direction oblique de bas en haut, deviennent transversales , et se prolongent en faisceaux charnus , le long de l'angle supérieur de l'anneau inguinal. Son aponévrose passe au - devant du muscle droit , et va se terminer à la ligne blanche. Son attache inférieure est à l'épine du pubis , immédiatement derrière celle des deux piliers tendineux de l'anneau inguinal. Les fibres musculaires inférieures, parvenues à huit lignes , environ , du côté externe du sommet de l'anneau , s'ouvrent pour laisser passer le cordon spermatique, et se partagent ainsi en deux petits faisceaux , l'un externe , et l'autre interne. L'externe s'attache, dans une certaine étendue , au ligament de Fallope , et constitue l'origine principale du muscle crémaster : je dis la principale ; car, chez quelques sujets, ce muscle tire une seconde origine , moins forte à la vérité que la première, de quelques fibres charnues qui naissent du pubis, auprès de l'attache du pilier supérieur de l'anneau. Pour bien voir ces dernières, lorsqu'elles existent, il faut fendre l'anneau inguinal, et relever sur le ventre le testicule avec le cordon spermatique. L'origine principale du muscle crémaster, formée, comme je l'ai dit, par les fibres les plus inférieures de l'oblique interne, se jette, immédiatement après son attache au ligament de Fallope, sur le côté externe du cordon spermatique, tandis que les fibres charnues de la seconde origine se portent, lorsqu'elles existent, sur le côté interne, et sur la face antérieure du même cordon. Les unes et les autres enveloppent les vaisseaux spermatiques, et les accompagnent au-delà de l'anneau, jusque dans le scrotum. Mais les fibres de la première origine (1), de même que celles de la seconde (2), parvenues au dehors de l'anneau, deviennent très-flexueuses, se répandent dans différens sens, et se croisent de diverses manières, jusqu'à ce qu'elles se terminent toutes dans une sorte de gaîne tendino-membraneuse (3), qui renferme le cordon spermatique avec son enveloppe cellulaire, et la tunique vaginale du testicule.

### §. V. *Du muscle transverse.*

Situé au-dessous du précédent, ce muscle (4) s'attache au bord interne de la crête, et à l'épine antérieure et supérieure de l'os des iles. Ses fibres charnues ne s'étendent pas aussi bas ni aussi

---

(1) Planc. I, g. g. g.　　(2) Idem, f.
(3) Idem, h.　　　　　　(4) Idem, c.

près du ligament de Fallope que celles de l'oblique interne. Les plus inférieures n'éprouvent aucun changement de direction, attendu qu'elles ne livrent passage à rien. En effet, le cordon spermatique, en traversant la paroi antérieure de l'abdomen, ne se comporte pas de la même manière à l'égard de tous les muscles qui la composent. il pénètre, comme je l'ai dit, à travers les fibres inférieures de l'oblique interne, qui s'écartent pour lui livrer passage; mais il ne fait que glisser sous le bord charnu inférieur du muscle transverse. Le point précis où il franchit ce dernier muscle est environ un pouce plus près du flanc que celui où il traverse l'oblique interne, et d'où part, avons-nous dit, l'origine principale du crémaster. L'aponévrose du muscle transverse passe au-devant du muscle droit pour aller se terminer à la ligne blanche; et parvenue au-dessous de l'anneau inguinal, elle s'implante au pubis, derrière l'attache de l'aponévrose de l'oblique interne. Je n'ai pu parvenir à déterminer d'une manière bien précise, si le bord du muscle transverse contribue pour quelque chose à la formation de l'origine principale du crémaster. Les fibres charnues inférieures du transverse sont très-ténues; et de plus, elles sont si étroitement unies à celles de l'oblique interne, dans leur point commun d'attache à l'épine iliaque antérieure et supérieure, qu'il m'a été impossible de séparer les unes des autres, malgré tout le soin que j'y ai apporté. Toutefois il me paroît qu'on peut dire, sans crainte de se tromper, que si le muscle trans-

verse fournit quelques fibres charnues à l'origine
principale du muscle crémaster, elles sont du moins
très-ténues, et en fort petit nombre.

### §. VI. *De l'anneau inguinal.*

La disposition des muscles abdominaux, par rapport au cordon spermatique qui les traverse pour
se porter du flanc au pubis, est assurément bien
digne de fixer l'attention des anatomistes ; mais ce
qui n'est pas d'un moindre intérêt pour le chirurgien, c'est la connoissance exacte des rapports de
l'anneau lui-même avec les aponévroses de l'oblique
interne et du transverse. Quoique foibles en comparaison de celle de l'oblique externe, ces deux
aponévroses bouchent cependant l'anneau du côté
du ventre, et s'opposent à ce que les viscères puissent pénétrer directement dans cette ouverture.
Il résulte d'une telle disposition, que le passage du
cordon spermatique à travers la triple paroi musculaire du ventre, ne se fait point directement
d'arrière en avant, et dans la direction du sacrum
au pubis, mais très-obliquement, et suivant une
ligne qui seroit tirée du flanc au pubis. Il est
donc évident que ce qu'on nomme communément
*anneau inguinal* est bien plutôt un canal, dont
l'extrémité interne correspond au point où le cordon spermatique passe sous le bord du muscle
transverse, et l'externe à l'anneau inguinal proprement dit. On voit aussi que le cordon spermatique traverse les muscles abdominaux l'un
après l'autre, et dans trois endroits différens, qui
ne se correspondent pas directement d'arrière

en avant. En effet, le point où le cordon passe sous le bord inférieur du muscle transverse, est le plus éloigné du pubis; il en est à environ trois pouces. Celui où il passe à travers les fibres charnues inférieures de l'oblique interne, ou entre ces fibres et l'origine principale du muscle crémaster, est à un pouce du précédent. Enfin celui où il franchit l'ouverture aponévrotique de l'oblique externe, n'est qu'à un pouce du pubis, et presque immédiatement sous les tégumens de l'aîne. D'après cela, il ne seroit peut-être pas difficile de concilier deux opinions, en apparence opposées. qu'on a émises au sujet de l'anneau inguinal. Le plus grand nombre des anatomistes le regardent comme formé uniquement par l'aponévrose de l'oblique externe; d'autres, au contraire, prétendent que les trois muscles abdominaux concourent à sa formation (1). Sans doute, si on ne veut considérer que le point où le cordon spermatique commence à paroître dans l'aîne, on ne verra là qu'une ouverture pratiquée dans l'aponévrose du muscle oblique externe. Mais, si considérant la chose sous son vrai point de vue, on entend par anneau inguinal l'ouverture qui transmet le cordon spermatique du flanc au pubis, on sera obligé de convenir que cette ouverture est un véritable canal d'environ trois pouces de longueur, formé en devant par l'aponévrose de l'oblique

------

(1) Schmit. Comment. de nerv. lumb. §. 47. A naturâ edoctus sum obliquum minorem et transversum abdominis in illâ regione laciniis suis tendineis ad annuli formationem aliquid conferre.

externe, et en arrière par l'écartement des fibres charnues inférieures de l'oblique interne, par le bord inférieur du muscle transverse, et par les aponévroses de ces deux derniers muscles, lesquelles, descendant plus bas que l'anneau inguinal, et s'insérant au pubis, empêchent toute communication directe de l'ouverture extérieure avec la cavité abdominale. Albinus, dans ses planches de myologie (1), a fort bien indiqué le trajet que parcourt le cordon spermatique, avant d'arriver à l'ouverture aponévrotique de l'oblique externe; il a même figuré la longueur et la direction du canal dont je viens de parler.

Maintenant, si on réfléchit sur la voie oblique, mais naturellement ouverte, que parcourt le cordon spermatique, en se portant du flanc au pubis; et si l'on considère, en même temps, que les aponévroses de l'oblique interne et du transverse, quoique très-minces auprès de leur insertion au pubis, contribuent cependant à affermir le côté interne de l'anneau, et à le rendre plus solide que tout le reste du canal parcouru par le cordon spermatique, on concevra facilement pourquoi, dans la hernie inguinale, les viscères sortent presque toujours dans une direction oblique du flanc au pubis : il est, en effet, assez rare qu'ils sortent directement d'arrière en avant, comme nous le verrons dans la suite de ce mémoire.

## §. VII. *Du péritoine.*

Le péritoine est une membrane mince, qui,

_______________

(1) Tab. 33.

quoiqu'en apparence privée de sang, est néanmoins abondamment pourvue de vaisseaux sanguins; et renferme, en outre, dans sa texture, une quantité innombrable de vaisseaux lymphatiques. Ces deux ordres de vaisseaux, entrelacés les uns avec les autres, forment un réseau extrêmement fin, qui peut être démontré par des injections délicates, et surtout par la prompte absorption et la marche des liquides colorés, que l'on verse dans le ventre des animaux.

Le péritoine s'enflamme avec beaucoup de facilité et de promptitude par le contact des corps irritans, tels que l'air, le sang épanché, l'urine, les excrémens, les divers instrumens vulnérans, etc. Durant l'inflammation, il fournit une grande quantité de lymphe concrescible; et dans cet état, il contracte facilement des adhérences avec les parties qu'il touche. Un autre phénomène bien digne de remarque, c'est qu'une portion saine du péritoine, en contact avec une portion enflammée, participe bientôt à l'inflammation, et se trouve dès lors dans les conditions nécessaires pour contracter adhérence. Si cette facilité du péritoine à s'enflammer, et à contracter des adhérences avec les parties environnantes, est la source de plusieurs graves accidens; d'un autre côté, elle constitue un des moyens les plus efficaces que possèdent la nature et l'art, pour remédier aux suites funestes de certaines lésions des viscères abdominaux, et particulièrement des solutions de continuité du canal intestinal. Sans elle, comment pourroit-on concevoir ces guérisons surprenantes de certaines plaies du ventre,

compliquées de lésions très-considérables des viscères, telles que la perforation de plusieurs circonvolutions d'intestin par une balle, ou la perte
d'une anse du canal intestinal, par suite de la
gangrène ; comment, dans pareil cas, n'y auroit-
il pas toujours épanchement de sang, ou de matières fécales dans le ventre ?

Le péritoine, malgré sa ténuité, est capable
de résister à une extension assez considérable,
sans perdre son élasticité naturelle, comme je
m'en suis convaincu par l'expérience. Une large
portion de cette membrane, étendue sur un cer-
ceau, a soutenu un poids de quinze livres sans
se rompre ; ensuite, déchargée du poids, elle est
revenue peu à peu à son premier état. Ce n'est
qu'après avoir été soumise long-temps à une pression graduellement augmentée, qu'elle a perdu son
élasticité, et a formé une sorte de sac. Mais en
faisant abstraction des expériences de ce genre,
on connoît assez de faits pathologiques qui prouvent que les muscles abdominaux, avec leurs aponévroses, sans le concours du sac élastique formé
par le péritoine, ne seroient pas suffisans pour contenir d'une manière exacte les viscères dans leur
situation naturelle.

§. VIII. *Rapports du péritoine avec les muscles*
*abdominaux.*

Le péritoine n'est pas doué d'une force et d'une
élasticité égales dans toutes les régions du ventre ; il n'est pas non plus également renforcé dans
tous les points par les muscles abdominaux et

leurs aponévroses. On le voit plus fort, plus élastique dans les régions lombaires que sur les parties latérales et antérieure de l'abdomen ; c'est
surtout aux environs de l'ombilic, dans le voisinage
de l'appendice xyphoïde, et le long de la ligne blanche, qu'il se trouve le plus mince. Mais aussi, dans ces
dernières parties, c'est-à-dire, depuis le cartilage
xyphoïde jusqu'à quelques travers de doigt au-dessous de l'ombilic, il est recouvert d'une double
aponévrose fournie par les muscles transverse et
oblique interne ; aponévrose qui, des deux côtés,
forme la gaîne dans laquelle est renfermé le muscle
droit. Au bas de la région hypogastrique, et à quelque distance du pubis, il est immédiatement recouvert par le muscle droit (1), qui, dans cette partie,
manque de gaîne aponévrotique. Enfin, au bord
latéral inférieur de l'abdomen, c'est à-dire, le long
du ligament de Fallope, et dans le trajet que parcourt le cordon spermatique avant de franchir
l'anneau, le péritoine n'est protégé par d'autre
partie vraiment solide, que par l'aponévrose du
muscle oblique externe ; car on ne doit guère
tenir compte de celles de l'oblique interne et du
transverse, qui sont en cet endroit très-minces
et très-foibles. Il est vrai qu'ici la nature a montré
encore sa sagesse, en fortifiant plus que partout
ailleurs l'aponévrose de l'oblique externe, particulièrement le long de l'arcade crurale; en rendant
le pilier inférieur de l'anneau inguinal plus fort,
plus tendineux que le supérieur ; et de plus, en

---

(1) Planc. I, 5. 5. Planc. II, m. n.

unissant étroitement l'arcade fémorale au prolongement aponévrotique du *fascia-lata*. Mais toutes ces dispositions ne suppléent qu'imparfaitement à la faiblesse des aponévroses de l'oblique interne et du transverse. Il est évident que, dans tout le trajet que parcourt le cordon spermatique, depuis le bord inférieur de ce dernier muscle jusqu'à l'orifice externe de l'anneau inguinal, le péritoine est moins fortifié par les couches charnues et aponévrotiques, que dans tout le reste des parois abdominales.

## §. IX. *De quelques replis du péritoine.*

Si nous portons nos regards à l'intérieur du ventre, vers la région iliaque et inguinale, nous voyons que le péritoine forme en cet endroit deux enfoncemens séparés par une cloison, qui résulte de l'élévation du ligament ombilical chez l'adulte, et de l'artère ombilicale chez le fœtus. Ce ligament est intimement uni à un repli du péritoine qu'il tient soulevé, depuis le fond du bassin et la partie latérale de la vessie, jusqu'à l'anneau ombilical. Des deux enfoncemens, l'inférieur, qui est le plus petit, situé au côté interne du ligament ombilical, ou suspenseur de la vessie, correspond dans l'aîne, à peu de distance du pubis, à peu près au point où le cordon spermatique croise l'artère épigastrique. Le supérieur, qui est plus grand et plus profond, a ordinairement une forme triangulaire: sa base est dirigée vers le flanc; et son sommet correspond un peu au-dessous de l'endroit où le cordon spermatique franchit le

bord charnu du muscle transverse, et où le testicule étoit situé, chez le fœtus, avant de descendre dans le scrotum. C'est dans ce grand enfoncement que les intestins se trouvent comprimés,
lorsqu'ils sont poussés avec force par le diaphragme et les muscles abdominaux, dans les
violens efforts. C'est aussi du même endroit que
la hernie inguinale tire le plus souvent son origine, comme je le démontrerai dans la suite. On
conçoit que la cloison formée par le ligament suspenseur de la vessie et le repli du péritoine,
s'oppose à ce que les viscères, comprimés dans
cette fosse, puissent en sortir, et descendre dans
le bassin.

## §. X. *Du tissu cellulaire qui revêt l'extérieur du péritoine.*

Le péritoine est uni aux parois musculaires et
aponévrotiques de l'abdomen, par l'intermède d'une
couche de tissu cellulaire souple et très-extensible ; d'où il résulte que cette membrane, soumise, dans certaines circonstances, à une trac-
tion graduée et long-temps soutenue, peut glisser,
pour ainsi dire, sur les parties qu'elle recouvre,
et changer totalement de situation par rapport à
elles, sans que le tissu cellulaire intermédiaire
éprouve la moindre rupture. La possibilité de ce
déplacement du péritoine, sans rupture du tissu
cellulaire, est prouvée par ce qui se passe chez
le fœtus, lorsque le testicule descend dans le
scrotum : on sait que la tunique vaginale se
forme, à cette époque, avec la portion du péri-

3

toine qui étoit fixée primitivement dans la région iléo-lombaire. Un phénomène analogue s'observe dans quelques hernies inguinales et scrotales, dont je citerai des exemples dans la suite de ce mémoire, et dans lesquelles on voit manifestement le repli du péritoine qui fixe le cœcum dans la région iliaque, descendre avec cet intestin jusque dans le scrotum, et venir faire partie du sac herniaire. Dans tous ces cas, le tissu cellulaire qui, dans l'état sain, unit le péritoine aux parois abdominales, n'éprouve d'autre altération qu'un alongement considérable, et proportionné à l'étendue du déplacement de cette membrane.

§. XI. *Du tissu cellulaire du cordon spermatique.*

Le tissu cellulaire lâche, qui enveloppe les vaisseaux spermatiques, derrière le péritoine, passe avec eux sous le bord charnu du muscle transverse, et à travers l'écartement des fibres inférieures de l'oblique interne; en un mot, il accompagne ces vaisseaux dans toute l'étendue du canal inguinal, dans le scrotum, et jusqu'à l'endroit où ils pénètrent dans le testicule. Cette enveloppe cellulaire est une continuation du tissu de même nature, qui revêt tout l'extérieur du péritoine. Elle devient de plus en plus volumineuse, en approchant de l'anneau; et dès qu'elle a franchi cette ouverture, elle se trouve renfermée avec les vaisseaux spermatiques, et la tunique vaginale du testicule, dans la gaîne musculaire et aponévrotique formée par le crémaster, qui se prolonge jusqu'au fond du scrotum. Si, après avoir fait une petite incision à la partie supérieure de cette gaîne, on pousse de l'air dans le tissu cellulaire qui enveloppe le cordon, on le voit aussitôt se gonfler, et former un épais cylindre, qui se prolonge de l'aîne dans le scrotum, et se termine précisément à l'endroit où les vaisseaux spermatiques pénètrent dans le testicule : un petit enfoncement, ou sillon circulaire, marque l'endroit où finit l'enveloppe cellulaire du cordon, et où commence la tunique vaginale du testicule. Si, pendant l'insufflation, on fend légèrement la gaîne formée par le muscle crémaster, on voit paroître à nu l'enveloppe cellulaire du cordon, composée de larges mailles, et ayant, en quelque sorte, un aspect vésiculaire. Sa transparence permet de voir distinctement dans son centre les vaisseaux spermatiques, auprès desquels on aperçoit ce prolongement du péritoine, qui, dans l'enfant, formoit le col de la tunique vaginale du testicule. L'extensibilité de l'enveloppe cellulaire dont nous venons de parler, est encore évidente dans l'hydrocèle *par infiltration* du cordon spermatique.

## §. XII. *De l'artère épigastrique.*

Cette artère passe auprès du côté externe de l'anneau inguinal (1). Elle tire son origine de l'artère iliaque externe, à peu de distance de l'arcade crurale, et un pouce environ au-dessous de

---

(1) Planch. I, 5, 6, 7, 8, 9.

3.

la convexité que forme le grand sac péritonéal, **au** bord inférieur du ventre. L'espace qui se trouve entre cette convexité du péritoine et l'origine de l'artère, est rempli par un tissu cellulaire abondant (1), qui se prolonge autour du cordon spermatique, et du paquet des vaisseaux cruraux. L'artère épigastrique, née tantôt de la face interne, et tantôt de la face antérieure de l'artère crurale, en formant avec cette dernière un angle plus ou moins aigu, se cache presqu'aussitôt sous le ligament de Fallope, derrière les aponévroses de l'oblique interne et du transverse. De là, appuyée sur la convexité du péritoine (2), elle monte obliquement vers le muscle droit de son côté. Dans son trajet auprès du ligament de Fallope, elle est croisée par le cordon spermatique (3). Dans ce même endroit, qui correspond à peu près à l'écartement des fibres inférieures du muscle transverse, elle donne un petit rameau qui se distribue, en grande partie, au muscle crémaster; et un ou deux autres qui, s'enfonçant entre l'aponévrose de l'oblique externe et celle de

---

(1) Planch. II, q. Pl. III, n.

(2) Haller, fasc. V, pag. 8, en disant : *Incumbit eadem arteria peritonœo primò, indè tendini transversi, et tendit introrsùm versus rectum,* n'a point indiqué avec précision le lieu où cette artère est appliquée sur l'aponévrose du transverse et de l'oblique interne ; c'est à deux pouces environ au-dessous de l'ombilic. Depuis ce point jusqu'en bas, l'artère épigastrique est située immédiatement sur la convexité du grand sac péritonéal.

(3) Pl. VIII, 5, 11, 12.

l'interne, vont se répandre dans le tissu cellulaire du cordon, et s'anastomoser avec l'artère spermatique. Enfin, l'artère épigastrique, appliquée immédiatement, comme je l'ai déjà dit, sur la face convexe du péritoine, se porte obliquement en dedans, vers le muscle droit, à la distance de huit ou dix lignes environ du bord externe de l'anneau inguinal.

Quant à la veine épigastrique (1), elle naît de la veine iliaque externe, un peu plus bas que l'artère épigastrique, et accompagne cette dernière, en fournissant plusieurs rameaux, dont le principal suit constamment son côté interne.

## §. XIII.

Jusqu'ici je n'ai parlé que de la structure et de la situation naturelles des parties qui sont intéressées dans la hernie inguinale et scrotale. Je vais maintenant examiner les changemens qui surviennent dans ces mêmes parties, dès l'instant où la hernie commence à se manifester.

§. XIV. *De la cause immédiate des hernies.*

Plusieurs chirurgiens modernes des plus célèbres, à l'exemple de Warton (2), de Benevoli (3), de Roscius (4), de Brendel (5), et de Morgagni (6),

---

(1) Planch. I, II.        (2) Adenograp. cap. XI.
(3) Dissertazioni chirurgiche, I.
(4) Acta nat. cur. tom. II, obs. 178.
(5) De herniarium natalibus.
(6) De sed. et caus. morb. epist. 43, art. 13.

reconnoissent pour cause principale des hernies en général, et de la hernie inguinale en particulier, le relâchement et l'alongement du mésentère. Il résulte de-là, disent-ils, que tout le paquet intestinal, ou seulement une portion de l'intestin, descend sur l'orifice interne de l'anneau inguinal, heurte à chaque instant contre cet orifice, parvient enfin à s'y introduire, et s'ouvre peu à peu une issue à l'extérieur du ventre. Benevoli ajoute que le relâchement et l'alongement du mésentère sont l'effet d'une congestion extraordinaire des humeurs, et particulièrement du chyle. Mais il ne nous dit point pourquoi le chyle, qui parcourt tous les vaisseaux du mésentère, s'arrête exclusivement dans une partie de ce lien membraneux des intestins, tandis que toutes les autres lui livrent passage facilement, puisqu'elles conservent leur consistance et leur étendue naturelles. En examinant sans prévention ce point de pathologie, il est incontestable qu'un intestin ne peut se porter au-delà de ses limites naturelles, sans qu'il y ait alongement de la partie du mésentère qui le retient et le fixe dans ces limites : mais il ne s'ensuit pas que le relâchement du mésentère doive précéder le déplacement de l'intestin. Il nous paroît bien plus probable que ces deux phénomènes sont simultanées, et qu'ils dépendent d'une même cause.

Dans l'état de santé, l'abdomen, considéré dans sa totalité, est soumis à deux forces opposées, qui se balancent réciproquement : l'une est la pres-

sion des viscères contre les parois abdominales ;
l'autre est la réaction de ces mêmes parois sur les
viscères qu'elles renferment. Si ces deux forces
étoient dans un équilibre parfait chez tous les individus, et dans toutes les circonstances de la vie,
nous ne serions point sujets aux hernies. Si,
lorsque l'équilibre vient à se rompre, les parois
abdominales cédoient également dans tous les
points à l'impulsion des viscères, il en résulte-
roit une augmentation du volume de tout le ventre;
mais on ne verroit jamais de véritables hernies.
La cavité abdominale est toujours exactement
pleine ; les parties contenantes et les parties contenues réagissent les unes sur les autres, et se
compriment réciproquement. C'est par l'effet de
cette pression douce, mais égale et continue, que
tous les viscères se soutiennent mutuellement ; sans
elle les ligamens du foie, ceux de la rate, et en général, les divers liens membraneux des intestins
seroient de bien foibles moyens pour les assujétir
dans leur situation respective. Mais il y a quelques
points, dans l'étendue des parois abdominales,
qui présentent naturellement beaucoup moins de
résistance que les autres, et qui réagissent beaucoup plus foiblement contre la pression exercée
de dedans en dehors par les viscères abdominaux :
telle est surtout la partie qui s'étend du pubis à l'é-
pine antérieure et supérieure de l'os des iles. Cette
foiblesse relative de quelques points des parois abdominales se trouve très-prononcée chez certains individus, par l'effet d'un vice d'organisation ; elle
peut aussi être augmentée par des causes internes

ou externes aussi nombreuses que variées. Que dans un de ces cas, la pression des viscères vienne à augmenter outre mesure, comme cela a lieu dans un violent effort, il en résulte aussitôt un défaut d'équilibre entre les deux forces dont nous avons parlé ci-dessus, c'est-à-dire, que la réaction des parois abdominales n'est plus en rapport, au moins dans certains points, avec la force d'impulsion des viscères. Dès lors les forces réunies des muscles abdominaux, du diaphragme, et du releveur de l'anus, se dirigent et se concentrent sur le point le plus foible de l'abdomen, et poussent vers ce point le viscère le plus voisin, ou celui qui, par sa mobilité, est le plus disposé au déplacement. Si ce viscère se trouve être une anse d'intestin, il est évident que la force qui tend à le chasser de l'abdomen, doit agir en même temps sur la portion correspondante du mésentère; de sorte que l'intestin, en se faisant jour à travers les parois du ventre, entraîne avec lui le mésentère, l'oblige à prêter, et à s'alonger. Lorsque les viscères qui tendent à se déplacer, éprouvent peu de résistance de la part des parois abdominales, la hernie se forme en très-peu de temps, et l'alongement du mésentère se fait avec la même promptitude ; on en voit un exemple dans la formation de la hernie inguinale *congénitale* : dans ce cas, l'intestin se précipite, en quelque sorte, dans un sac préparé d'avance à le recevoir. Au contraire, dans la hernie inguinale ordinaire, une disposition toute différente des parties rend la marche de la maladie beaucoup plus lente. Le plus souvent, la hernie ne se forme pas aussitôt que l'équilibre est rompu entre la force d'impulsion des viscères, et la réaction des parois abdominales. Mais on remarque d'abord, à l'aîne, une légère élévation, qui s'étend de l'épine antérieure et supérieure de l'os des iles à l'anneau inguinal. Quelque temps après, lorsque l'intestin s'est fait jour au-dehors de l'anneau, l'accroissement de la hernie, et l'alongement du mésentère, font des progrès beaucoup plus rapides, mais toujours simultanées.

## §. XV. *Faits pathologiques à l'appui de la doctrine précédente.*

Les observations pratiques les plus multipliées concourent à prouver ce que nous venons de dire, qu'il ne faut pas chercher la cause immédiate des hernies dans le relâchement du mésentère, mais bien dans un défaut d'équilibre entre la pression des viscères, et la résistance d'un ou plusieurs points des parois abdominales. En effet, on voit des hernies survenir, pour les causes les plus légères, aux enfans dont le col de la tunique vaginale ne s'est pas promptement oblitéré, et aux individus qui, ayant beaucoup d'embonpoint, sont devenus fort maigres en peu de temps. Les femmes qui ont eu des enfans, y sont plus sujettes que les autres. Les personnes de l'un ou de l'autre sexe, qui portent des fardeaux considérables, ou qui jouent des instrumens à vent, et celles qui ont eu le ventre fortement contus, y sont particulièrement exposées, lors même qu'il n'y a aucune raison de soupçonner chez elles un relâchement du mésentère. Les hernies vaginales, qui surviennent à la suite des accouchemens laborieux, sont encore une preuve de la même vérité : elles ont pour cause la laxité et la foiblesse des parois du vagin, qui, ne pouvant plus résister à la pression des viscères situés dans le fond du bassin, finissent par leur livrer passage.

Quant à cette seconde proposition, que, pendant la formation de la hernie, les forces réunies de tous les muscles abdominaux se dirigent et se concentrent, pour ainsi dire, sur le point le plus foible des parois, on en trouve la preuve dans un fait qui se passe chaque jour sous nos yeux ; il suffit, pour cela, d'observer les individus affectés de hernie. S'ils toussent, s'ils éternuent ; en un mot, s'ils font le plus léger effort, ils sentent au même instant la tumeur augmenter de volume, et ils s'empressent d'y porter la main pour la soutenir. Or, pendant ces légères secousses qui augmentent le volume de la hernie, il est indubitable que le mésentère s'alonge dans la même proportion que l'intestin avance, en se portant au dehors. Tous les viscères ont une telle tendance à se déplacer et à se porter vers le point le plus foible des parois de l'abdomen, que ceux même qui en sont naturellement le plus éloignés, et qui sont fixés de la manière la plus solide par les replis du péritoine, peuvent, à leur tour, descendre dans la hernie ; ce qu'on n'auroit jamais soupçonné d'après les seules connoissances anatomiques. Sandifort (1) et Palletta (2) ont trouvé, dans une hernie ombilicale, le cœcum avec une portion de l'iléon et du colon. Mauchart (3), Camper (4), Bose (5) ont rencontré le cœcum dans une hernie inguinale du côté gauche; et Lassus (6) a vu le colon gauche sortir par l'anneau inguinal droit. S'il est prouvé, par tous ces faits, que les viscères unis le plus étroitement au grand sac péritonéal et aux parties voisines, sont néanmoins susceptibles de former des hernies; et si de tels déplacemens ne peuvent avoir lieu sans un alongement considérable des liens membraneux qui fixoient ces viscères dans leur situation naturelle, comment pourroit-on refuser d'admettre qu'une anse d'intestin, poussée peu à peu dans l'anneau inguinal, entraîne avec elle la portion correspondante du mésentère? Il n'est pas besoin, pour expliquer ce phénomène, de supposer un relâchement partiel du mésentère.

§. XVI. *Formation et progrès du sac herniaire.*

J'ai dit précédemment, que l'espace compris entre le pubis et l'épine antérieure et supérieure de l'os des iles, est l'endroit le plus foible de toute

---

(1) Observ. patholog. cap. IV.
(2) Nova gubernaculi testis descriptio.
(3) De hern. incarc. *Voyez* Haller, Disput. chirurg. t. III.
(4) Demonstrat. anat. patholog. lib. II, pag. 18.
(5) Animadvers. de hern. inguin. pag. 5.
(6) Médecine opérat. tom. I, pag. 173.

l'étendue des parois abdominales. La même observation est applicable à la portion du péritoine qui
revêt intérieurement cette région. En effet, les
fibres charnues du transverse cessent à l'endroit
où le cordon spermatique passe au-dessous de ce
muscle ; et son aponévrose, de même que celle
de l'oblique interne, devient très-mince au voisinage de la région inguinale, et le long de l'arcade fémorale. Il résulte de-là que le péritoine
n'est soutenu, avec une certaine solidité, que par
l'aponévrose de l'oblique externe, et le pilier inférieur de l'anneau inguinal. C'est aussi dans cette
région que le péritoine commence à céder à l'impulsion des viscères, et à former, pour ainsi dire,
les premiers rudimens de la hernie inguinale. Le
point précis où la hernie commence le plus ordinairement, est celui qui correspond, chez le fœtus,
à la communication de la tunique vaginale avec
le péritoine, et chez l'adulte, au passage du cordon spermatique sous le muscle transverse (1).
Dans l'état sain, le péritoine présente en cet endroit un petit enfoncement, en forme d'entonnoir, dont la profondeur augmente à mesure
qu'on tire de haut en bas le cordon spermatique.
C'est ce petit sac, cette sorte d'appendice digi-
tale, dont le développement progressif constitue
le sac herniaire. Appuyé sur la face antérieure
du cordon spermatique, il se montre d'abord
sous le bord inférieur du muscle transverse ; de
là il se prolonge dans l'écartement des fibres

---

(1) Albinus, Myologie, pl. II.

charnues inférieures de l'oblique interne, en suivant toujours le cordon spermatique, au-devant duquel il est situé ; et après avoir parcouru de cette manière tout le canal qui s'étend du flanc au pubis, il sort enfin par son orifice externe, qui est l'anneau inguinal proprement dit. Dans tout ce trajet, le sac herniaire se trouve situé, de même que le cordon spermatique, au-dessus de l'arcade fémorale, dont il suit la direction. Le canal qu'il parcourt a la figure d'un cône, dont le sommet répond au flanc, et la base à l'orifice externe de l'anneau.

## §. XVII. *Faits pathologiques à l'appui de la description précédente.*

Des recherches anatomiques très-exactes, faites sur un grand nombre d'individus affectés de hernie inguinale commençante, m'ont convaincu de tout ce que je viens de dire, tant sur la formation du sac herniaire, que sur son développement, et ses rapports avec les aponévroses des parois abdominales; et pour peu qu'on y fasse attention, la même chose devient manifeste chez l'individu vivant. En effet, si on examine un homme qui a un léger commencement de hernie inguinale, on voit, dans le pli de l'aîne, et parallèlement à l'arcade fémorale, une petite élévation de forme alongée, qui augmente de volume par le plus léger effort, tel que la toux ou l'éternuement : lorsqu'on la presse, on la fait disparoître peu à peu, et on sent les parties qui la forment, rétrograder suivant une ligne oblique, dirigée du pubis au flanc. Cela est surtout très-apparent dans les hernies congénitales récentes, compliquées d'adhérence des viscères avec le testicule. On voit alors, pendant la réduction, que les viscères et le testicule, au lieu de rentrer dans le ventre directement d'avant en arrière, se dirigent obliquement vers le flanc, et remontent vers l'orifice qui leur a primitivement livré passage. Une telle disposition, bien constatée, nous donne la véritable explication de certains faits rapportés par Mery (1) et Petit (2). Ces auteurs parlent de hernies inguinales peu développées, qui s'étoient arrêtées, sans cause connue, au-dessus de l'anneau, et qui étoient recouvertes par l'aponévrose de l'oblique externe. Elles formoient une petite tumeur cylindrique, disposée parallèlement au pli de l'aîne, c'est-à-dire, dans la direction du canal qu'on nomme improprement *anneau inguinal.*

## §. XVIII. *Rapports du sac herniaire avec le cordon spermatique.*

Aussitôt que le sac herniaire commence à se former, sous le bord du muscle transverse, il se trouve uni à la face antérieure du cordon spermatique : l'on pourroit même dire que cette adhérence existe avant la naissance du sac herniaire, puisqu'elle est formée par la couche de

---

(1) Mém. de l'acad. roy. de Paris, an 1701.
(2) OEuvres posthum. tom. II, pag. 217.

tissu cellulaire, qui revêt, dans tous les temps, la face externe du péritoine, et la tient appliquée sur le cordon spermatique, de même que sur tous les points des parois abdominales. Comme cette couche cellulaire est très-extensible, elle prête et s'alonge à mesure que la hernie se développe, de sorte que le sac ne cesse d'adhérer intimement au cordon spermatique, dans tout le trajet qu'il parcourt, depuis l'orifice interne du canal inguinal jusqu'au fond du scrotum. A l'endroit où le cordon spermatique et le sac herniaire réunis, passent dans l'écartement des fibres inférieures du petit oblique, on voit le muscle crémaster se porter sur leur côté externe, et les accompagner jusqu'au-delà de l'anneau (1), où il se convertit, comme je l'ai déjà dit, en une gaîne musculaire et aponévrotique (2), qui, renfermant le sac herniaire, le cordon spermatique, et la tunique vaginale, accompagne ces parties jusqu'au fond du scrotum. La hernie ne peut jamais descendre au-delà du point où les vaisseaux spermatiques pénètrent dans le testicule, parce que c'est là que se termine le tissu cellulaire du cordon. Lorsqu'elle est ancienne et volumineuse, il existe un sillon circulaire, et plus ou moins profond, entre le fond du sac herniaire et le testicule.

On voit par ce qui précède, que, dans la hernie inguinale et scrotale, soit récente, soit

---

(1) Planch. I, g. g. f. Planch. II, e. e. g. g. f.
(2) Planch. I, g. g. h. Planch. II, g. g. f.

ancienne, le cordon spermatique doit nécessairement se trouver placé à la partie postérieure du
sac herniaire. Cette règle générale admet néanmoins quelques exceptions, que nous ferons connoître dans la suite.

### §. XIX. *Des changemens que subit le muscle crémaster, dans les hernies anciennes.*

Le muscle crémaster acquiert une épaisseur
vraiment surprenante dans les hernies scrotales
anciennes et volumineuses : ses fibres, naturellement fort minces, deviennent quatre à six fois
plus considérables. Répandues sur le col et le corps
du sac herniaire, elles présentent quelquefois une
consistance très-remarquable et une couleur jaunâtre. Du reste, cette altération n'empêche point
de reconnoître le tissu musculaire, et Haller ne
s'y est pas mépris (1). La pathologie nous fournit plusieurs exemples de pareils changemens d'organisation. On voit, dans certains cas, la tunique
charnue de la vessie, celle de l'estomac et des
intestins, ou même les fibres charnues extrêmement
minces des ligamens du colon ( 2 ), devenir
jaunes et très-épaisses.

-----

(1) Opusc. patholog. pag. 317. Saccus ipse hujus herniæ compositâ indole fuit. Super cum enim, et in parte
imprimis anteriori, magna vis fibrarum disjectarum adpa-
ruit, quam fabricam tendinosam ab aliis cl. viris vocari
facilè crediderunt. Nihil tamen tendineum, et cremasteris
potiùs sparsas fibras esse ex ipso pallore et directione appa-
ruit.

(2) Taconi, de rar. hern. quibusdam, tab. III, fig. 2.

Il n'est point rare de trouver, dans les hernies scrotales anciennes, une adhérence intime des fibres du muscle crémaster avec les bords de l'anneau inguinal ; cela peut dépendre de la pression qu'exercent sur ces bords les parties renfermées dans la hernie, et peut-être aussi de l'union du muscle crémaster avec le prolongement de l'aponévrose fascia-lata, qui, des bords de l'anneau, se porte dans l'aîne et dans le scrotum. Quoi qu'il en soit, il est certain que, dans les hernies scrotales anciennes et volumineuses, on éprouve beaucoup de difficulté à introduire une sonde entre les fibres charnues du crémaster, et le bord de l'anneau inguinal ; et qu'au contraire, dans les hernies récentes, la sonde pénètre aussi facilement entre les bords de l'anneau et le crémaster, qu'entre ce muscle et le sac herniaire.

§. XX. *Rapports du muscle crémaster avec le sac herniaire.*

Peu d'auteurs ont parlé de la gaîne formée par le muscle crémaster, dans laquelle sont renfermés le sac herniaire, le cordon spermatique, et la tunique vaginale du testicule. Sharp (1) et Monro le père (2) furent des premiers qui s'arrêtèrent à ce point important de pathologie. Monro avoit bien vu le muscle crémaster envelopper le sac herniaire ; mais il ne croyoit pas que la même chose avoit lieu chez tous les indi-

--------

(1) Ricerche critiche, pag. 9.
(2) Anatomical and chirurg. works, pag. 553.

vidus affectés de hernie inguinale, et c'est en quoi il se trompoit; car cette disposition du muscle crémaster est un des caractères essentiels de la maladie. Petit (1) n'a pas oublié de décrire les rapports qui existent entre le crémaster et le sac herniaire : il raconte même, à cette occasion, un fait très-intéressant, duquel il résulte que ce muscle peut, dans certains cas, par ses seules contractions, faire rentrer la hernie. Gunzius expose, d'une manière assez claire (2), comment le crémaster et son aponévrose forment une des enveloppes de la hernie inguinale et scrotale; Morgagni (3) a vu une fois ses fibres charnues éparses sur le sac herniaire; et Neubaver (4) dit positivement avoir fait la même remarque sur le cadavre d'un homme affecté d'une hernie entéro-épiploïque. Après des faits aussi positifs, et aussi bien observés, je ne puis comprendre comment, de nos jours, Pott, Richter, et beaucoup d'autres auteurs, ont passé sous silence, ou ont énoncé d'une manière vague, ce point de doctrine si important dans l'histoire de la hernie inguinale et scrotale. Peut-être ont-ils accordé trop de confiance aux planches incomplètes et inexactes qui ont été publiées par Palfin (5)

---

(1) OEuvres posthum. tom. I, pag. 288.
(2) Libellus de herniis, pag. 50.
(3) De sed. et caus. morb. epist. 34, art. 9; epist. 31, art. 15.
(4) Dissert. de epiploo-oscheocele.
(5) V. Heister, Institut. chirurg. t. II, tab. XV, fig. 4.

et par Mauchart (1). Le premier de ces auteurs ne s'explique nullement sur l'enveloppe qu'il a représentée autour du sac herniaire. Le second, méconnoissant la gaîne formée par le muscle crémaster, lui donne le nom de *tunique aponé-vrotique*, et la regarde comme un prolongement de l'aponévrose du muscle oblique externe ; erreur grossière, qui fut aussi commise par Walter (2).

Ce n'est pas seulement dans la description pathologique de la hernie inguinale, que le crémaster a été passé sous silence : aucun auteur, à ma connoissance, n'en a fait mention, en traitant de l'hydrocèle de la tunique vaginale. Cependant l'anatomie nous apprend que ce muscle et son aponévrose ont une très grande part à la formation de l'hydrocèle : la collection d'eau , qui constitue cette maladie , est renfermée dans deux sacs emboîtés l'un dans l'autre, et néanmoins très-distincts, qui sont, d'une part, la gaîne musculaire et aponévrotique formée par le muscle crémaster , et , de l'autre , la tunique vaginale du testicule. La première de ces enveloppes, ou la plus extérieure, acquiert une densité et une épaisseur considérables dans l'hydrocèle ancienne et volumineuse, tandis que la tunique vaginale reste, le plus souvent, dans son état naturel. Il importe beaucoup au chirurgien de savoir que , dans l'opération de l'hydrocèle, il doit percer un



---

(1) Dissert. de hern. incarcer. V. Haller, collect. chirurg. tom. III.

(2) Nova acta erud. Lips. an. 1738.

sac formé de deux enveloppes tout à fait distinctes par leur structure, et susceptibles de glisser, pour ainsi dire, l'une sur l'autre.

### §. XXI. *Changemens qu'éprouve l'anneau inguinal pendant les progrès de la hernie.*

Lorsque la hernie inguinale commence à peine à se montrer à l'aîne, on remarque déjà un changement bien sensible dans la direction de ces petits rubans tendineux (1), qui sont situés un peu au-dessus de l'anneau inguinal, et qui croisent, comme je l'ai déjà dit (§. II), la direction des fibres aponévrotiques du muscle oblique externe. Ce changement devient de plus en plus prononcé, à mesure que la tumeur augmente. Lorsqu'elle a acquis assez de volume pour se prolonger jusque dans le scrotum, le pilier supérieur est tellement repoussé en haut et en avant, que tous les petits rubans tendineux se trouvent rapprochés, et pour ainsi dire réunis, au bord supérieur de l'anneau (2), qui acquiert, par cela même, un degré assez considérable d'épaisseur et de solidité dans cet endroit. Si la hernie continue à faire des progrès, l'anneau s'agrandit de plus en plus, dans le sens de sa largeur; et l'on conçoit que cela ne peut avoir lieu sans entraîner une diminution progressive de la longueur et de l'obliquité du canal parcouru par le cordon spermatique. Aussi, lorsque la hernie scrotale est par-

---

(1) Planch. I, a. a. b. b. k. k. i. i.
(2) Planch. II, a. a. b. b.

venue à volume très-considérable, l'anneau inguinal et le col du sac herniaire ne forment plus un canal dirigé obliquement du flanc au pubis mais une large ouverture, qui communique presque directement, d'avant en arrière, dans la cavité abdominale.

## §. XXII. *Changemens qui ont lieu dans le sac herniaire, et dans le tissu cellulaire environnant.*

On enseigne, dans toutes les écoles de chirurgie, que le sac herniaire devient de plus en plus épais ; et que, dans les hernies anciennes, il se présente avec les apparences d'une membrane dense et épaisse, formée de plusieurs couches ou feuillets faciles à séparer par la dissection. Je puis assurer, d'après un grand nombre d'observations, que, dans la plupart des cas, le sac herniaire proprement dit ne s'épaissit pas sensiblement, et qu'en général il ne diffère point des autres parties du péritoine, quels que soient le volume et l'ancienneté de la hernie scrotale. Les différences qu'on remarque dans l'épaisseur et la consistance des tégumens de la hernie, ne doivent pas être rapportées au sac herniaire, mais bien aux enveloppes plus extérieures, telles que le prolongement de l'aponévrose fascia-lata (§. III), la gaîne musculaire et aponévrotique formée par le muscle crémaster, et cette couche de tissu cellulaire, qui revêt immédiatement le sac herniaire de même que tout le reste de la surface externe du péritoine. L'épaississement de ces différentes enveloppes est, sans doute, l'effet de la compression qu'elles éprouvent continuellement de la part des viscères déplacés.

La couche du tissu cellulaire, qui revêt immédiatement le sac herniaire, conserve, pendant un certain temps, sa souplesse et son extensibilité naturelles. Il est aisé de la mettre à découvert, en fendant légèrement le muscle crémaster, sur une hernie scrotale de moyenne grosseur : elle se présente aussitôt avec l'apparence d'un tissu mou et spongieux ( 1 ) , au travers duquel on aperçoit le péritoine, qui forme le sac herniaire proprement dit (2).

Si l'on dissèque soigneusement une hernie scrotale volumineuse et ancienne, on remarque d'abord une épaisseur et une densité considérables du prolongement de l'aponévrose fascia-lata, et de la gaîne formée par le muscle crémaster : ces deux premières enveloppes sont quelquefois très-dures. Au-dessous d'elles on trouve le tissu cellulaire, tellement condensé, qu'il représente une membrane dure et épaisse, formée de plusieurs couches appliquées les unes sur les autres. Après avoir enlevé successivement toutes ces couches, dont le nombre est indéterminé, on met à découvert le véritable sac herniaire, membrane mince, élastique, demi-transparente, en un mot tout à fait semblable au reste du péritoine, ou en différant fort peu.

Pour se convaincre de la vérité des faits que

___

(1) Planch. II , h. h. (2) Idem , h. h. Planch. I , n.

je viens d'énoncer, il suffit d'avoir à sa disposition un sujet mort avec une hernie scrotale volumineuse et ancienne. On fera d'abord une incision, qui commence à la partie supérieure de l'anneau, et qui divise les trois aponévroses de l'abdomen, de manière à mettre à découvert la face externe ou convexe du grand sac péritonéal. Cela fait, on soulèvera l'origine principale du crémaster, et on ouvrira avec précaution la gaîne formée par ce muscle, qui s'étend jusqu'au fond du scrotum. Alors on verra, de la manière la plus évidente, que le tissu cellulaire qui revêt tout l'extérieur du péritoine, se prolonge (1) entre le muscle crémaster et le sac herniaire, en formant, entre ces deux membranes, une couche dense et épaisse, qui résulte, comme je l'ai dit, de plusieurs feuillets superposés. Schmucker rap-

––––––––––

(1) Lorsque le sujet est très-gras, le tissu cellulaire, qui sépare le muscle crémaster du sac herniaire, se trouve souvent chargé de graisse, comme celui qui unit le péritoine aux muscles abdominaux. Je l'ai vu formant une masse graisseuse, large d'un pouce et longue de deux, dans une hernie scrotale ancienne. Chez un autre sujet, la graisse étoit en si grande quantité dans le même endroit, qu'elle traversoit l'anneau inguinal, et se prolongeoit sur le côté droit de la vessie, qui étoit d'ailleurs fort ample. En tirant la portion de cette graisse qui étoit placée entre le crémaster et le sac herniaire, on amenoit la partie latérale de la vessie contre l'orifice interne de l'anneau; et peut-être auroit-on pu l'entraîner jusque dans le scrotum, en employant une force suffisante. Je n'ai vu qu'une fois de la sérosité épanchée dans le tissu cellulaire dont il est ici question.

porte (1) qu'il a trouvé le sac herniaire *mince*, chez un homme qui étoit affecté, depuis vingt ans, d'une hernie scrotale volumineuse : il présente comme une particularité remarquable, ce fait qui est, au contraire, très-commun. Leblanc (2), et d'autres chirurgiens célèbres, ont observé que, dans les hernies crurales, qui ne sont pas enveloppées par le muscle crémaster, le sac herniaire est toujours mince, et d'une texture tout à fait semblable à celle du péritoine sain.

Je crois pouvoir déduire rigoureusement de ce qui précède, les deux propositions suivantes. Toutes les fois qu'en opérant une hernie inguinale récente, d'un volume médiocre, on a trouvé, immédiatement au-dessous du muscle crémaster, le sac herniaire mince et semblable au péritoine, il est vraisemblable qu'on a coupé, sans s'en apercevoir, le tissu cellulaire qui le recouvroit. Lorsqu'au contraire, on a opéré des hernies scrotales anciennes et volumineuses, on a confondu avec le sac herniaire le muscle crémaster et le tissu cellulaire subjacent, qui, dans ces cas, avoit acquis beaucoup d'épaisseur et de densité.

Cependant ces propositions ne sont pas tellement générales, qu'elles n'admettent quelques exceptions. On trouve, dans certains cas, le sac herniaire lui - même bien plus épais que le reste du péritoine ; c'est surtout, lorsque la hernie, après avoir été réduite pendant long-temps,

---

(1) Chirurg. Wahrncim. 2 Th. pag. 297.
(2) Précis d'opérat. tom. II, pag. 53.

s'est échappée de nouveau, et n'a plus été réduite, ou ne l'a été qu'imparfaitement ; lorsqu'elle a plusieurs fois éprouvé de l'inflammation ; ou bien, enfin, lorsque l'intestin adhère, dans une grande étendue, avec le sac herniaire. J'ai disséqué très-souvent des hernies scrotales anciennes, dans lesquelles l'épiploon étoit adhérent à toute la moitié inférieure du sac herniaire ; et ja'i toujours vu la partie supérieure du sac mince, demi-transparente, et tout à fait semblable au péritoine sain. La partie inférieure, au contraire, étoit d'autant plus épaisse, que les adhérences y étoient plus fortes ; et le fond du sac, où l'épiploon adhéroit de la manière la plus intime, avoit acquis ordinairement une épaisseur très-considérable.

## §. XXIII. *De la réduction du sac herniaire.*

On a long-temps disputé sur la possibilité de faire rentrer le sac herniaire dans le ventre, avec l'intestin. Mais il est arrivé, comme dans la plupart des discussions, que chacun s'est attaché à soutenir l'opinion qu'il avoit adoptée, bien plus qu'à apprécier les faits qu'on lui opposoit : de part et d'autre, on a négligé de consulter l'observation, qui doit seule être la base de nos jugemens, dans de semblables matières.

Il est hors de doute que, dans la hernie inguinale récente et peu volumineuse, on a vu, plus d'une fois, l'intestin étranglé par le col du sac herniaire, rentrer par l'effet du taxis, et entraîner avec lui la totalité du sac dans le ventre. Des observations non moins authentiques nous apprennent qu'après l'opération de la hernie, lorsque les viscères n'avoient pu être réduits, à cause de leurs adhérences avec le sac, on les a vus, malgré ces adhérences, se rapprocher de jour en jour vers l'anneau, et rentrer enfin spontanément dans le ventre avec le sac herniaire. C'est à tort que Louis (1) a nié la possibilité de ces faits : pour moi, je les regarde comme très-exacts, d'après ma propre expérience, et celle de plusieurs autres chirurgiens. Il semble que l'illustre secrétaire de l'académie n'ait refusé d'ajouter foi à des observations aussi bien constatées, que parce qu'elles se trouvoient contraires à une opinion qu'il avoit émise avec beaucoup d'assurance : il prétendoit que l'art ni la nature ne pouvoient jamais opérer la réduction du sac herniaire, sans déchirer le tissu cellulaire qui l'unit au cordon spermatique, et aux parties environnantes. Il oublioit apparemment que le tissu cellulaire peut, dans certaines circonstances, supporter, sans se déchirer, un alongement considérable, et revenir ensuite sur lui-même. C'est ainsi qu'on voit souvent un viscère, après avoir souffert un déplacement considérable, reprendre spontanément sa situation naturelle. La pathologie pourroit nous fournir beaucoup d'exemples semblables ; mais, sans nous éloigner de notre sujet, l'expérience prouve tous les jours que, dans la hernie inguinale, le cordon spermatique s'alonge, et descend plus bas que dans son état naturel.

_______________

(1) Académie roy. de chirurgie, tom. XI, pag. 486.

Cependant il ne se fait alors aucune déchirure du tissu cellulaire ; car, si l'on maintient la hernie réduite, le cordon spermatique se raccourcit, se retire de jour en jour , et finit par revenir exactement à la même longueur qu'il avoit avant la maladie. Lorsque le sarcocèle devient volumineux et pesant , la portion du cordon spermatique , située naturellement dans le ventre, est tirée peu à peu dans le scrotum ; après l'extirpation de la tumeur, cette portion remonte , et reprend d'elle-même sa première place.

La même chose a lieu après l'opération de la hernie inguinale étranglée. Tous les praticiens ont observé que le sac herniaire se retire et remonte progressivement vers l'anneau ; cela seul prouveroit que le tissu cellulaire , qui environne le cordon spermatique, et l'unit au sac herniaire , est doué , à un très-haut degré, de la propriété de s'étendre et de revenir ensuite à son premier état. Or peut-on refuser la même propriété au tissu cellulaire ; qui unit le sac au muscle crémaster et aux autres parties environnantes ?

Tant que la hernie inguinale est récente et peu développée , le tissu cellulaire dont nous parlons jouit de toute son élasticité , ce qui fait que le sac herniaire et le cordon spermatique peuvent facilement remonter vers l'anneau inguinal. J'ai eu occasion de faire cette observation sur le cadavre d'un homme qui avoit une hernie inguinale commençante. Le petit sac herniaire pouvoit être repoussé dans l'anneau avec la plus grande facilité ; et en examinant soigneusement les parties, tant à l'intérieur qu'à l'extérieur du ventre, il me parut que le tissu cellulaire qui unissoit le sac au cordon spermatique et au muscle crémaster, étoit disposé à prêter également de dehors en dedans, et dans un sens directement opposé; c'est-à-dire, qu'il offroit une égale résistance à la sortie du sac herniaire et à sa réduction. Monteggia a vu un cas tout à fait semblable : quoique, d'après ses propres expressions (1), le sac herniaire ne fût point très-petit, il adhéroit, d'une manière assez lâche, avec les parties environnantes, et on le faisoit rentrer tout entier dans le ventre avec une grande facilité. On pourroit dire, à la rigueur, que ce n'est point là une véritable réduction, puisqu'en repoussant le sac herniaire, on ne fait que le pelotonner, pour ainsi dire, derrière l'anneau, d'où le plus léger effort le chassera de nouveau. Mais quel que soit le nom qu'on veuille donner à cette *rétrocession* du sac herniaire, il n'est pas moins prouvé, jusqu'à l'évidence, que, dans la hernie inguinale petite et récente, on peut faire rentrer dans le ventre le sac herniaire, avec les viscères qu'il renferme.

Il n'en est pas ainsi des hernies scrotales volumineuses et anciennes. Dans celles-ci, le tissu cellulaire qui unit le sac au cordon spermatique et au muscle crémaster, a acquis une telle densité, qu'il n'oppose pas moins de résistance au développement ultérieur de la hernie,

_____

(1) Istituz. chirurg. tom. III, sez. II, pag. 249.

qu'aux efforts du chirurgien qui veut en opérer la réduction.

En voilà assez, je pense, pour mettre fin à toute contestation sur la possibilité de réduire le sac herniaire. J'examinerai ailleurs, si, dans les cas de hernie inguinale étranglée, il est avantageux de faire rentrer en même temps l'intestin et le sac herniaire, lorsque toutes les circonstances paroissent propres à favoriser une pareille réduction. Je me contente ici de dire que le raisonnement et l'expérience sont en faveur de l'opinion contraire.

§. XXIV. *Des changemens qui surviennent dans la disposition des vaisseaux spermatiques, par l'effet du développement de la hernie.*

Tant que la hernie est d'un volume médiocre, le tissu cellulaire qui l'environne n'éprouve qu'une compression modérée : aussi l'on n'observe aucun changement dans la situation des vaisseaux spermatiques. L'artère et les veines de ce nom forment toujours, avec le canal déférent, un seul et même cordon, qui adhère intimement, le long de la face postérieure du sac herniaire. Mais à mesure que la tumeur augmente de volume, le tissu cellulaire qui l'enveloppe immédiatement et la réunit au cordon spermatique, se trouve de plus en plus distendu et comprimé. Enfin, à une certaine époque, cette distension est portée au point, que les vaisseaux spermatiques se séparent, s'écartent peu à peu les uns des autres, et changent de position par rapport au sac herniaire. Cette espèce de décomposition graduée du cordon spermatique est tout à fait semblable à celle que l'on produiroit, en tirant, dans deux directions opposées, le tissu cellulaire qui l'enveloppe. Voilà pourquoi, dans les hernies scrotales d'un grand volume, on trouve isolément, sur la face postérieure du sac, l'artère spermatique (1), le canal déférent (2) et les veines spermatiques (3). Tous ces vaisseaux, au lieu d'être réunis en un seul cordon, sont séparés par des intervalles quelquefois assez considérables : ordinairement le canal déférent est moins éloigné de l'artère spermatique que de la veine du même nom ; Camper (4) l'a vu, chez quelques sujets, situé sur un côté du sac, l'artère et les veines se trouvant au côté opposé. Le déplacement et la décomposition du cordon spermatique ont lieu également chez les adultes, et chez les enfans affectés de hernie scrotale volumineuse (5). En général, les vaisseaux sont peu écartés les uns des autres, vers la partie supérieure et le col de la hernie ; ils divergent de plus en plus, en approchant de la partie inférieure. Quelquefois, lorsque la hernie est très-ancienne et très-volumineuse, on ne les trouve plus à la partie postérieure, mais bien sur les côtés,

----

(1) Planch. III, 10. 11. 12.
(2) Idem, 13 14.
(3) Idem, 16. 17. 18.
(4) Icones herniarum, tab. V, L. O. Tab. VIII, 1. 2.
(5) Camper, loc. cit.

ou même sur la face antérieure du sac ; ils se dessinent à travers le muscle crémaster qui les recouvre, et forment une sorte de traînée vasculaire, qui arrête la main de l'opérateur, au moment où il se dispose à ouvrir le sac herniaire. Ledran (1) rapporte qu'en opérant une hernie scrotale volumineuse, il trouva le cordon spermatique sur la face antérieure du sac herniaire. Ce fait a donné lieu à beaucoup de conjectures ; et il a paru tout à fait inconcevable aux chirurgiens qui ne connoissoient point les changemens auxquels le cordon spermatique est exposé, dans les cas de hernies scrotales très-volumineuses (2). L'observation de Ledran n'en est pas moins vraie et exacte : elle fait connoître un fait très-important, et dont il est facile de donner la véritable explication, lorsqu'on a examiné comparativement l'état du cordon spermatique dans les hernies inguinales ordinaires, et dans celles qui sont parvenues à un volume considérable. Dans les premières, on voit toujours le cordon situé tout entier sur la face postérieure du sac herniaire ; mais dans les secondes, on trouve les vaisseaux spermatiques isolés, et tellement séparés les uns des autres, qu'ils s'éten-

---

(1) Opérations de chirurg., pag. 127.

(2) Lassus, Méd. opérat. tom. I, pag. 152. « Ledran » dit avoir vu, une fois, le cordon spermatique situé sur » la partie antérieure du sac herniaire. Je n'ai jamais vu » ce cas, et je n'en conçois pas même la possibilité. Le » cordon spermatique est toujours derrière, ou un peu à » côté du sac herniaire. »

dent quelquefois sur les côtés, et même sur la face antérieure du sac herniaire.

Déplacement des vaisseaux spermatiques dans l'hydrocèle.

L'analogie qui existe entre la hernie scrotale et l'hydrocèle d'un très-grand volume, m'avoit fait soupçonner que, dans cette dernière maladie, le déplacement et la décomposition du cordon spermatique pourroient aussi avoir lieu. Des recherches faites avec soin sur les cadavres, ont pleinement justifié ma conjecture. J'ai trouvé, dans toutes les hydrocèles considérables, les vaisseaux spermatiques tellement déplacés et séparés, que l'artère et le canal déférent étoient ordinairement situés dans un côté de la tumeur, et les veines dans le côté opposé. Quelquefois ces vaisseaux se prolongeoient, les uns et les autres, des parties latérales de la tumeur jusque sur sa face antérieure, principalement vers son fond.

Je ne m'étendrai pas ici sur les précautions à prendre pour éviter de blesser les vaisseaux spermatiques, en faisant la ponction à une hydrocèle très-considérable de la tunique vaginale. Les préceptes que je pourrois donner à ce sujet, se déduisent naturellement de ce que je dirai ailleurs (Mém. II, §. II), de la manière d'ouvrir le sac de la hernie scrotale ancienne et volumineuse : dans les deux cas, il faut se diriger précisément d'après les mêmes considérations. On sait que, plusieurs fois, la ponction de l'hydrocèle a été suivie d'un épanchement considérable de sang artériel dans la tunique vaginale ; mais jusqu'à présent, je n'avois pu trouver aucun fait de ce genre assez bien détaillé et assez authentique, pour être cité comme un exemple de la lésion de l'artère spermatique, dans la ponction de l'hydrocèle. L'observation suivante (1) remplira parfaitement cet objet, et servira à fixer l'attention des jeunes chirurgiens sur un point de pratique trop peu connu jusqu'à ce jour.

« *Ange - Marie Rossi*, habitant de *Cavan-* » *done*, vint me prier, le 3 février, de lui faire la » ponction d'une double hydrocèle, dont il étoit » incommodé depuis cinq ans. L'ayant placé » dans une situation convenable, je saisis le » scrotum par la partie postérieure, et le com- » primai légèrement, de manière à ramener le » liquide en avant ; mais sans pouvoir parve- » nir à distinguer le testicule, ni l'endroit de son » attache à la tunique vaginale. Je pris ensuite » le trois-quarts, et le plongeai de bas en haut » dans la partie inférieure de la tumeur, afin que » l'écoulement des eaux fût plus facile. Dès que » le poinçon fut retiré, il sortit du sang mêlé » à une sérosité comme gélatineuse. Plusieurs » fois je fus obligé de déboucher la canule, » dans laquelle s'engageoient, de temps en temps, » des concrétions semblables à de petits lambeaux » de tissu cellulaire. Le liquide continua à sortir » mêlé de sang. Lorsque j'eus vidé la tumeur, » aussi bien qu'il me fut possible, je retirai la » canule. Faisant peu d'attention à l'hémorrha- » gie, que j'attribuai à la lésion de quelque » petit vaisseau de la peau, je me contentai de

_______

(1) Elle m'a été communiquée, tout récemment, par M. Gasparoli, chirurgien distingué de *Pallanza*, dans une lettre datée du 10 avril 1810.

» mettre de la charpie sur la piqûre, et d'en-
» velopper le scrotum dans un suspensoir. Le
» malade repartit aussitôt, pour retourner dans
» son pays. Il avoit à peine marché un quart
» d'heure, lorsqu'il s'aperçut que les bourses
» se tuméfioient de nouveau ; en même temps il
» éprouvoit une sorte de malaise, et des palpi-
» tations de cœur. Il rebroussa chemin sur-le-
» champ, et retourna chez moi. Déjà le scrotum
» avoit acquis un volume considérable ; le sang
» couloit goutte à goutte par la piqûre, et avoit
» pénétré tout l'appareil. J'essayai d'abord de
» l'arrêter, en pinçant avec deux doigts les
» tégumens des environs de l'ouverture, per-
» sistant à croire que l'hémorrhagie étoit due à
» la lésion de quelque vaisseau cutané. Mais
» lorsque je vis que la tumeur continuoit à aug-
» menter, et qu'on y sentoit des pulsations arté-
» rielles bien distinctes, je me déterminai à
» ouvrir le scrotum, pour aviser aux moyens
» d'arrêter l'hémorrhagie. Le bistouri, plongé
» dans la piqûre du trois-quarts, et dirigé de
» bas en haut, n'eut pas plutôt traversé les tégu-
» mens, qu'il s'écoula de la tumeur une grande
» quantité de sang artériel, qu'on voyoit sortir par
» jet de la partie supérieure. Je prolongeai l'inci-
» sion jusqu'à l'anneau inguinal, et aussitôt je dé-
» couvris une grosse artère qui donnoit abondam-
» ment : l'ayant saisie avec une érigne, j'en fis la
» ligature. Alors l'hémorrhagie cessa ; il ne resta
» plus qu'un léger écoulement de sang par les
» bords de l'incision. Ne sachant point encore

» quelle étoit la véritable cause de l'accident auquel
» je venois de remédier, je mis entièrement à dé-
» couvert le testicule, pour voir si l'artère sperma·
» tique n'auroit point été blessée par la pointe du
» trois-quarts; et c'est là précisément ce qui
» étoit arrivé. Le testicule n'étoit suspendu que
» par un fil mince, qui, pris entre les doigts,
» ne faisoit sentir aucun battement. Le cordon
» étoit manifestement partagé en deux, depuis
» sa sortie de l'anneau jusqu'à la partie inférieure,
» et il se trouvoit complètement dépourvu de gaîne
» celluleuse. Considérant que le testicule seroit
» privé du sang nécessaire à sa nutrition, puisque
» j'avois lié l'artère spermatique, j'en fis sur-
» le-champ l'extirpation. La plaie fut pansée
» avec le soin convenable, et marcha réguliè-
» rement vers la cicatrisation. Le sujet a recou-
» vré une bonne santé; mais, des deux hydro-
» cèles qu'il avoit, il lui en reste une, à laquelle
» je me garderai bien de faire jamais la ponc-
» tion, de peur qu'il ne m'arrive encore le même
» accident que dans la première. »

D'après les connoissances exactes que nous
avons maintenant sur ce point de pathologie,
il sera possible d'éviter un pareil malheur, en
se conformant aux règles que nous donnerons
ailleurs, pour l'ouverture du sac de la hernie
scrotale d'un très-grand volume. Dans cette
dernière opération, de même que dans la ponction de l'hydrocèle ancienne et volumineuse,
il faut avoir soin de plonger l'instrument à
une assez grande distance du fond de la tumeur,

c'est - à - dire, un peu au-dessous de sa partie moyenne, et sur une ligne qui la diviseroit longitudinalement en deux moitiés parfaitement égales. L'expérience prouve que, pour vider complètement l'hydrocèle, il n'est pas nécessaire de faire la ponction très-près de son fond : le froncement du scrotum, et une légère pression exercée par la main du chirurgien, suffisent pour procurer l'évacuation de tout le liquide renfermé dans la tunique vaginale, lors même qu'on a fait la ponction à la partie moyenne de la tumeur.

§. XXV. *Des changemens de situation de l'artère épigastrique, par rapport à l'anneau inguinal et au col du sac herniaire.*

Je passe à un autre objet non moins remarquable que celui dont nous venons de nous occuper ; c'est la description des déplacemens de l'artère épigastrique, dans le plus grand nombre des cas de hernie inguinale. Cette artère, qui, dans l'état naturel, passe à dix lignes, ou environ, de l'anneau inguinal, change tellement de situation et de direction, chez les sujets affectés de hernie, qu'elle traverse la partie postérieure du col du sac herniaire ( 1 ), et se porte du côté externe au côté interne de l'anneau inguinal. Pour se rendre raison d'un tel déplacement,

---

(1) Planch. II, 4. 5. 6. Planch. III, 4. 6. 8. — Camper, icoues hern. Tab. X, P. H. Tab. XII, M.

il faut se rappeler ce que j'ai dit ailleurs de la formation de la hernie inguinale, et de la manière dont le cordon spermatique croise l'artère épigastrique. La hernie commence à se former à l'endroit même où le cordon spermatique passe sous le bord inférieur du muscle transverse; et cet endroit est un peu plus rapproché du flanc que celui où l'artère épigastrique se porte vers le muscle droit de l'abdomen. Dans son développement progressif, le sac herniaire suit constamment le même trajet que le cordon spermatique, puisqu'il est situé sur sa face antérieure. Ce cordon croise, comme nous l'avons déjà dit, l'artère épigastrique; il faut donc que le sac herniaire passe avec lui au-dessus de cette artère, avant de sortir du canal qui constitue l'anneau inguinal. En même temps l'orifice interne de la hernie s'élargissant, et le canal inguinal perdant de sa longueur, par le rapprochement de ses deux orifices, il en résulte qu'à l'époque où la hernie commence à paroître à l'aîne, l'artère épigastrique se trouve nécessairement située derrière le col du sac herniaire, et transportée du côté externe au côté interne de l'anneau. Supposons un fil qui passe de l'intérieur du ventre dans le scrotum, en parcourant tout le canal inguinal, et traversant le milieu de la hernie; qu'on tire ce fil de manière à rapprocher du pubis l'orifice interne de la hernie, qui est situé au-delà du point où le cordon spermatique croise l'artère épigastrique; on verra aussitôt cette dernière artère transportée du côté externe au côté interne du col du sac herniaire. La même chose a lieu par l'effet du développement de la hernie. Le transport de l'artère épigastrique d'un côté à l'autre de l'anneau est un phénomène qu'on peut regarder comme presque constant dans la hernie inguinale. J'ai examiné les cadavres d'un grand nombre de sujets affectés de cette espèce de hernie ; et je n'en ai rencontré qu'un très-petit nombre chez lesquels l'artère épigastrique eut conservé sa situation naturelle, au côté externe de l'anneau inguinal (1). En cherchant la raison de cette exception, j'ai observé, chez tous les individus qui la présentoient, une foiblesse et une flaccidité assez remarquables de cette partie des parois abdominales qui s'étend du flanc au pubis : chez tous, les viscères déplacés avoient traversé les aponévroses du muscle transverse et de l'oblique interne, non au voisinage du flanc, comme cela a lieu ordinairement, mais à peu de distance du pubis, en donnant au pilier supérieur de l'anneau (2) une courbure extraordinaire, et disproportionnée à la petitesse de la hernie. J'observai, de plus, que le col du sac herniaire ne suivoit point un trajet oblique du flanc au pubis, mais qu'il sortoit du ventre, presque directement d'arrière en avant. En un mot, chez ces individus, le petit cul de sac du péritoine, qui constitue l'origine du sac herniaire, n'avoit pas commencé à se former sous le bord du muscle transverse, à l'endroit de la sortie du cordon spermatique; mais il avoit

_______________

(1) Planch. 1, 5. 6. 7.  (2) Idem, b. b. k. k.

percé les aponévroses des muscles oblique interne et transverse, à peu de distance du pubis, et en - deçà du point où le cordon spermatique croise l'artère épigastrique. Le petit sac herniaire, ayant rencontré dans cet endroit le cordon spermatique, et s'étant joint à lui, avoit pu sortir par l'orifice externe du canal inguinal, sans détourner l'artère épigastrique de sa situation naturelle.

Cette espèce de hernie est, à proprement parler, un composé de la hernie ventrale et de la hernie inguinale. Elle se rapproche de la première, en ce que le sac herniaire perce les aponévroses des muscles transverse et oblique interne; elle appartient à la seconde, en ce qu'elle sort par l'anneau inguinal, conjointement avec le cordon spermatique.

§. XXVI. *Division de la hernie inguinale en externe et interne.*

L'espèce de hernie que je viens de décrire est assez rare, puisqu'elle ne peut avoir lieu que lorsque les viscères abdominaux trouvent plus de facilité à descendre vers l'aîne par la fosse inférieure du péritoine, que par la supérieure (§. IX). Elle a été observée par Hesselbach (1), qui a même jugé utile pour la pratique de distinguer la hernie inguinale en *externe* et *interne*. Il désigne par l'épithète *d'externe* celle qui commence dans la fosse supé-

---

(1) Anatomisch. - chirurg. abhandlung über den Ursprung der Leistenbrüc.

rieure du péritoine, vers le flanc, et au - delà du point où le cordon spermatique croise l'artère épigastrique. Il appelle *interne* celle qui, naissant dans la fosse inférieure du péritoine, s'ouvre une issue à travers les aponévroses des muscles transverse et oblique interne, tout près de l'anneau inguinal, et en - deçà de l'entrecroisement du cordon avec l'artère épigastrique. Cette distinction, vraie en elle-même, seroit d'un grand avantage pour l'opération de la hernie étranglée, si les caractères que l'auteur assigne à ces deux espèces étoient également faciles à saisir dans les divers degrés de la maladie.

Il est certain que la hernie inguinale *interne*, peu développée, a une rondeur toute particulière; qu'elle soulève, d'une manière bien évidente, le pilier supérieur de l'anneau (1); et qu'elle forme, aux environs de cette ouverture, une élévation beaucoup plus considérable que la hernie inguinale *externe*, à volume égal : on sait aussi qu'elle ne détermine point, comme l'*externe*, une élévation cylindrique dans le pli de l'aîne; que sa réduction ne fait entendre aucune espèce de gargouillement; et que le cordon spermatique est toujours placé à son côté externe. Mais ces signes n'ont plus rien de caractéristique, lorsque la hernie inguinale est parvenue à un certain volume : alors l'anneau, très - dilaté, communique presque directement avec la cavité abdominale; et pour l'ordinaire, le gargouillement, qui avoit lieu

---

(1) Planch. I, b. b. k. k.

pendant la réduction des viscères, ne se fait plus entendre.

Quant à la situation du cordon spermatique par rapport au sac herniaire, il est incontestable que, dans la hernie inguinale *interne*, peu développée, ce cordon est situé sur le côté externe de la tumeur (1); et qu'une disposition inverse s'observe dans la hernie inguinale *externe* du même volume. Mais lorsque cette dernière a acquis une certaine grosseur, l'écartement des vaisseaux spermatiques, et leur dispersion sur les deux côtés du sac, rendent ce signe fort équivoque, et même tout à fait nul.

On peut dire, en général, que, lorsqu'on aura sous les yeux une hernie inguinale peu développée, les signes indiqués par Hesselbach suffiront pour reconnoître si elle est *interne* ou *externe*; et conséquemment pour déterminer quelle est la position de l'artère épigastrique par rapport au col du sac herniaire, et à l'anneau inguinal.

## §. XXVII. *De la hernie inguinale congénitale.*

Ce que j'ai dit précédemment de l'origine et des progrès de la hernie inguinale ordinaire, peut s'appliquer, du moins en grande partie, à la hernie inguinale congénitale; seulement il faut se rappeler que, dans celle-ci, le sac herniaire n'est pas formé par un prolongement contre nature du péritoine, mais bien par la portion de cette membrane qui constitue la tunique

_______________

(1) Planch. I. I.

vaginale du testicule. La hernie congénitale ne peut être divisée en *externe* et *interne* : il est évident qu'elle doit toujours être *externe*, puisque le col de la tunique vaginale correspond invariablement au point où le cordon spermatique passe sous le bord du muscle transverse. Au reste, la tunique vaginale se comporte, dans tout son trajet, de la même manière que le sac de la hernie inguinale ordinaire : comme lui, elle parcourt, d'un bout à l'autre, le canal inguinal, appuyée sur la face antérieure du cordon spermatique; par conséquent, elle passe entre l'écartement des fibres inférieures de l'oblique interne, et l'origine principale du muscle crémaster (1). A sa sortie de l'anneau, toujours unie au cordon spermatique, elle est renfermée dans la gaîne musculaire et aponévrotique du muscle crémaster, qui l'accompagne jusqu'au fond du scrotum. Puisque la tunique vaginale, renfermant les viscères déplacés, s'engage dans le canal

---

(1) Wrisberg. *sylog. comment. anat.* pag. 23. In cadavere pueri annorum quatuor, aperto, sectione transversali infrà umbilicum, abdomine, ut ea lineæ pars quæ ab umbilico ad pubem descendit illæsa maneret, peritonæum cautè ab ambitu interiore musculorum abdominalium inferioris partis solvi, et removi ad vescicam urinariam usque. Evidentissimè jam peritonæi infrà marginem transversalis musculi in tunicam vaginalem progressum immediatum notavi. Obliquum minorem autem reverà perforavit in utroque latere, ut teneri adeò fibrarum muscularium fasciculi cremasterem formantes ultrà 2/3 tunicam vaginalem amplecterentur. Hoc modo formatus peritonæi processus, per annulum obliqui majoris abdomen egrediebatur.

inguinal au-delà du point où le cordon spermatique croise l'artère épigastrique , il est clair qu'en suivant exactement la direction de ce cordon, elle doit aussi croiser l'artère , et la transporter du côté externe au côté interne de l'anneau, d'après le mécanisme que nous avons exposé ci-dessus. Voilà pourquoi le déplacement de l'artère épigastrique a lieu constamment dans la hernie inguinale congénitale, de même que dans la hernie inguinale ordinaire *externe*.

Mais si ces deux espèces de hernie inguinale ont entr'elles une grande analogie, sous le rapport des parties qui les constituent , elles présentent aussi quelques différences assez remarquables. 1°. La hernie inguinale ordinaire, soit interne soit externe, lorsqu'elle se prolonge dans le scrotum , ne peut descendre au-delà du point où les vaisseaux spermatiques pénètrent dans le testicule : c'est là que se termine le tissu cellulaire du cordon spermatique ; c'est là aussi que le sac herniaire doit nécessairement s'arrêter. Dans la hernie congénitale, au contraire, les viscères peuvent descendre plus bas que le testicule qu'ils touchent immédiatement; ils finissent même par prendre la place de cet organe, qui se trouve alors refoulé en arrière et en haut. 2°. La descente des viscères de l'aîne dans le scrotum , se fait, pour l'ordinaire, en très-peu de temps, 'et d'une manière en quelque sorte précipitée, dans les cas de hernie congénitale : elle est beaucoup plus lente et plus graduée dans la hernie inguinale ordinaire. La raison de cette différence est très - évidente : dans le premier cas, la descente du testicule et la formation de la tunique vaginale ont ouvert et préparé la route que les viscères doivent suivre pour se porter au dehors; tandis que, dans le second, le sac herniaire ne peut descendre dans le scrotum, qu'en alongeant peu à peu les mailles du tissu cellulaire qui l'unit aux parties environnantes. Ce fait est si généralement reconnu, que les praticiens expérimentés regardent comme un signe caractéristique de la hernie scrotale de naissance, la promptitude avec laquelle les viscères sont descendus de l'aîne dans le fond du scrotum.

## §. XXVIII. *Comparaison de la hernie congénitale avec la hernie scrotale ordinaire.*

En continuant à examiner comparativement la hernie congénitale et la hernie scrotale ordinaire, on peut faire encore les remarques suivantes. La tunique vaginale, qui contient les viscères déplacés, n'a pas plus d'épaisseur que toutes les autres parties du péritoine. Elle est même, selon la remarque de Bell (1) et de Mekel (2), un peu plus mince que le sac de la hernie inguinale ordinaire. La couche de tissu cellulaire qui se trouve entre la gaîne formée par le muscle cré-

---

(1) A System of Surgery, tom. I, pag. 355.

(2) Tractatus *de morb. hern. congenito*, Zimmermani, pag. 28. Saccus ipse herniosus, separatâ nunc scroti cute, ab omento impulso, duplo major, *tenue peritonæum erat*, pellucidum, per quod omentum undique transparebat.

master et la tunique vaginale, n'est pas aussi molle ni aussi souple que celle qui revêt le sac de la hernie ordinaire d'un égal volume, et d'une égale ancienneté : de-là vient que, dans la hernie congénitale, il n'est pas aussi facile de séparer le muscle crémaster du sac herniaire. Si, dans cette dernière, on fend longitudinalement la gaîne musculaire et aponévrotique, on n'observe point le sillon qui, dans la hernie inguinale ordinaire, sépare la tunique vaginale du sac herniaire; ici le même sac contient les viscères déplacés et le testicule : on ne peut élever son fond, sans élever aussi le testicule et les vaisseaux spermatiques, tandis que, dans la hernie ordinaire, on élève, on renverse même le fond du sac, sans déplacer en aucune manière les vaisseaux spermatiques. A ce sujet, je ne puis me rappeler sans frémir l'opération malheureuse qui fut faite au célèbre Zimmermann (1) : c'est pour n'avoir pas connu le fait dont il est ici question, que son chirurgien, sans égard pour la situation des vaisseaux spermatiques, crut pouvoir lier le col de la tunique vaginale. Il prétendoit par-là empêcher la récidive de la hernie, se fondant sur une ancienne théorie, dont la fausseté est aujourd'hui bien reconnue.

_______________

(1) Mekel, loc. cit. pag. 29.

## §. XXIX. *De la hernie inguinale double du même côté.*

Petit (1) croit que, dans certains cas, la hernie inguinale ne sort pas précisément par l'anneau, mais par une ouverture accidentelle de l'aponévrose de l'oblique externe, soit d'un côté soit de l'autre de l'anneau inguinal. Il dit avoir observé deux hernies de cette espèce, qui, n'excédant pas le volume d'une olive, étoient accompagnées des plus graves accidens. Jouille (2) a rapporté un fait analogue. Aucune de ces observations n'a été constatée par l'examen anatomique, qui seul peut garantir la vérité des faits de cette nature, et établir leur identité. Cependant plusieurs auteurs n'hésitent point de les admettre comme indubitables, et de s'en servir pour expliquer la formation de la hernie inguinale double du même côté. Pour moi, je ne nie point que, dans quelques circonstances extrêmement rares, les viscères ne puissent abandonner le cordon spermatique, et sortir du canal inguinal en s'ouvrant une issue à travers l'aponévrose du muscle oblique externe : je sais que les aponévroses des muscles abdominaux livrent quelquefois passage aux viscères, soit dans la région inguinale, soit autour de l'ombilic et le long de la ligne blanche ; mais je puis assurer que ce n'est point ainsi que se forme ordinairement la hernie inguinale double du même côté. Aux trois

_____

(1) OEuvres posthumes, tom. II, pag. 216.
(2) Traité des hernies, pag. 98.

observations citées précédemment, je pourrois en opposer un bien plus grand nombre, qui prouvent jusqu'à l'évidence, que la hernie inguinale double est formée par la réunion de la hernie inguinale ordinaire avec la hernie congénitale, sortant l'une et l'autre par la même ouverture, c'est-à dire, par l'anneau inguinal. J'en trouverois dans Arnaud (1), Sandifort (2), Brugnone (3), Masselin (4), et Wilmer (5). Mais je me borne à rapporter l'observation de ce dernier, pour l'instruction des jeunes chirurgiens.

Je fus appelé, dit Wilmer, pour visiter un homme de moyen âge, affecté d'une hernie inguinale qu'on n'avoit pu réduire par tous les moyens que l'art indique. Le malade se rappeloit que, dans son enfance, il avoit été guéri d'une hernie, et que depuis six ou sept ans au plus, il s'étoit formé, dans le même endroit, une petite tumeur qui, d'ailleurs, n'étoit devenue douloureuse que peu de jours avant l'étranglement : ce dernier accident avoit été déterminé par un effort. On en vint à

_____________________

(1) Mémoires de chirurgie, tom. II, pag 603-607.

(2) Natuur-en Geneesk. Bibliot. V. D. pag. 354.

(3) Dissert. de test. in fœtu posit. §. 44. Rarò quidem, quandoque tamen evenire, ut idem homo ab eodem latere duplici herniâ laboret ; alterâ *vulgari, congenitâ* alterâ, cujus casus, superiore anno, in hominis quinquagenarii cadavere sese mihi obtulit. Fieri quoque posse, ut in eodem homine hernia *vulgaris* et *hydrocele* congenita insit, qualem morbum curavit celeber. noster Penchienati.

(4) *Voyez* Richter, Bibliot. chirurg. tom. VII, p. 591.

(5) Practical observ. on herniæ, pag. 104.

l'opération, qui fut pratiquée par M. Jarwis. La tumeur remplissoit tout le scrotum, et cachoit le testicule. A l'ouverture du sac il sortit une grande quantité d'eau, et l'on trouva une anse considérable d'intestin, noirâtre, et en contact avec le testicule. L'anneau fut débridé, et l'intestin replacé dans le ventre. Cependant il restoit encore, à l'extérieur de l'anneau, le long du cordon spermatique, une tuméfaction qui, examinée de près, présenta un petit trou, d'où jaillit, pendant quelques minutes, une sérosité noirâtre et fétide. Cette dernière circonstance donna lieu à diverses conjectures; mais aucune ne nous parut satisfaisante. Le malade fut pansé comme dans les cas ordinaires, et replacé dans son lit. Au bout de quelques instans, la sérosité noirâtre recommença à couler si abondamment, que tout l'appareil en fut baigné. Les symptômes de l'étranglement continuèrent, et le malade cessa de vivre trente heures après l'opération.

A l'ouverture du cadavre, la portion de l'intestin iléon qui avoit été réduite, nous parut en fort bon état. En la développant, nous ne fûmes pas peu surpris de trouver une autre portion du même intestin, renfermée dans un autre sac herniaire, étranglée par l'anneau du même côté, et complètement gangrenée. En un mot, il existoit, sur ce sujet, deux hernies distinctes, qui sortoient par le même anneau inguinal: l'une étoit contenue dans un sac particulier formé par le péritoine; l'autre étoit formée par la descente des viscères dans la tunique vaginale du testicule.

**§. XXX.** *Changemens que la hernie détermine dans la situation et la texture des viscères.*

J'ai souvent observé dans la hernie scrotale formée par une anse de l'intestin grêle, que cette portion du canal intestinal étoit comme tordue sur elle-même, de manière à représenter un 8. Il résulte ordinairement d'une pareille disposition qu'à l'ouverture du sac il est impossible de distinguer le bout supérieur de l'anse intestinale d'avec son bout inférieur. Je ne saurois décider si cette sorte d'entrecroisement se forme pendant la descente de l'intestin, ou s'il n'a lieu qu'après que la hernie a acquis un certain volume, et lorsque l'anneau s'est beaucoup élargi.

Pour ce qui est des changemens qui s'opèrent dans la situation respective et les rapports des viscères renfermés dans l'abdomen, il est certain que ces changemens ne doivent pas être bien considérables, lorsque la hernie n'est formée que par une petite anse d'intestin. On remarque alors, que la portion du mésentère qui soutient l'intestin déplacé, est non-seulement alongée, mais plus épaisse et plus chargée de graisse que dans l'état naturel ; les vaisseaux sanguins qui la parcourent sont dilatés et variqueux. Cette altération du mésentère s'observe constamment, même chez les sujets très-maigres : il semble, chez ceux-ci, que toute la graisse qui se trouve répandue en petite quantité dans le mésentère, vienne s'accumuler sur la portion de ce repli membra-

Altérations du mésentère.

neux qui soutient l'anse d'intestin renfermée dans la hernie. Je suis porté à croire que l'épaississement du mésentère doit avoir quelque part aux causes de l'étranglement.

Si c'est l'extrémité de l'iléon qui forme la hernie, il arrive quelquefois que cet intestin entraîne peu à peu, dans le scrotum, le cœcum avec son appendice vermiforme; ce qui ne peut avoir lieu sans déterminer un changement notable dans la situation de tout le colon, et par suite, de toutes les parties qui ont une connexion intime avec cet intestin. Aussi observe-t-on une dépression bien marquée dans le flanc droit des sujets affectés d'une hernie scrotale volumineuse, formée par le cœcum. Dans pareils cas, le colon droit et le colon transverse, se trouvant tirés en bas, descendent de plus en plus vers l'ombilic, en entraînant après eux la grande courbure de l'estomac et l'épiploon. Le déplacement de ces viscères est moins considérable quand la hernie est formée par le colon gauche; car, dans ce cas, la portion repliée du colon qui forme l'S romaine, est entraînée dans le scrotum, bien plus facilement que la partie du même intestin qui est fixée dans la région lombaire gauche.

*Altérations de l'épiploon.* Lorsque l'épiploon concourt à la formation de la hernie, il sort par l'anneau gauche beaucoup plus fréquemment que par le droit. Cette remarque, faite anciennement par Vésale (1), et par Riolan (2), a été, depuis, confirmée par les observations de

---

(1) De hum. corp. fab. lib. V, cap. IV-XIX.
(2) Anthropograph. lib. LXXI, cap. XI.

plusieurs autres chirurgiens très-versés dans le traitement des hernies. Arnaud (1) affirme, sans hésiter, que, sur vingt hernies inguinales épiploïques, il y en a dix-neuf du côté gauche. L'épiploon prend, dans ces sortes de hernies, la forme d'un triangle, dont le sommet est renfermé dans le scrotum, et dont la base est attachée au colon transverse et à la grande courbure de l'estomac. En descendant vers l'aîne, il se rétrécit, et se resserre sur lui-même, de manière à figurer une corde, qui devient de plus en plus mince et plus serrée en approchant de l'anneau inguinal. Arrivée à cette ouverture, toute la masse épiploïque n'a plus que quelques lignes de diamètre, tandis que la portion qui est restée dans le ventre, s'élargit progressivement de bas en haut, et se déploie en forme d'éventail. Toute la partie qui est contenue dans le sac herniaire, devient dure, compacte, et prend l'aspect d'une substance fibreuse, recouverte d'une membrane mince et lisse. Quelquefois elle présente une sorte de pédicule dans l'endroit même où elle est embrassée par l'anneau ; et immédiatement au-dessous, elle s'élargit et s'étend dans le sac herniaire, en forme de champignon. Assez ordinairement, la portion de l'épiploon qui reste dans le ventre, n'est pas tout à fait exempte de changemens : elle acquiert plus d'épaisseur et de densité que dans l'état sain ; elle se charge de graisse, et ses vaisseaux deviennent variqueux, ce qui paroît dépendre de l'irritation produite par le tiraillement

---

(1) Mémoires de chirurgie.

continuel qu'elle éprouve de la part de la tumeur extérieure.

Si la hernie épiploïque devient très-volumineuse, elle entraîne nécessairement, vers la partie inférieure du ventre, le colon transverse et l'estomac; mais ce dernier viscère est, d'après mes observations, bien moins sujet au déplacement que le colon, et celui-ci ne l'est pas également dans toutes ses parties : ses côtés ne descendent jamais autant que sa partie moyenne.

§. XXXI. *Moyens de distinguer la hernie inguinale épiploïque d'avec l'hydrocèle par infiltration du cordon spermatique.*

Il y a une telle ressemblance entre la hernie épiploïque d'un petit volume, et l'hydrocèle *par infiltration* de la partie supérieure du cordon, que le chirurgien le plus expérimenté a quelquefois beaucoup de peine à distinguer ces deux maladies. Dans l'une et l'autre, on observe une égale dilatation de l'anneau; la tumeur a une forme également cylindrique dans les deux cas; elle présente à peu près le même degré de consistance et de sensibilité, les mêmes difficultés pour la réduction. Voilà une réunion de circonstances bien propres à répandre de l'obscurité sur le diagnostique. Pott prétendit avoir trouvé le vrai caractère distinctif de l'hydrocèle *par infiltration* du cordon spermatique : suivant lui, on n'a pas plutôt fait la réduction de cette tumeur qu'elle reparoît avec son premier volume, lors même que le malade reste couché sur le dos, sans tousser, ni faire aucun effort.

Au contraire, la hernie épiploïque, réduite de la même manière, ne reparoît point tant que le malade reste dans la supination et dans un repos absolu. Les choses peuvent bien se passer ainsi dans quelques cas; mais certainement ce n'est pas dans tous. Je puis assurer avoir observé plusieurs fois de petites épiplocèles inguinales, de forme cylindrique, qui reparoissoient aussitôt après la réduction, quoique le malade ne changeât point de situation, et ne fît pas le plus léger effort. D'un autre côté, j'ai vu des hydrocèles *par infiltration* du cordon spermatique, qui, après avoir été repoussées au-delà de l'anneau, ne reparoissoient point tant que le malade ne faisoit aucun effort. Plus d'une fois, sur les cadavres, croyant avoir reconnu, par le toucher, une petite hernie épiploïque, parce que j'avois senti sous mes doigts une tumeur alongée, souple, qui cédoit à la pression et se cachoit en totalité ou en partie derrière l'anneau, j'ai été tout étonné de ne trouver dans cette tumeur qu'une *eau gélatineuse* répandue dans le tissu cellulaire qui enveloppoit le cordon spermatique, et jusqu'un peu au-delà de l'anneau. De tout ce qu'on peut dire à ce sujet, ce qui m'a paru le moins incertain, c'est que la hernie épiploïque présente, en général, au toucher un peu plus de consistance et une surface plus irrégulière que l'hydrocèle par infiltration du cordon spermatique; en outre, cette dernière tumeur a toujours un peu plus de largeur à sa partie inférieure que vers l'anneau, tandis que la hernie épiploïque offre une disposition inverse;

Mais, du reste, il faut convenir que ce point de séméiologie chirurgicale a besoin d'être éclairci par de nouveaux faits : l'art présente encore ici une véritable lacune ; et, loin de le taire, j'aime à le dire ouvertement, afin que les jeunes chirurgiens se tiennent sur leurs gardes, lorsqu'ils auront à prononcer sur quelques faits de cette nature.

Je ne m'arrêterai point à l'hydrocèle enkystée du cordon, qui a son siége au-dessous de l'anneau inguinal, non plus qu'à l'hydrocèle de la tunique vaginale, aux varices des vaisseaux spermatiques, et à plusieurs autres tumeurs analogues qu'on connoît sous le nom de *fausses hernies* : toutes ces maladies ont des caractères distinctifs, tellement prononcés, qu'un chirurgien instruit et expérimenté ne sauroit les confondre avec la véritable hernie inguinale.

§. XXXII. *Du bandage herniaire. Règles à observer dans sa construction et dans son application.*

Lorsqu'on se rappelle que les anciens opéroient les hernies non étranglées, et que, dans le vain espoir de prévenir toute récidive, ils extirpoient le testicule, transformant ainsi une simple infirmité en une maladie des plus dangereuses ; lorsqu'on vient à comparer ces opérations cruelles avec le traitement doux et rationnel des modernes, qui, réservant l'opération pour les seules hernies étranglées, guérissent ou rendent supportables celles qui ne le sont point, à l'aide de moyens mécaniques aussi doux que faciles, on a lieu d'admirer les immenses progrès de cette partie de notre art ; mais, en même temps, on doit convenir que l'invention, ou le perfectionnement du bandage est un des plus grands bienfaits que la chirurgie moderne ait répandus sur le genre humain. « L'opération de » la hernie, dit Fabrice d'Aquapendente (1), est » si horrible et si dangereuse, que beaucoup de » malades n'y survivent point, ou meurent des » suites qu'elle entraîne : quoique plusieurs en » guérissent, lorsque les chirurgiens l'entrepren-» nent, ils regardent le sujet, pour ainsi dire, » comme mort. Aussi j'ai toujours pensé que si » les malades vouloient s'assujétir à porter un » brayer pendant toute leur vie, ils éviteroient » tous ces dangers, et n'abrégeroient pas leur » carrière d'un seul jour. Je donne ce conseil » d'autant plus volontiers, que, conversant ces » jours derniers avec M. *Horace Norsia*, cet ha-» bile chirurgien me dit qu'autrefois il opéroit de » la hernie plus de deux cents individus chaque » année ; mais que présentement il en opéroit à » peine vingt, dans le même espace de temps, » attendu que plusieurs guérissoient par l'usage » du brayer et des topiques astringens. »

Il n'est point de chirurgien qui ne soit intimement persuadé de cette vérité ; mais par une de ces contradictions si fréquentes dans l'esprit humain, l'art de construire et d'appliquer le brayer est abandonné à des hommes du peuple qui n'ont

_______________

(1) Operat. chirurg. cap. LXXV.

pas la moindre connoissance de la maladie à laquelle ils veulent remédier. Parmi les chirurgiens
de la plus grande réputation, il n'en est aucun, au
moins en Italie, qui s'occupe, je ne dis point de
fabriquer lui-même les bandages qu'il conseille,
mais d'en diriger la construction et l'application.
Aussi j'ose dire que leurs connoissances, sur cet
objet important, sont très-bornées et très-inexactes:
la plupart font voir bien clairement qu'ils ne l'ont
pas envisagé avec toute l'attention qu'il mérite.
On convient généralement qu'il faut préférer les
bandages élastiques à tous les autres; mais on ne
s'accorde plus lorsqu'il s'agit de déterminer la
longueur à donner au ressort, et la forme que
doit avoir la pelotte: les uns pensent que le ressort
en demi cercle est assez long; les autres prétendent qu'il doit s'étendre depuis l'anneau d'un
côté, jusqu'à l'attache du muscle fascia-lata du côté
opposé, c'est-à-dire embrasser les $\frac{10}{12}$ de la circonférence du bassin. Ces deux opinions peuvent, je
crois, se concilier, du moins en grande partie,
si l'on remonte aux principes fondamentaux de la
construction du bandage, et surtout si l'on examine, sans prévention, les résultats des observations et des expériences qu'on a faites sur ces
deux espèces de bandages élastiques, employées
dans des circonstances analogues.

En général, quelle que soit la longueur du ressort, lorsqu'il est appliqué autour du bassin, il
représente un levier du troisième genre, dont
la puissance est au milieu, la résistance à l'extrémité qui appuie sur l'anneau inguinal, et le

point d'appui à l'extrémité qui porte sur les dernières vertèbres lombaires, et sur la base du sacrum. L'action de ce bandage peut être comparée à celle d'une pince largement ouverte, qui a beaucoup de tendance à abandonner la partie qu'elle embrasse, lorsque celle-ci exécute le plus léger mouvement. Mais si on peut donner un point d'appui solide et invariable à l'extrémité postérieure du ressort, la force de pression que la résistance ou l'extrémité antérieure exercera sur l'anneau inguinal sera constante et égale. La grande difficulté, pour avoir un bon bandage élastique, consiste donc à trouver le moyen de donner la plus grande stabilité possible au point d'appui du levier que l'on veut faire agir sur l'anneau inguinal. Pour parvenir à ce but, on s'est contenté, jusqu'à ces derniers temps, d'ajouter à l'extrémité postérieure du ressort demi-circulaire, une courroie qui vient se réunir antérieurement à la pelotte ou *compresseur*. M. Roussille-Chamseru a proposé ensuite (1) de donner plus de largeur et d'épaisseur à l'extrémité postérieure, afin qu'elle soit inflexible, et qu'elle appuie sur une plus grande étendue des lombes et du sacrum. J'ai exécuté cette correction, en donnant à l'extrémité postérieure du ressort une largeur égale à celle de la pelotte, et en la courbant de manière qu'elle pût s'appliquer avec exactitude sur les dernières vertèbres lombaires, et sur la base du sacrum. Avec cette modification, réunie à quelques autres dont je parlerai bientôt,



*Bandage ordinaire ou en demi-cercle.*

---

(1) Mém. de la soc. médic. d'émulat. de Paris, tom IV.

le bandage remplissoit parfaitement son objet, tant que le malade se tenoit debout et immobile; mais dès qu'il commençoit à fléchir la cuisse du côté de la hernie, et à faire quelques pas, le bandage en demi-cercle abandonnoit le point d'appui, et aussitôt il n'exerçoit plus de pression sur l'anneau. Lorsqu'on serroit fortement la courroie, la hernie étoit assez bien contenue.

Si la hernie est intestinale et d'un petit volume, et qu'il ne faille qu'une pression modérée pour la contenir, le bandage dont je viens de parler remplira assez bien cet objet, sans même qu'il soit nécessaire de serrer la courroie, au point d'incommoder le malade. Mais si la hernie est formée par l'épiploon, ou par l'intestin et l'épiploon réunis; si de plus elle est très-développée, le bandage en demi-cercle, malgré la modification que je viens d'indiquer, ne la contiendra pas aussi bien que le bandage élastique construit d'après les principes développés par Camper (1) : dans celui-ci le ressort environne le bassin depuis l'anneau d'un côté jusqu'à l'origine du muscle fascia-lata du côté opposé, c'est-à-dire qu'il embrasse les $\frac{10}{12}$ de sa circonférence. Si l'on essaie comparativement deux bandages égaux en force et en élasticité, mais dont l'un soit demi-circulaire, et l'autre dans les dimensions proposées par Camper, je puis assurer que le dernier contiendra la hernie plus exactement que le premier, et en causant moins de gêne au malade, attendu qu'il dispensera de

Bandage<br>de Camper.

---

(1) Mém. de l'acad. roy. de chirurg. tom. **XV.**

serrer autant la courroie : il conserveroit un avantage bien marqué sur l'autre, lors même qu'il auroit un peu moins de force et d'élasticité. Les raisons qu'on a alléguées contre ce fait de pratique, ne sont d'aucune valeur, parce qu'elles sont purement théoriques : ceux qui les ont avancées, prévenus contre la doctrine de Camper, n'ont jamais mis à l'épreuve son bandage, et n'ont pas examiné avec assez d'attention ses avantages et ses inconvéniens. M. Roussille-Chamseru objecte (1) que dans le bandage de Camper, *il ne peut plus être question d'un ressort déterminé qui réagisse sur deux branches solides de levier; que c'est* plutôt *une nouvelle puissance qui, foiblement étendue à tous les points d'un cercle plus flexible qu'élastique, se confond et s'épuise avec les points d'appui et de compression, de sorte que la machine n'est réellement qu'une corde métallique, et n'a de stabilité que par la courroie qui ferme le cercle, de la hanche du côté sain jusqu'à l'écusson incliné et serré plus ou moins fortement contre la hernie.* L'opinion peu favorable que M. Roussille-Chamseru a conçue du bandage de Camper, vient peut-être de ce qu'il a été peu satisfait de la démonstration faite par cet illustre chirurgien, pour prouver, qu'en augmentant la longueur du ressort, il le rendoit plus propre à contenir la hernie d'une manière exacte. Pour moi, j'avoue que la démonstration de Camper est presqu'inu-

---

(1) Mém. de la soc. méd. d'émul. tom. IV, pag. 292.

telligible, quoiqu'elle soit fondée en partie sur la théorie de la courbe élastique de Bernouilli : cela tient sans doute à ce que ces principes de mécanique ne peuvent s'appliquer rigoureusement à la courbure du ressort élastique des bandages. Mais, si, abandonnant la démonstration de Camper, on se rappelle le principe de la décomposition des forces, et qu'on en fasse une application exacte à la manière d'agir du bandage, en ayant égard à sa forme et à sa direction, on verra que celui de Camper, bien loin d'être un ressort *non déterminé et sans aucune force*, présente au contraire, à cause de sa longueur, plus de stabilité dans le point d'appui et plus d'élasticité que le ressort en demi-cercle. Il réunit donc deux conditions qui doivent lui assurer la supériorité sur le bandage ordinaire.

Pour démontrer ce que je viens d'avancer, je reproduirai la figure donnée autrefois par Camper, en la réduisant à sa plus simple expression (1). Soit un ressort égal à $\frac{10}{12}$ de la circonférence du bassin A, B, C, D, E, mais dont nous ne considérons, pour le moment, que la longueur B D, égale à $\frac{6}{12}$ ou à la moitié de la circonférence du bassin. La force élastique agissant dans la direction de la perpendiculaire au point de la courbe auquel elle se rapporte, il est évident que les forces D et B feront équilibre, puisqu'elles se trouvent directement opposées : le bandage comprimera donc avec le même degré de force les points D et B, toutes choses égales d'ailleurs,

_______

(1) *Voyez* la petite Planche ci jointe.

et par conséquent il restera fixe. Ce que je dis ici du ressort qui environneroit la moitié du bassin de D en B , est applicable au bandage en demi-cercle, qui, embrassant le flanc, s'étend de A en C, deux points qui font également équilibre entr'eux. S'il survient le plus léger changement dans la courbure du ressort , comme cela doit avoir lieu dans les mouvemens du malade , l'équilibre se rompt , et le bandage n'est plus stable : les forces B et D se décomposant, le ressort vacille , et tend à glisser en arrière , dans la direction I C , ou dans la direction I B si c'est le bandage en demi-cercle ordinaire. Pour éviter cet inconvénient , il faut augmenter de $\frac{6}{12}$ la longueur du ressort, afin d'avoir des forces qui agissent en sens contraire de celles qui le poussent en arrière, et qui aient une énergie suffisante pour balancer l'action de ces dernières , sans nuire, en aucune manière, à la commodité de l'instrument. On remplira cet objet, en alongeant le ressort de B en K et en 2 , et de D en E, c'est-à-dire, en lui donnant une longueur de $\frac{8}{12}$ : avec ce degré d'alongement, le bandage ne sera plus sujet à se déplacer, et conséquemment le point d'appui du levier sera invariable. Maintenant, si on ajoute la portion 2 A à la longueur E, 2 , en portant ainsi la longueur totale à $\frac{10}{12}$, le point fixe sera 2 ; et 2 A deviendra un bras de levier fixe et bien déterminé, auquel on pourra donner une énergie proportionnée au degré de pression qu'on voudra exercer sur l'anneau. Si la force du bras de levier 2 A devenoit trop considérable , on pourroit facilement la diminuer en amincissant le ressort : au contraire , si elle n'étoit pas suffisante , on l'augmenteroit en donnant plus d'épaisseur au ressort , ou en l'alongeant un peu en E , ce qui raccourciroit le bras de levier 2 A : or on sait que la force d'un ressort est , toutes choses égales , en raison inverse de la longueur du bras de levier.

Les avantages que présente le bandage qui embrasse les $\frac{10}{12}$ de la circonférence du bassin , sont , d'une part, la fixité du point d'appui , et de l'autre , la liberté d'action de toute la portion du ressort qui forme le bras du levier ; et ces avantages , on ne peut les trouver au même degré dans les bandages d'une longueur moindre que celle que je viens de fixer , bien moins encore dans les bandages en demi-cercle, qui n'embrassent que $\frac{6}{12}$ de la circonférence du bassin. Le serrement de la courroie , et les autres moyens analogues qu'on emploie pour prévenir le déplacement , ne peuvent remplir cet objet que d'une manière imparfaite.

Il résulte de ce que je viens de dire , que le bandage en demi-cercle peut suffire , tout au plus , pour contenir exactement une hernie intestinale d'un petit volume , en ayant soin , toutefois , de serrer assez fortement la courroie qui le termine ; et qu'au contraire, le bandage qui embrasse les $\frac{10}{12}$ de la circonférence du bassin , peut contenir toutes les espèces de hernies inguinales , quel que soit leur volume , sans qu'on ait besoin de serrer autant la courroie , ni même de donner autant d'épaisseur au ressort.

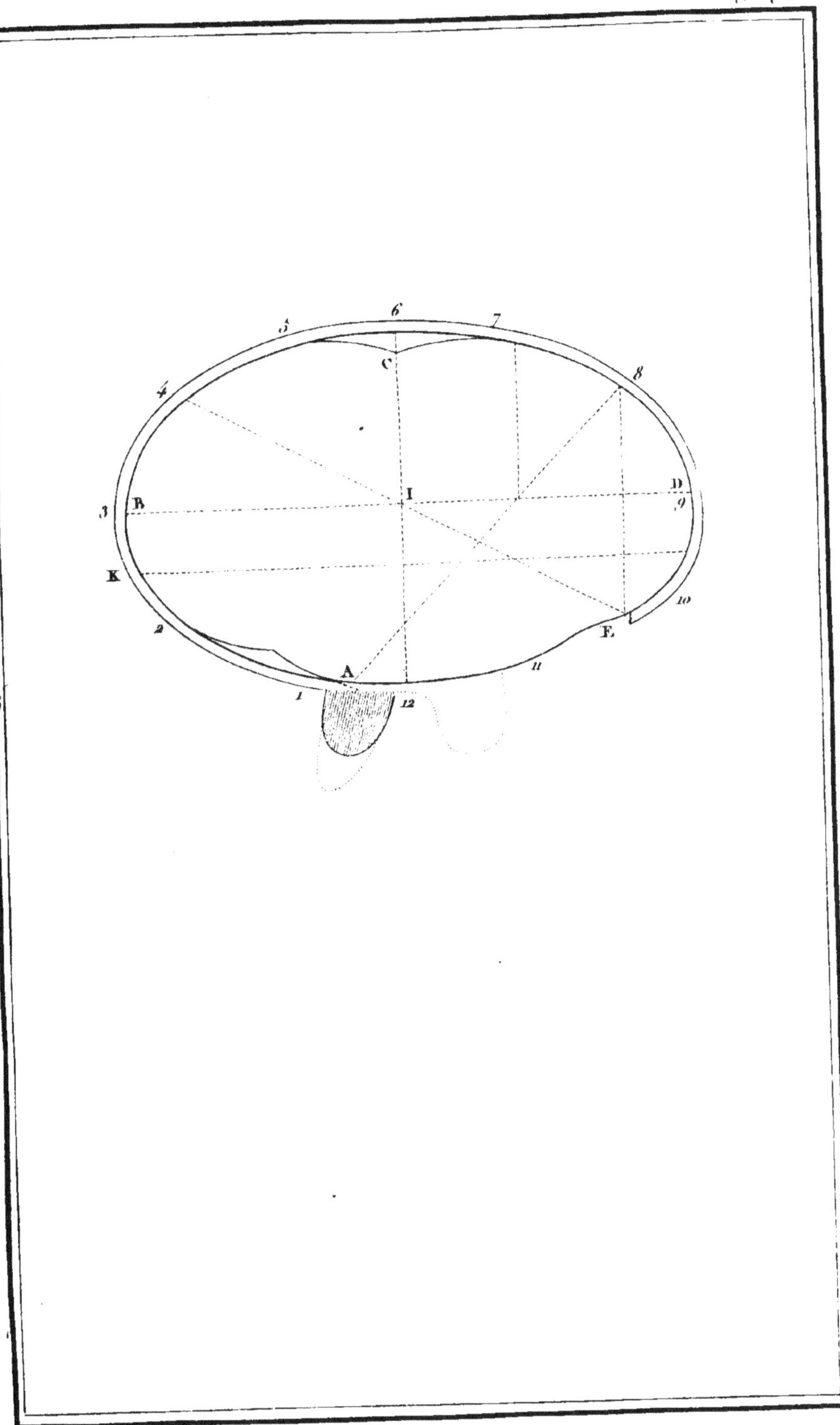

Soit qu'on emploie l'un ou l'autre de ces bandages, il faut observer , dans son application , les règles suivantes : 1º. Le ressort doit avoir une force et une épaisseur proportionnées à la résistance qu'il a à vaincre. 2º. Il doit s'appliquer exactement, et à plat, sur tous les points de la circonférence du bassin. 3º. La pelotte aura une largeur proportionnée au volume de la hernie, et de plus, elle sera inclinée sous un angle tout à fait semblable à celui que le bord inférieur du ventre forme avec le pubis, et qui n'est pas le même chez tous les individus. 4º. Le point de compression de l'anneau doit se trouver, chez un adulte, environ deux pouces plus bas que la ligne demi-circulaire décrite par le reste du bandage sur les lombes et le sacrum. 5º. Il faut encore que la compression soit dirigée d'autant plus obliquement du pubis vers le flanc , que la hernie est plus récente et moins développée. Cette règle est une conséquence naturelle de ce que j'ai dit ailleurs du trajet que suivent les viscères, lorsqu'ils commencent à descendre de la cavité abdominale dans le scrotum.

Si le ressort ne porte pas exactement, et à plat, sur toute la circonférence du bassin , les efforts continuels des viscères contre la pelotte , peuvent lui faire exécuter un léger mouvement de rotation qui facilite la sortie de la hernie. Si , d'un autre côté, la pelotte n'est pas inclinée sous un angle parfaitement semblable à celui que le bord inférieur du ventre forme avec le pubis, elle ne trouvera pas un point d'appui suffisant sur l'extrémité de cet os , et elle ne pourra exercer une compression bien égale sur toute la circonférence de l'anneau.

Lorsque la hernie est récente et d'un petit volume, il est nécessaire que la compression porte non-seulement sur l'anneau, mais encore sur cette partie du col du sac herniaire qui se dirige du pubis vers le flanc, sous l'aponévrose de l'oblique externe : sans cette précaution, on ne pourra jamais espérer d'obtenir, par le moyen du bandage, une cure radicale. Il faut, de plus, que la pelotte présente une surface plane, et qu'elle soit située de telle manière, qu'elle croise de haut en bas l'orifice externe de l'anneau inguinal qui représente, pour l'ordinaire, une sorte de fente. Il y a cependant des circonstances qui doivent faire employer de préférence une pelotte *convexe* ou même *conique*; c'est lorsque les tégumens et la graisse des environs de l'anneau ont une épaisseur si considérable, qu'ils forment une espèce d'entonnoir, sur le fond duquel une pelotte plane ne sauroit avoir aucune action ; ou bien encore lorsque le cordon spermatique a acquis beaucoup d'épaisseur par l'effet d'une hydrocèle, soit du cordon lui-même, soit de la tunique vaginale. J'ai vu des hernies qui, à cause de pareilles complications, ne pouvoient être contenues par le meilleur bandage élastique à pelotte plane, tandis qu'en portant le pouce jusque sur l'anneau, je m'opposois à la sortie des viscères, malgré les violens efforts que faisoient les malades en toussant. C'est dans des cas semblables, que le bandage de Camper, avec une pelotte conique, a parfaitement bien réussi.

Quant au ressort, cette partie essentielle du

brayer, il faut lui donner un degré de trempe
et d'élasticité proportionné au volume de la
hernie, et à la force nécessaire pour la contenir. Mais il est surtout très-important, que l'artiste qui se livre à la fabrication des bandages,
renonce à l'habitude, déjà trop générale, d'en
prendre la mesure avec un fil de fer, une bande
de papier, ou un ruban. Il doit se servir, de préférence, d'une lame de métal mince et flexible,
large de dix lignes, terminée par une plaque semblable à celle qui sera destinée à soutenir la pelotte. Il appliquera cette lame sur toute la circonférence du bassin, à partir de l'anneau, de manière qu'elle porte bien à plat sur les parties, et
qu'elle les embrasse avec une précision rigoureuse,
en se moulant à tous leurs contours. Il courbera
la plaque destinée à porter la pelotte, et lui don-
nera le degré d'inclinaison nécessaire pour qu'elle
s'adapte exactement à l'angle formé par le bord
inférieur du ventre et le pubis. Cela fait, il reti-
rera sa lame, et la placera dans une situation convenable, pour qu'elle retienne toutes les
inflexions qui lui auront été données. Cette lame
servira de modèle pour la fabrication du ressort, qui ne sera soumis à la trempe qu'après
avoir été essayé sur l'individu qui doit en faire
usage.

Le bandage qui embrasse les $\frac{12}{12}$ de la circonférence du bassin, n'a pas besoin de *sous-cuisse*.
Cependant on pourroit y en joindre un, si, dans
quelques circonstances, on le jugeoit nécessaire
pour ajouter à sa solidité. Au lieu des sous-cuisses

ordinaires, qui gênent presque toujours les malades, à cause de leur roideur, on se serviroit avec avantage de ces liens élastiques qui servent à faire les *bretelles*.

Lorsque le col du sac herniaire conserve sa direction primitive, du flanc au pubis, comme on le voit dans la hernie inguinale *externe* de moyenne grosseur, c'est-à-dire, dans les cas les plus fréquens, il est hors de doute que la pelotte doit être construite et appliquée de manière à comprimer tout l'espace compris entre le bord externe de l'anneau et le flanc ; cette compression ne gênera en aucune manière le cordon spermatique. Mais, dans le cas de hernie inguinale *interne* (§. XXVI), où les viscères sortent du ventre directement d'arrière en avant, la pelotte ne pourra agir dans une direction opposée sans comprimer le cordon spermatique, à l'endroit même où il franchit l'orifice externe de l'anneau. Dès lors le malade éprouvera une douleur continuelle, qui ne lui permettra pas de supporter le bandage. On surmontera cette difficulté, qui d'ailleurs se présente rarement, en creusant le bord inférieur de la pelotte, en forme de queue d'aronde, ou de fer à cheval : le cordon spermatique, engagé dans l'échancrure, se trouvera à l'abri de la compression.

# SECOND MÉMOIRE.

## DES COMPLICATIONS DE LA HERNIE INGUINALE ET SCROTALE.

### §. I<sup>er</sup>. *Objet de ce mémoire.*

JE n'ai pas l'intention, en écrivant ce mémoire, d'entrer dans tous les détails de l'opération de la hernie inguinale étranglée, ni d'en donner une description complète et méthodique, telle qu'on la trouve dans tous les livres; mais je veux appeler l'attention des chirurgiens sur quelques points très-importans de cette opération. Ce que j'en dirai sera fondé sur les observations d'anatomie pathologique, qui ont été exposées dans le mémoire précédent. Je m'attacherai particulièrement à mettre sous les yeux des jeunes opérateurs les principales complications de la maladie, et à leur faire connoître des faits de pratique, qui puissent leur servir de guide lorsqu'ils se trouveront dans des circonstances aussi difficiles.

### §. II. *De l'incision des tégumens, dans l'opération de la hernie scrotale ancienne.*

Quand on opère une hernie scrotale de moyenne grosseur, il est à peu près indifférent que l'incision des tégumens penche un peu plus vers l'un ou vers l'autre côté de la tumeur. Mais si la hernie est ancienne et volumineuse, il importe beaucoup que l'incision du scrotum soit dirigée suivant une ligne longitudinale qui partageroit la tumeur en deux moitiés parfaitement égales. En effet, cette incision extérieure sert toujours de règle pour celle des autres enveloppes de la hernie : si elle est dirigée vers l'un ou l'autre côté, le sac sera nécessairement ouvert dans le même sens. Or, puisqu'il est à présent bien démontré (1), qu'à ce degré de la maladie, le cordon spermatique a subi une sorte de décomposition, dont l'effet est de séparer les vaisseaux qui le constituent, et de les disperser sur les côtés ou même sur la face antérieure du fond du sac herniaire, il est clair qu'en ouvrant ce sac vers les parties latérales et inférieures, on coupera l'artère spermatique, tantôt seule, tantôt unie au canal déférent ; méprise des plus funestes, et qu'on ne sauroit éviter avec trop de soin. Aussi je ne puis approuver les chirurgiens qui, dans l'opération dont nous parlons, après avoir fait la réduction des viscères, coupent hardiment les côtés du sac herniaire, dans toute leur longueur, prétendant que ces parties sont inutiles, et qu'elles peuvent retarder la cicatrisation de la plaie. Je ne vois point la nécessité, ni même l'utilité d'un pareil procédé, qui expose le malade à une hémorrhagie dangereuse et à la perte d'un testicule. Les fastes de l'art nous offrent beaucoup d'exemples d'hémorrhagies considérables, survenues au moment de l'ouverture du sac herniaire, et toujours attribuées à une dilatation contre nature des vaisseaux propres du sac (2). Les chirurgiens

Rapports de l'incision des tégumens avec celle du sac.

Danger de l'excision des côtés du sac.

(1) I<sup>er</sup> Mémoire, §. XXIII, Planch. III.
(2) Sabatier, Médecine opératoire, tom. I, pag. 87. Ber-

n'avoient jamais soupçonné que les vaisseaux qu'ils ouvroient, en incisant la paroi antérieure de la hernie, étoient ceux qui composoient primitivement le cordon spermatique. S'ils avoient connu la véritable cause de ces hémorrhagies, ils auroient pu les éviter en incisant la tumeur herniaire exactement dans le milieu de sa largeur, et en n'ouvrant pas le sac trop près de son fond. On a publié tout récemment un fait (1) que je m'empresse de rapporter, parce qu'il est très-propre à répandre du jour sur le point de pratique dont il s'agit ici. En opérant une hernie scrotale volumineuse et étranglée, on aperçut, sur le sac herniaire, une bandelette vasculaire qui décrivoit une sorte de spirale, et se portoit d'arrière en avant et de haut en bas jusqu'au fond de la hernie. L'habile opérateur, se rappelant sans doute l'observation de Ledran (2), soupçonna que cette bandelette vasculaire étoit formée par les vaisseaux du cordon spermatique, quoiqu'elle fût située sur la face antérieure, et sur le côté de la hernie. Il en fut convaincu, lorsqu'ayant essayé de comprimer ce qui lui paroissoit être le canal déférent, il causa au malade une douleur analogue à celle que déterminoit la compression du même canal du côté sain. Il eut soin d'ouvrir le sac herniaire, exac-

Lieu d'élection pour l'ouverture du sac de la hernie ancienne.

---

trandi, Opere chirurgiche, pag. 170. Schmucker, dans le Traité des hernies de Richter, pag. 111. Lobstein, Dissert. de herniâ congen. Bell, System of Surgery, tom. I.

(1) C'est M. Fardeau qui a publié ce fait, dans le Journal général de médec., par M. Sédillot, tom. XV, pag. 401.

(2) Traité des opérat. pag. 127.

tement dans le milieu, afin d'éviter les vaisseaux spermatiques; ensuite il fit la réduction des viscères. Le sac herniaire et le scrotum revinrent graduellement sur eux-mêmes; les vaisseaux du cordon spermatique, de même que le testicule, reprirent, dans le même temps, leur situation naturelle, et le malade dut à la sagacité et à l'attention du chirurgien, la guérison de sa hernie, et la conservation du testicule.

§. III. *De la manière d'ouvrir le sac herniaire.*

Les maîtres de l'art sont divisés d'opinion sur la manière d'ouvrir le sac herniaire. Les uns recommandent expressément de l'inciser couche par couche; d'autres veulent qu'on l'ouvre d'un seul coup; et parmi ceux-ci nous trouvons Louis (1), qui se flattoit de mettre à découvert les viscères étranglés en deux coups de bistouri, un pour inciser le scrotum, et l'autre pour ouvrir le sac herniaire. La circonspection excessive des premiers, et l'assurance téméraire des seconds, venoient, à mon avis, de la même source, c'est-à-dire de l'imperfection de leurs connoissances sur ce point de pathologie : il est aisé de s'apercevoir que les uns ni les autres n'ont pas eu des idées bien exactes sur le nombre des enveloppes de la hernie, et sur les divers changemens qu'elles éprouvent selon l'ancienneté de la maladie. Ils se trompèrent, en confondant, sous le nom de *sac herniaire*, le prolongement de l'aponévrose fascia-lata, le mus-

_______

(1) Mém. de l'acad. roy. de chir. tom. XI, p. 453.

cle crémaster, le tissu cellulaire qui revèt l'extérieur du péritoine, et enfin le sac herniaire proprement dit : l'anatomie pathologique nous montre, dans ces diverses couches concentriques, autant de sacs bien distincts et renfermés les uns dans les autres. Cette première erreur les conduisit naturellement à une seconde ; ils attribuèrent à l'épaississement du sac herniaire, ce qui dépendoit de l'épaississement de toutes les enveloppes que je viens d'énumérer. Et , par une contradiction singulière, tandis qu'ils confondoient avec le sac herniaire trois membranes d'une nature tout à fait différente, ils ne cessoient de répéter, que, dans l'opération de la hernie scrotale ancienne, on trouve ordinairement plusieurs enveloppes membraneuses (1) les unes au-dessus des autres, et tellement distinctes, qu'elles pourroient être prises, chacune en particulier, pour le sac herniaire ; comme si ces enveloppes étoient des membranes accidentelles et de nouvelle formation ; comme si le véritable sac herniaire n'avoit pas des caractères propres, qui ne permettent point de le confondre avec les enveloppes extérieures de la hernie !

---

(1) Sabatier, Méd. opérat. tom. I , pag. 75. « On » trouve quelquefois plusieurs feuillets les uns au-dessus » des autres , avant de pénétrer au-dedans du sac , sur-» tout lorsque la hernie est ancienne. Ces feuillets sont » séparés par un vide qu'on pourroit prendre pour la » cavité dans laquelle les intestins sont contenus , si on » n'en étoit prévenu : j'ai vu des gens habiles , à qui » cette disposition paroissoit embarrassante, et qui sem-» bloient hésiter à couper les feuillets les plus profonds , » de peur d'entamer les intestins. »

J'ai prouvé, dans le mémoire précédent, que le sac herniaire est toujours mince, demi-transparent, et à peu près semblable au reste du péritoine, quels que soient d'ailleurs le volume et l'ancienneté de la hernie scrotale. J'ai noté les seuls cas qui font exception à cette règle générale; ce sont les adhérences du sac, soit avec les viscères qu'il renferme, soit avec le tissu cellulaire qui l'environne. Les premières de ces adhérences s'observent plus communément dans l'épiplocèle; les unes et les autres sont toujours le résultat d'une inflammation déterminée par la compression des parties, ou par toute autre cause. Dans les hernies scrotales d'un volume médiocre, le tissu cellulaire qui accompagne le péritoine à l'extérieur du ventre, et qui revêt immédiatement le sac herniaire (1), conserve encore sa souplesse et son extensibilité naturelles. Lorsqu'au contraire, la hernie est parvenue à un grand volume, ce même tissu cellulaire a acquis une densité et une épaisseur remarquables : il paroît formé de plusieurs feuillets concentriques; et de plus, la gaîne aponévrotique formée par le muscle crémaster (2), présente une consistance et une épaisseur bien plus considérables que dans l'état naturel. Dans l'un comme dans l'autre cas, l'anatomie pathologique nous apprend qu'il faut procéder avec beaucoup de précaution à l'ouverture du sac herniaire, pour n'être pas exposé à blesser les viscères qu'il renferme. La hernie est-elle récente et

______

(1) Planch. II, h. h.          (2) Idem, g. g. e. e. f.

peu volumineuse, on fendra d'abord très-légèrement le muscle crémaster : aussitôt le tissu cellulaire lâche qui revêt l'extérieur du péritoine, se
présentera sous le tranchant du bistouri ; on le
soulèvera avec des pinces, ce qui est très facile,
on l'incisera, et on verra à nu le véritable sac herniaire, bien reconnoissable à sa ténuité et à sa transparence. Mais si la hernie est ancienne et très-développée, comme il est impossible de juger, par la
seule inspection extérieure, de l'épaisseur du tissu
cellulaire qu'on trouve au-dessous du muscle crémaster, le chirurgien ne sauroit agir avec trop de
prudence et de circonspection : à l'aide des pinces
ou de la sonde pointue il soulèvera légèrement
les feuillets du tissu cellulaire, et il les coupera les
uns après les autres avec le bistouri, jusqu'à ce
qu'il découvre la membrane transparente qui
constitue le sac herniaire proprement dit. Celui
qui s'écartera de ces règles, sera exposé, dans le
premier cas à blesser les viscères, et dans le
second, à prendre pour le sac herniaire le tissu
cellulaire dur et épais qui l'environne.

## §. IV. *Du débridement de l'anneau et du col du sac herniaire.*

Après l'ouverture du sac herniaire, on n'a point
encore rempli l'objet principal de l'opération, qui
est de faire cesser l'étranglement d'une manière
prompte et sûre, et de replacer les viscères dans
le ventre. Si, dans tous les cas de hernie inguinale étranglée, l'étroitesse absolue ou relative de
l'anneau étoit le seul obstacle à la réduction des

viscères, cette partie de l'opération seroit en même temps la plus facile pour le chirurgien, et la moins dangereuse pour le malade : il ne s'agiroit, en effet, que d'inciser profondément, de dehors en dedans, le pilier tendineux de l'anneau ; aussitôt les viscères rentreroient, pour ainsi dire, spontanément dans le ventre. Cette pratique auroit, entr'autres avantages, celui de ne jamais exposer le chirurgien à blesser l'artère épigastrique, soit que cette artère eût conservé sa position naturelle au côté externe de l'anneau inguinal, soit qu'elle eût été entraînée à son côté interne, comme on le voit chez la plupart des sujets affectés de hernie inguinale. Mais l'expérience a prouvé que quelquefois l'étranglement dépend bien moins de l'étroitesse de l'anneau que du resserrement et de la roideur du col du sac herniaire : ajoutons que ce cas est bien plus fréquent qu'on ne l'a cru jusqu'à présent, et que la plupart des chirurgiens ne le croient encore. Aussi le procédé le plus sûr pour détruire l'étranglement des viscères, sera toujours d'inciser en même temps le col du sac herniaire et l'anneau inguinal. Malheureusement, on ne peut nier que ce procédé expose au danger d'ouvrir l'artère épigastrique. Jusqu'à présent, l'art n'a pu nous donner les moyens de déterminer rigoureusement la conduite que doit tenir le chirurgien, pour éviter, dans tous les cas, ce terrible accident. Gunzius a écrit (1), il est vrai, que c'est sans aucun fondement qu'on a craint de

*Difficulté d'éviter l'artère épigastrique.*

--------

(1) Libellus de herniis, pag. 52.

blesser l'artère épigastrique, dans l'opération de la hernie inguinale étranglée. Camper s'est exprimé de la même manière (1); et plusieurs autres chirurgiens célèbres redoutent si peu le danger de couper l'artère épigastrique, qu'ils n'en font aucune mention en décrivant l'opération dont nous parlons : de ce nombre sont Louis (2), Heverman (3), Callisen (4), Bell (5) et Wilmer (6). Quelle confiance ne doit pas inspirer une opinion soutenue par d'aussi grandes autorités! Cependant j'ai eu le désagrément d'être témoin de l'ouverture de l'artère épigastrique, dans une opération exécutée avec le plus grand soin, par un habile chirurgien. Bertrandi a vu plusieurs fois le même malheur, dans des circonstances semblables : « J'ai » vu, dit-il (7), des hommes qui, ayant été » opérés de la hernie inguinale étranglée avec » toute l'habileté et le savoir qu'on pouvoit dé- » sirer, sont morts quelques heures après l'opé- » ration, lorsque les accidens avoient complète- » ment disparu, et qu'on se promettoit le plus » heureux succès. Leur mort inopinée étoit le » sujet de beaucoup de conjectures, et personne » ne pouvoit en pénétrer la cause; mais l'étou- » nement cessoit, lorsque, à l'ouverture des ca-

---

(1) Demonstr. anat. patholog. lib. II, pag. 5.
(2) Acad. roy. de chirurg. tom. XI.
(3) Chirurgische operat. 1 Band.
(4) Institut. chirurg.
(5) A System of Surgery, tom. I.
(6) Practical observ. on herniæ.
(7) Trattato delle operazioni.

» davres, on trouvoit la cavité abdominale pleine
» de sang, et l'artère épigastrique ouverte. »
Enfin, Leblanc (1) assure que pareille erreur a
été commise de son temps par des chirurgiens
d'ailleurs très-habiles.

L'hémorrhagie dont nous parlons est d'autant
plus redoutable, que, parmi les nombreux moyens
proposés jusqu'à ce jour pour l'arrêter, tels que
les aiguilles d'Arnaud , l'instrument décrit par
Chopart, la pince de Schindler (2), et plusieurs
autres, il n'en est aucun qui mérite la moindre
confiance. L'artère épigastrique a une situation
trop profonde et trop cachée, pour que ces divers
instrumens puissent être dirigés d'une manière
exacte sur l'endroit de sa blessure ; et d'ailleurs,
le sang coule pendant long-temps dans la cavité
abdominale, sans qu'on en soit averti par aucun
signe extérieur bien caractéristique : le plus souvent, quand les premiers symptômes de l'hémorrhagie interne se manifestent, il seroit déjà trop
tard pour remédier à ses funestes effets, lors
même qu'on auroit des moyens vraiment efficaces
pour exercer une compression sur l'artère ouverte.

§. V. *Direction qu'il faut donner à l'incision
de l'anneau et du col du sac herniaire, pour
éviter l'artère épigastrique.*

La situation de l'artère épigastrique, par rapport à l'anneau inguinal et au col du sac her-

____

(1) Précis d'opérat. tom. II, pag. 129.
(2) De herniis observationes.

niaire, est un point si important de l'histoire de la hernie inguinale, et ce point est dans une dépendance si immédiate de l'observation, qu'on se persuade difficilement qu'il puisse être encore un sujet de contestation parmi les maîtres de l'art : par la même raison, il semble qu'il ne devroit y avoir qu'un sentiment sur la manière d'inciser l'anneau et le col du sac herniaire, pour éviter sûrement l'artère épigastrique. Cependant Garengeot, Lafaye, Sharp, Pott, Chopart, Desault, et Sabatier, recommandent de diriger l'incision de l'anneau *en dehors*, c'est-à-dire, vers le flanc; tandis que Heister, Platner, Schœcher, Bertrandi, Mehrenheim, Richter, et plusieurs autres chirurgiens modernes, conseillent de la diriger *en dedans et en haut*, ou vers le pubis et la ligne blanche. Une telle diversité d'opinion entre des hommes aussi recommandables par le savoir et l'expérience, avoit fait présumer, depuis long-temps, à quelques chirurgiens, que la situation de l'artère n'étoit pas toujours la même chez les sujets affectés de hernie; et les faits ont pleinement justifié cette conjecture. Il est bien vrai que, le plus souvent, le col de la hernie inguinale, en se développant, change la direction de l'artère épigastrique, et la transporte du côté externe au côté interne de l'anneau (1); mais on sait aussi que, dans d'autres cas beaucoup plus rares, cette artère conserve sa position naturelle auprès du côté externe de l'anneau (2), malgré le développe-

_______________

(1) Planch. II, 4. 5.        (2) Planch. I, 5. 6.

ment considérable de la hernie. Nous avons donné ailleurs la raison de cette différence, sur laquelle est fondée la division de la hernie inguinale en *externe* et *interne*. (Mém. I, §. XXV, XXVI). Malheureusement il n'est presque jamais possible de savoir du malade, si, dans les commencemens, la hernie s'est développée en parcourant une ligne oblique du flanc au pubis, ou si elle a commencé à paroître directement contre l'anneau inguinal. Ces renseignemens bien précis pourroient seuls donner au chirurgien le moyen de reconnoître, avant l'opération, si l'artère épigastrique se trouvera au côté interne ou au côté externe du col du sac herniaire. Desault et Chopart (1) ont fait à ce sujet une remarque judicieuse et très-exacte; ils ont observé qu'après avoir mis à découvert la hernie, si on trouve le cordon spermatique sur le côté externe du sac (2), l'artère épigastrique est constamment située au même côté de l'anneau, et *vice versâ :* telle est en effet la situation respective de ces vaisseaux, dans toutes les hernies inguinales qu'on nomme *internes*, et qui commencent à se former directement contre l'anneau. Il faut convenir, toutefois, que, pendant l'opération, l'écoulement du sang, et le déplacement qu'on fait subir aux viscères pour s'assurer du lieu et du degré de l'étranglement, sont autant de causes qui rendront toujours le diagnostique difficile et obscur, au moins pour les jeunes chirurgiens.

---

(1) Traité des malad. chirurg. tom. I, pag. 263.
(2) Planch. I, I. I.

En réfléchissant sur ce point de pratique, et sur les difficultés dont il est environné, on est conduit naturellement à chercher un moyen de débrider l'anneau, sans courir le risque de blesser l'artère épigastrique, soit qu'elle se trouve au côté externe ou au côté interne de l'anneau. Or, je puis assurer qu'on aura cet avantage, et qu'on pourra opérer le débridement avec toute sûreté, en incisant l'anneau et le col du sac herniaire, *parallèlement à la ligne blanche* (1), et de manière que l'incision fasse un angle droit avec la branche horizontale du pubis. Dans tous les cas, une petite incision est suffisante pour faciliter la réduction des viscères; c'est mal à propos que quelques chirurgiens se permettent de faire une entaille considérable au bord de l'anneau.

J'ai opéré, d'après la méthode que je conseille, plusieurs cadavres qui avoient des hernies inguinales, soit *externes,* soit *internes,* en dirigeant mon incision le long d'un fil, qui partant de la partie supérieure de l'anneau, étoit tendu parallèlement à la ligne blanche : chez tous, j'ai constamment laissé l'artère épigastrique intacte, lors même que je prolongeois l'incision d'environ un pouce au-dessus de l'anneau inguinal.

### §. VI. *Des causes de l'étranglement.*

Les chirurgiens n'eurent pendant long-temps qu'une seule opinion sur la cause immédiate de l'étranglement de la hernie inguinale. Ils considé-

---

(1) Planch. I. II. *Voyez* les lignes ponctuées.

roient cet accident comme produit tantôt par une contraction spasmodique de l'anneau, et tantôt par un accroissement rapide du volume des viscères déplacés, qui, dès-lors, ne se trouvoient plus en rapport avec l'étendue de l'ouverture tendineuse qui leur avoit livré passage. Rivière (1), Schenckius (2), Littre (3) et Nuck (4), soupçonnèrent les premiers que, dans certains cas, et notamment dans les hernies inguinales qui ne sont ni très-anciennes ni très-volumineuses, l'étranglement pouvoit dépendre bien moins de l'étroitesse absolue ou relative de l'anneau inguinal, que de la diminution progressive de la capacité du col du sac herniaire. Ledran (5) appuya cette vérité d'un assez grand nombre d'observations pratiques; et après lui les histoires particulières de cette complication des hernies se sont tellement multipliées, qu'aujourd'hui le resserrement du col du sac herniaire ne doit plus être regardé comme un accident rare, mais bien comme une des causes les plus fréquentes de l'étranglement. Si l'on demande pourquoi cette vérité importante a tardé si long-temps à paroître au grand jour, il ne sera pas difficile d'en trouver les véritables raisons : 1°. dans tous les temps il n'y a eu qu'un très-petit nombre de chirurgiens qui aient eu l'idée d'étudier sur les cadavres les différens rapports qui peuvent

---

(1) Oper. medic., observ. VIII.
(2) Ephem. n. c. decad. I, an. IX, X, obs. 93.
(3) Hist. de l'acad. roy. des sciences de Paris, an 1703.
(4) Adenograph. pag. 78.
(5) Observ. de chirurg. tom. II.

exister entre le col du sac herniaire et l'anneau inguinal, ou entre ces deux parties et le volume des viscères déplacés; 2°. dans toutes les opérations de hernies étranglées, les praticiens instruits ont toujours incisé en même temps l'anneau inguinal et le col du sac herniaire, sans examiner laquelle de ces deux parties étoit la cause principale de l'étranglement.

### §. VII. *État du col du sac herniaire qui prédispose à l'étranglement.*

Parmi le grand nombre de sujets affectés de hernie scrotale, soit ordinaire soit congénitale, dont j'ai eu occasion de faire l'ouverture, j'en ai trouvé plusieurs, chez lesquels le col du sac herniaire étoit évidemment sur le point d'étrangler l'intestin (1), tandis que l'anneau inguinal, flasque et très-dilaté, n'auroit opposé qu'une foible résistance à la descente ultérieure des viscères, et à l'accroissement de la hernie. Je n'ai jamais rencontré pareille disposition chez les sujets dont la hernie, volumineuse et ancienne, étoit compliquée d'un épanchement séreux dans le sac et dans la grande cavité péritonéale, non plus que chez les vieillards, ni chez ceux qui n'avoient jamais fait usage de brayer. Mais je l'ai observée, le plus ordinairement, sur des hommes de moyen âge, qui avoient porté irrégulièrement un mauvais bandage, et dont la hernie n'étoit pas néanmoins parvenue à un volume considérable. Chez ces indi-

---

(1) Planch. IV.

vidus, le sac herniaire, vers sa partie supérieure, étoit considérablement rétréci, dur, et beaucoup moins disposé à céder à la distension que l'anneau lui-même. A l'endroit correspondant à cette dernière ouverture, le sac présentoit, tantôt un col en forme de tube, d'environ un pouce de longueur, et tantôt un simple rétrécissement circulaire (1), sur lequel s'appliquoient étroitement les fibres charnues du muscle crémaster, devenues épaisses, dures, et unies à une couche de tissu cellulaire, qui avoit acquis également beaucoup d'épaisseur et de consistance. Ce tissu cellulaire et ces fibres charnues, ainsi dégénérés, donnoient un tel degré de solidité au col du sac herniaire, que j'avois beaucoup de peine à agrandir son ouverture avec le *dilatateur* de Leblanc. Je parvenois, bien plus facilement, à dilater l'anneau inguinal, avec le même instrument. J'ai eu occasion de vérifier ce fait sur le cadavre d'un homme qui mourut des suites de l'étranglement, produit par le col du sac herniaire, sur une petite anse d'intestin qui formoit une hernie inguinale (2). Je trouvai l'anneau large et susceptible de prêter facilement à la distension; mais le col du sac herniaire, considérablement rétréci, étrangloit la petite anse d'intestin (3), et opposoit une grande résistance au *dilatateur*. Il présentoit un rétrécissement circulaire, large de quatre lignes, et dont l'épaisseur étoit singulièrement augmentée par une

---

(1) Planch. IV, d. d. c. c.
(2) Planch. IX, fig. II, d. c.    (3) Idem, h. h.

couche de tissu cellulaire dur, et par les fibres du muscle crémaster, qui avoient acquis, en cet endroit, une consistance roide, et pour ainsi dire coriace.

## §. VIII. *Resserrement du col du sac herniaire.*

L'aponévrose du muscle oblique externe, aux environs de l'anneau, n'offre pas, à beaucoup près, le même degré de consistance et d'élasticité chez l'homme sain, et chez l'individu affecté de hernie. Avant de s'ouvrir un passage par l'anneau inguinal, les viscères ont déjà notablement affoibli la portion de cette aponévrose qui s'étend du flanc au pubis : aussi la hernie est-elle ordinairement précédée d'une légère tuméfaction, de forme alongée, qui s'étend dans la même direction que le pli de l'aîne. Cette tuméfaction résulte de la pression que les viscères exercent contre le pilier supérieur de l'anneau, et elle devient de plus en plus considérable, pendant les progrès de la hernie. Le sac herniaire suit, dans son développement, une marche toute opposée. A mesure que le poids des viscères l'entraîne dans le scrotum, son col se plisse, devient rugueux ; et si en même temps il se trouve comprimé contre les bords de l'anneau, par la pelotte d'un bandage mal fait, il tendra à se resserrer et à s'épaissir de plus en plus, par l'effet de l'induration du tissu cellulaire et du muscle crémaster, qui adhèrent dans toute sa circonférence. A ces causes de resserrement, il faut ajouter la tendance que le péritoine a naturellement à revenir sur lui-même, lorsqu'il a été déplacé : on sait qu'après la descente du testicule dans le scrotum, la partie supérieure de la tunique vaginale s'oblitère spontanément, et cesse de faire partie du péritoine. On voit pareillement le sac herniaire se resserrer peu à peu, et se fermer enfin complètement, lorsqu'une hernie récente est réduite avec exactitude, et contenue long-temps sans interruption, au moyen d'un bon bandage. Il faut encore rapporter à la même cause, c'est-à-dire, à la tendance continuelle du sac herniaire à se resserrer, ce que nous voyons arriver tous les jours dans l'épiplocèle. Cette espèce de hernie, qui a toujours, dans le principe, une forme cylindrique, se change, avec le temps, en une tumeur pyramidale, dont la base est en bas, et dont le sommet forme une sorte de pédicule embrassé par l'anneau inguinal. Il n'est pas rare de voir, dans une hernie, l'intestin lui-même présenter une sorte de collet, ou de rainure circulaire, plus ou moins profonde, qui a été produite graduellement par la pression du col du sac herniaire, sans qu'il soit survenu ni inflammation, ni aucun des accidens qui accompagnent l'étranglement. Je conserve un intestin colon, qui, renfermé dans une hernie scrotale du côté gauche, étoit tellement rétréci, dans l'endroit correspondant au col du sac herniaire, qu'il pouvoit à peine admettre le doigt ; et néanmoins le sujet n'avoit jamais éprouvé, autant que j'ai pu le savoir, aucun symptôme d'inflammation ni d'étranglement. L'anneau inguinal de ce même sujet étoit flasque, et se laissoit dilater avec facilité ; tandis qu'au contraire, le col du sac, dur et rétréci, étoit entouré d'une espèce de *virole* dure et compacte, formée par le muscle crémaster et le tissu cellulaire subjacent. Enfin, je rapprocherai de tous ces faits, une observation générale connue depuis long-temps des praticiens : si une hernie, qui a été long-temps réduite et contenue d'une manière exacte, vient malheureusement à s'échapper de nouveau dans un violent effort, elle est toujours moins volumineuse qu'elle n'étoit dans le principe; mais aussi elle est beaucoup plus sujette à l'étranglement. On ne peut supposer, pour expliquer ce fait, que les piliers de l'anneau ont repris leur consistance et leur élasticité naturelles, pendant que la hernie étoit réduite, puisqu'il est bien reconnu que les parties tendineuses, affoiblies par la distension, ne reviennent jamais à leur premier état ; il faut donc admettre que c'est le col du sac herniaire qui s'est rétréci, durant tout le temps qu'il est resté vide.

§. IX. *Resserrement du col de la tunique vaginale, dans la hernie congénitale.*

Pott (1) et Wilmer (2) pensèrent que la hernie inguinale congénitale étoit plus sujette que la hernie inguinale ordinaire, à l'étranglement causé par le col du sac herniaire. Sur cinq hernies congénitales opérées par Wilmer, trois étoient étranglées par cette cause, et nullement par l'anneau inguinal. Sandifort (3) fit la même observation

_______________

(1) Chirurg. works, tom. III, pag. 292.
(2) Practical observ. on herniæ, pag. 3.
(3) Museum anat. acad.; Lugdun., vol. II, Tab. 91 92.—

sur le cadavre d'un jeune homme, mort d'une
hernie congénitale étranglée : l'opération avoit été
faite sans succès, parce que le chirurgien, en dé-
bridant l'anneau, avoit négligé d'inciser le col du
sac herniaire, qui étoit la principale cause de l'é-
tranglement. Les faits nombreux que j'ai recueillis
à ce sujet, dans ma pratique et dans mes dissections, ne m'ont donné, jusqu'à présent, aucun
résultat assez positif, pour que je puisse me dé-
clarer pour ou contre l'opinion de Pott et de Wilmer, relativement à la fréquence de cette espèce
d'étranglement dans la hernie congénitale. Toutefois l'opinion de ces auteurs me paroît assez vraisemblable : il semble, en effet, que le col de la tunique vaginale, naturellement disposé à s'oblitérer,
doit avoir plus de tendance à se resserrer, que le
prolongement accidentel du péritoine qui forme
le sac de la hernie inguinale ordinaire. Ce que je
puis assurer, d'après un bon nombre d'observations, c'est que, des deux variétés du resserrement
du col du sac herniaire, dont l'une représente une
sorte de tube qui se prolonge dans tout le canal
inguinal, et l'autre une simple bande étroite et
circulaire qui correspond à l'orifice externe de
l'anneau, la première s'observe bien plus fréquem-

---

Fissura obliqui externi erat admodùm ampla, imò digiti
apicem antè tumorem admittebat ; repelli tamen elapsæ
partes non poterant. Saccus herniæ, ad pollicem circiter
suprà fissuram obliqui, originem ex peritonæo trahebat,
sic ut in hoc loco canalis quasi ad inguen descendebat, qui
contentis distensus prominentiam antè memoratam suprà
fissuram illam produxerat.

ment dans la hernie congénitale que dans la hernie inguinale ordinaire.

§. X. *Des rétrécissemens qui se forment quelquefois dans le corps du sac herniaire.*

On trouve le sac herniaire rétréci et étranglé, non-seulement à sa partie supérieure qui correspond à l'anneau, mais encore à sa partie moyenne, et même vers son fond : ce dernier cas est, à la vérité, assez rare ; mais lorsqu'il se présente, il pourroit embarrasser beaucoup le chirurgien qui ne seroit pas prévenu de sa possibilité. Je l'ai rencontré trois fois en opérant des hernies inguinales étranglées, savoir, deux fois dans la hernie *congénitale*, et une fois dans la hernie inguinale ordinaire. Je n'ai vu qu'une fois sur le cadavre un étranglement du corps du sac herniaire, et c'est sur le sujet dont j'ai tiré la figure IV de la planche V. On remarquoit, à la partie moyenne du sac, une rainure circulaire profonde, qui le divisoit en deux cavités bien distinctes, situées l'une au-dessus de l'autre ( 1 ), et séparées par un bord large et dur (2), saillant à l'intérieur, et qui paroissoit formé par un repli du sac lui-même. La cavité supérieure ( 3 ) étoit plus large et plus profonde que l'inférieure. Elles étoient l'une et l'autre remplies par une anse d'intestin grêle. Il ne fut pas difficile de tirer de bas en haut,

_______________

(1) Planch. V, fig. IV, c. f.
(2) Idem, d. d.
(3) Idem, e. g. g.

et de faire rentrer dans le ventre l'anse d'intestin la plus considérable , qui remplissoit le sac supérieur ; mais celle qui remplissoit le sac inférieur , ne passa qu'avec difficulté à travers l'ouverture de communication des deux cavités. Lorsque je les eus replacées toutes les deux dans le ventre, ayant introduit mon doigt à travers l'ouverture de communication , jusque dans le sac inférieur (1) , je pus le porter assez bas dans le scrotum pour atteindre à la partie postérieure du testicule. On trouve dans les auteurs des exemples d'étranglemens doubles et triples du sac herniaire, à différentes distances du col ; Arnaud (2), Reiley (3), Hoin (4) , Sandifort (5) , Moherenheim (6) et Gaulmin (7) , en parlent d'une manière très-précise. Arnaud pense que la portion du corps du sac herniaire qu'on trouve étranglée correspondoit primitivement à l'anneau , et qu'elle en a été éloignée graduellement, à mesure que la hernie a augmenté de volume , et qu'alors un nouveau col s'est formé dans l'endroit qui s'est

----

(1) Planch. V , fig. IV , f. h. h.

(2) Dissert. on herniæ , pag. 302. L'auteur a donné la figure d'un sac herniaire, qui présente deux étranglemens, à environ six pouces de distance l'un de l'autre.

(3) Pott , loc. cit pag. 203.

(4) Leblanc, Précis de chirurg. tom. II , pag. 124.

(5) Museum patholog. Lugd. Tab. 91-92.

(6) Beobachtungen-Erster Band.

(7) Journal de méd. de Paris, tom. XXXV , pag. 81. Le péritoine formoit cinq brides, qui , d'espace en espace , étrangloient l'intestin.

trouvé correspondre nouvellement à l'anneau : c'est de cette manière qu'il explique la formation successive de plusieurs étranglemens sur le même sac herniaire ; mais il ne cite, à l'appui de sa conjecture, aucun fait positif et bien convaincant. S'il étoit vrai, comme quelques chirurgiens l'ont assuré, que ces resserremens du corps du sac herniaire n'eussent lieu que dans la hernie inguinale *congénitale*, on pourroit en donner une explication satisfaisante, d'après les remarques de Camper sur la forme naturelle de la tunique vaginale dans le fœtus. Cet auteur a observé que la tunique vaginale se gonfle irrégulièrement lorsqu'on y pousse de l'air, et qu'elle présente, dans sa longueur, plusieurs étranglemens naturels (1). Or, dans certaines circonstances, ces étranglemens ne pourroient - ils pas persister chez les sujets affectés de hernie congénitale, tandis que toutes les autres parties de la tunique vaginale seroient distendues par les viscères ? Quelque vraisemblable que paroisse cette explication, il est certain qu'elle sera insuffisante, s'il est prouvé qu'il peut se former de pareils rétrécissemens dans le corps du sac de la hernie inguinale ordinaire.

§. XI. *Signes de l'étranglement causé par le col du sac herniaire.*

On peut, sinon affirmer, du moins présumer

---

(1) Icones herniarum , Tab. X , fig. II, III et IV.

que l'étranglement est causé par le col du sac herniaire plutôt que par l'anneau , lorsqu'une hernie étranglée est dans les conditions suivantes : 1°. elle s'est manifestée dès l'enfance, ou dès la première jeunesse ; et au lieu de former, dans les commencemens, une légère saillie dans l'aîne, elle est descendue, en fort peu de temps, dans le scrotum ; 2°. après avoir été contenue exactement et pendant long-temps, au moyen d'un bandage bien fait, elle a reparu tout à coup dans un effort; 3°. si on promène l'extrémité du doigt autour du col de la tumeur, on ne sent point les bords de l'anneau tendus ni appliqués exactement sur les viscères ; 4°. lorsqu'on fait quelques tentatives de réduction, les viscères rentrent incomplètement, et il se forme au-dessus de l'anneau inguinal une petite saillie qui est douloureuse à la moindre pression, de même que la partie de la tumeur qui n'est pas rentrée ; si alors le malâde se tient debout et qu'il tousse, on voit aussitôt la petite saillie de l'aîne disparoître, et la hernie reprendre son premier volume.

La réunion de toutes ces circonstances doit fortement porter à croire que le resserrement du col du sac herniaire est la seule ou la principale cause de l'étranglement Alors le chirurgien emploiera le *taxis* avec beaucoup de réserve ; et s'il ne parvient promptement à réduire la hernie, il procédera de suite à l'opération. Si la hernie est petite et récente, l'anneau opposant peu de résistance à la rentrée des parties , et la laxité du tissu cellulaire permettant au sac herniaire de remonter avec les viscères, il peut arriver que des tentatives de réduction peu ménagées fassent rentrer complètement la hernie, et que néanmoins les symptômes de l'étranglement, loin de se calmer, prennent au contraire plus d'intensité, au point que le malade succombe si le chirurgien ne reconnoît son erreur et n'y remédie promptement par l'opération. J'ai vu dernièrement un garçon de treize ans mourir victime d'une pareille méprise : tous les symptômes de l'étranglement persistèrent chez lui, quoique la hernie eût été réduite de la manière la plus complète. Après sa mort, on ne pouvoit apercevoir dans l'aîne, à la vue ni au toucher, la plus légère apparence de tumeur ; mais à l'ouverture du ventre, on reconnut que l'intestin, encore étranglé par le col du sac herniaire, avoit été repoussé au-delà de l'anneau, entre les aponévroses de l'abdomen et le péritoine, qui se trouvoit décollé dans une certaine étendue.

## §. XII. *De la manière de débrider le col du sac herniaire.*

Dans les cas dont je viens de parler, et qui ne sont point rares dans la pratique, si l'opérateur, par défaut d'attention ou par trop d'empressement, introduisoit la sonde cannelée entre le col du sac herniaire et l'anneau inguinal, il se trouveroit nécessairement fort embarrassé, lorsqu'après le débridement de l'anneau, il éprouveroit les mêmes difficultés qu'auparavant pour faire rentrer les viscères dans le ventre. Si l'anse d'intestin étoit petite, il seroit exposé, en la repoussant avec force, à commettre une erreur plus grave que la première : il croiroit remettre les parties à leur place, lorsqu'il ne feroit que les pelotonner et les faire pénétrer entre le péritoine et les bords de l'anneau. Pour éviter des méprises aussi dangereuses, il ne faut jamais s'écarter des règles suivantes : Toutes les fois qu'on opérera une hernie étranglée, et particulièrement lorsqu'on aura lieu de croire que l'étranglement dépend du col du sac herniaire, on soulèvera d'une main le bord du sac, auprès de l'anneau; et de l'autre on fera glisser avec précaution la sonde cannelée entre les viscères et le col du sac herniaire. Si, malgré cette attention, le premier coup de bistouri ne divise pas exactement tout le col du sac herniaire, qui forme quelquefois un tube de demi-pouce à un ponce de longueur, l'opérateur s'apercevra de l'insuffisance de son incision, en portant l'extrémité du doigt dans le fond de la plaie. Il sentira distinctement, à la partie supérieure du col du sac, un resserrement qui retient les viscères, et qui s'oppose à ce qu'il puisse introduire son doigt jusque dans le ventre, et le tourner sans difficulté dans tous les sens. Eclairé sur la nature de l'obstacle, il tirera doucement à lui les viscères, qui entraîneront avec eux le col du sac retourné comme un doigt de gant : il verra alors à découvert, la partie du sac qui étrangle encore l'intestin, et il l'incisera avec le bistouri mousse dirigé sur la sonde cannelée. On doit se conduire de la même manière, lorsque par inadvertance, on n'a incisé que l'anneau inguinal, tandis que le col du sac herniaire étoit la principale cause de l'étranglement. S'il m'est permis de juger d'après ma propre expérience, le procédé opératoire que je viens d'exposer me paroît préférable, autant par sa facilité que par sa sûreté, à l'usage de porter le bistouri le long de la sonde ou du doigt, aussi avant dans le ventre que l'exige la longueur du tube formé par le col du sac herniaire. Je ne prétends pas néaumoins condamner entière- ment ce dernier procédé : mais il me semble qu'il faudroit le réserver pour les cas dans lesquels le col du sac herniaire a une telle longueur, qu'a- près l'incision de l'anneau inguinal le chirurgien ne peut le tirer assez au-dehors, pour avoir sous les yeux le lieu même de l'étranglement ; et ces cas sont heureusement assez rares.

## §. XIII. *Signes des rétrécissemens du corps du sac herniaire.*

Les rétrécissemens que peut présenter le corps du sac herniaire, à une distance plus ou moins considérable de l'anneau inguinal, sont presque toujours impossibles à reconnoître avant l'opéra- tion : la forme irrégulière de la tumeur est due, pour l'ordinaire, aux parties qu'elle contient, et elle fait bien plus souvent reconnoître l'épiplo- cèle que les rétrécissemens dont nous parlons. Mais on reconnoît ces rétrécissemens lorsqu'on a incisé le muscle crémaster, et dans l'instant même où l'on ouvre le sac herniaire : ils forment, à l'ex- térieur du sac, des rainures plus ou moins profondes, et à son intérieur des cloisons et des brides dont on apprécie la forme et l'étendue en y introduisant le doigt. On incise ces brides avec facilité et sans aucun danger, au moyen d'un bistouri boutonné, conduit entre les viscères et le sac, sur l'extrémité du doigt, ou dans la cannelure d'une sonde. L'opérateur dirige l'instrument de haut en bas, ou de bas en haut, selon sa commodité, et selon la situation de ces brides par rapport à l'ouverture du sac herniaire.

## §. XIV. *De l'étranglement causé par l'entortillement de l'intestin.*

Les auteurs rangent avec raison, parmi les causes de l'étranglement, l'entortillement de l'intestin, et son entrelacement avec l'épiploon, qui peut le serrer en manière de lien. J'ai dit, dans le mémoire précédent ( §. XXX ), qu'en ouvrant des sujets affectés de hernie, j'ai souvent trouvé une anse d'intestin tellement entortillée, que je ne pouvois distinguer le bout supérieur d'avec le bout inférieur. De nouvelles recherches m'ont prouvé que cet entortillement de l'intestin, en forme de 8, est beaucoup plus fréquent qu'on ne le croit communément, soit qu'il se forme, comme je l'ai dit d'ailleurs, à mesure que l'intestin franchit l'anneau, soit qu'il commence à se former lorsque la hernie a déjà acquis un certain volume. Quelle que soit la manière dont la chose arrive, et quoique les matières qui parcourent l'intestin grêle soient pour l'ordinaire très-fluides, il peut arriver qu'un développement extraordinaire de gaz, un amas considérable de matières fécales, des vers, ou des alimens mal digérés, retardent, et quelquefois même suspendent le cours naturel des matières alimentaires au-delà de l'entrecroisement. Si, dans pareil cas, le bout supérieur de l'anse intestinale, c'est-à-dire, celui qui correspond à l'estomac, vient à se trouver derrière l'inférieur dont il croise la direction, il doit nécessairement le soulever et le comprimer. Alors se déclarent des symptômes d'étranglement, qui ne dépendent ni de l'anneau inguinal, ni du col du sac herniaire, et qui peuvent néanmoins, lorsqu'ils persistent, rendre l'opération indispensable.

### §. XV. *De l'étranglement de l'intestin par l'épiploon.*

L'épiploon peut devenir cause d'étranglement, en s'entortillant de différentes manières autour de l'intestin. Je n'ai pas l'intention de mettre sous les yeux de mes lecteurs, toutes les variétés que peuvent présenter ces entortillemens ; mais je parlerai seulement de celles que j'ai eu occasion d'observer dans ma pratique et dans le cours de mes recherches sur les cadavres. Les principales variétés une fois bien connues, il sera facile d'y rapporter toutes celles qui se présenteront.

Et d'abord, la masse épiploïque, renfermée dans la hernie, se rétrécit quelquefois, immédiatement au-dessous de l'anneau inguinal (1), et prend la forme

*Première variété de cette espèce d'étranglement.*

_______________________

(1) Planch. V, fig. I.

d'une petite corde qui s'attache fortement à un côté du col du sac herniaire (1), se porte de là transversalement sur l'intestin (2), l'embrasse dans une certaine étendue, et va s'attacher d'une manière très solide à la paroi opposée du sac herniaire (3). Cette bande, ou plutôt cette corde épiploïque, présente une consistance plus solide que dans l'état naturel, et une texture comme fibreuse. Quoiqu'elle n'entoure pas complètement l'intestin, comme elle le touche immédiatement, et qu'elle lui adhère même quelquefois d'une manière assez intime ; comme d'ailleurs elle traverse la cavité du sac herniaire (4), elle ne peut manquer de devenir cause d'étranglement, toutes les fois qu'un développement de gaz ou un amas de matières fécales distendra l'anse intestinale : le même effet résultera de l'augmentation de volume de la hernie par la descente ultérieure de l'intestin. Arnaud rapporte à ce sujet une observation particulière que je transcrirai ici, d'autant plus volontiers qu'elle a de grands rapports avec le fait que j'ai représenté dans ma planche V, figure I. « Dès que le sac herniaire fut ouvert, » dit cet auteur (5), je vis l'épiploon en son état » naturel ; il remplissoit presque tout le sac, de » façon que l'on crut qu'il n'y avoit point de » *boyau*. Je le renversai sur le ventre, et il parut,

(1) Planch. V, fig. I, b.     (2) Idem , d.
(3) Idem , f. c.     (4) Idem , b. f. e.
(5) Mémoires de chirurgie, tom. II, pag. 577.

» dessous l'endroit qui répondoit à un travers
» de doigt au-dessous de l'anneau, une partie
» de l'intestin iléon, grosse comme un marron, qui
» étoit fort rouge et enflammée. Nous trouvâmes
» l'anneau aussi dilaté que s'il l'eût été avec le
» bistouri; cependant le *boyau* ne pouvoit pas
» rentrer. Chacun de nous porta le doigt dans le
» ventre pour reconnoître ce qui empêchoit la
» réduction; et nous crûmes apercevoir, à environ
» un pouce au-dessous de l'anneau, un lien qui
» serroit le *boyau;* il fut décidé sur-le-champ
» d'attirer l'épiploon au dehors, ce que je fis avec
» facilité, car il n'étoit pas adhérent. Nous vîmes
» fort distinctement que l'épiploon, ployé en
» dessous, avoit formé une espèce de gaîne qui
» enveloppoit l'intestin. Cette partie de l'épiploon
» qui enveloppoit et étrangloit le boyau, avoit
» environ un demi-pouce ou huit lignes de lon-
» gueur; elle étoit adhérente à la surface exté-
» rieure de cet intestin, et ressembloit à un liga-
» ment fort épais. La circonstance heureuse qui
» sauva la vie du malade, fut que l'anneau for-
» mé par l'épiploon n'étant point adhérent au
» *boyau* partout, j'eus la facilité de passer entre
» l'un et l'autre la sonde cannelée, sur laquelle
» je glissai un bistouri pour couper le ligament.
» L'intestin rentra en partie, de lui-même, sans
» que je l'eusse aidé en aucune manière..... » En
comparant cette observation avec celle qui m'a
fourni le sujet de la figure déjà citée, il est aisé
d'apercevoir, entre les deux faits, une grande analogie. Ils diffèrent néanmoins par quelques circons-

tances : chez l'individu que j'ai observé, la bande épiploïque n'étoit pas libre, à l'endroit de son passage par l'anneau, mais elle adhéroit intimement au côté interne du col du sac herniaire ; elle embrassoit l'intestin dans une assez grande étendue ; et au lieu d'adhérer à sa face externe, comme dans le cas décrit par Arnaud, elle n'y étoit qu'appliquée fort exactement. Au reste, lors même que l'adhérence eût existé, le procédé le plus prompt et le plus sûr pour faire cesser l'étranglement, eût été celui qu'employa Arnaud : il consiste à couper transversalement la bride formée par l'épiploon, dans l'endroit où l'on peut introduire la sonde cannelée entre cette bride et l'intestin. Telle est, en général, la meilleure manière de faire cesser les étranglemens de cette nature, sous quelque forme qu'ils se présentent.

## §. XVI. *Seconde variété de l'étranglement de l'intestin par l'épiploon.*

Une autre variété de l'étranglement de l'intestin par l'épiploon peut avoir lieu de la manière suivante : une anse d'intestin perce l'épiploon, le traverse, et se trouve dès lors resserrée dans un véritable anneau membraneux. On sait que, dans la hernie entéro-épiploïque, l'intestin est le plus souvent situé derrière l'épiploon ; quelquefois même cette membrane, en contractant des adhérences avec les côtés et le fond du sac herniaire, forme une sorte de bourse dans laquelle l'intestin est renfermé. Dans ce dernier cas, surtout lorsque la hernie est peu volumineuse , si l'intestin vient à être poussé avec assez de force contre l'épiploon, il peut le déchirer et le traverser de part en part, de manière à se trouver situé au-devant de lui dans la hernie. Il n'est point rare de voir cet accident déterminé par les douleurs de l'enfantement, chez les femmes affectées d'une hernie ombilicale entéro-épiploïque. « Je fus témoin, » dit Baudelocque (1), des funestes suites d'un » pareil accident, vers le milieu de novembre » 1774. Une anse d'intestin, dans les efforts de » l'accouchement, s'insinua à travers une masse » d'épiploon de la grosseur d'un œuf de poule, qui » formoit, depuis neuf ans, une hernie ombili- » cale, et s'y étrangla. La femme éprouvoit déjà » les accidens de cet étranglement, lorsqu'on m'ap- » pela ; et ces accidens , bien plus que l'impossibi- » lité apparente où elle étoit de se délivrer seule, » m'engagèrent à terminer l'accouchement. Mal- » gré cela, l'on ne put faire la réduction, non » de l'épiplomphale, qui avoit toujours paru irré- » ductible, mais de l'anse d'intestin nouvellement » sortie, et l'on ne jugea pas à propos de tenter » l'opération ; de sorte que la femme mourut du » deuxième au troisième jour des couches. »

J'ai vu l'épiploon traversé par une anse d'in-testin dans une hernie inguinale du côté gauche, chez un homme de moyen âge (2), qui n'avoit éprouvé aucun symptôme d'étranglement, quoique

_______

(1) L'art des accouchemens, tom . I , pag. 509. édit. de 1789.

(2) Planch. V , fig. II.

l'épaisseur et la dureté des bords de l'ouverture de l'épiploon, indiquassent manifestement que la déchirure étoit ancienne. Je crois devoir remarquer, à ce sujet, que la perforation de l'épiploon ne se fait pas toujours d'une manière subite, et qu'elle n'est pas toujours immédiatement suivie de l'étranglement de l'intestin. Je suis porté à croire qu'aussitôt après le déchirement de l'épiploon, et la cessation de l'effort qui en a été la cause, une partie de l'intestin rentre dans le ventre, de sorte que la hernie ne demeure pas aussi volumineuse ni aussi tendue que dans le moment même de l'effort : voilà, je pense, pourquoi l'étranglement n'a point lieu sur-le-champ. Mais, dans la suite, les bords de la déchirure devenant de plus en plus durs et épais, s'appliquent toujours plus exactement sur la masse d'intestin qu'ils embrassent ; et lorsque cette masse vient à acquérir un plus grand volume par un développement subit de gaz, ou par une accumulation de matières fécales, on conçoit que l'étranglement ne peut manquer d'avoir lieu. En ouvrant le sac herniaire du sujet dont je viens de parler, l'anse d'intestin (1) se présenta la première ; elle étoit entourée de deux bandes d'épiploon (2), libres du côté de l'anneau, mais intimement adhérentes aux parties latérales et au fond du sac herniaire (3). Dans son passage à travers l'anneau et le col du

---

(1) Planch. V, fig. II, d.
(2) Idem, i. i. f. f. g. g.
(3) Idem, f. f. g. g. h.

sac herniaire, l'épiploon étoit resserré sur lui-même, et avoit la forme d'un cordon; un peu plus bas, il devenoit plus large, et présentoit une ouverture (1) qui livroit passage à une anse de l'intestin iléon. Les bords de cette ouverture étoient épais et durs, surtout vers leur partie supérieure (2). Les deux bandes latérales de l'épiploon, qui formoient une sorte de ceinture autour de l'anse intestinale, adhéroient de la manière la plus intime aux côtés et au fond du sac herniaire. L'intestin n'étoit pas précisément étranglé; mais il étoit prêt à le devenir, et il ne falloit pour cela que l'intervention de quelqu'une des causes dont j'ai parlé ci-dessus. Arnaud et Callisen rapportent chacun un exemple très-remarquable de cette espèce d'étranglement.

« Un homme (3) âgé de cinquante ans, d'un
» tempérament très - fort, avoit, depuis long-
» temps, une hernie inguinale qui finit enfin
» par s'étrangler.... M. *Bijet*, chirurgien, par-
» vint à en opérer la réduction; mais les symp-
» tômes de l'étranglement persistèrent. On fit re-
» paroître la tumeur, et cependant les accidens
» continuèrent, sans qu'on pût en connoître la
» cause; ce qui obligea à en venir à l'opération....
» A l'ouverture du sac herniaire, on trouva une
» anse de l'intestin iléon qui couvroit la partie
» moyenne et inférieure de l'épiploon.... Ce phé-

---

(1) Planch. V, fig. II, i. i. f. f. g. g. h.
(2) Idem, a. i. i.
(3) Arnaud, Mém. de chirurgie, tom. II, pag. 588.

» nomène étonna tous ceux qui étoient présens.
» L'opérateur souleva l'intestin avec précaution,
» et trouva que l'épiploon, qui étoit percé, avoit
» permis à l'anse du *boyau* de passer au travers
» de la déchirure, et que l'anneau qu'il formoit
» étoit très-épais, très-enflammé, et qu'il étran-
» gloit l'intestin. Il déchira avec ses doigts l'endroit
» de cette membrane qui faisoit l'étranglement.
» Il remit l'intestin dans le ventre, quoique fort
» livide : rien ne s'opposa à sa réduction, qui fut
» faite avec beaucoup de facilité. Tout le reste du
» sac herniaire étoit rempli par l'épiploon dont
» on fit la ligature, et ensuite l'excision. Le ma-
» lade guérit sans aucun accident, malgré le mau-
» vais état où avoit été le *boyau*. »

Le cas dont parle Callisen, quoique fort analogue au précédent, eut des suites bien plus fâcheuses. « Une femme, dit cet auteur (1), étoit
affectée, depuis vingt-quatre ans, d'une hernie
crurale de la grosseur d'une noix, sans avoir
jamais pensé à la faire rentrer. Un soir, à la
suite d'un repas copieux, elle fit un grand effort, et aussitôt la hernie s'étrangla. Après avoir
employé inutilement tous les moyens ordinaires,
il fallut en venir à l'opération. On trouva, dans
le sac herniaire, deux portions d'épiploon bien
distinctes, qui se réunissoient à la partie postérieure du sac, et ne formoient plus qu'une seule
masse, de couleur blanchâtre, et de consistance
presque cartilagineuse, qui adhéroit, dans plusieurs

______________

(1) Acta Afniensia, tom. I, pag. 164.

endroits, au sac herniaire. De l'écartement de ces deux portions d'épiploon résultoit une ouverture dans laquelle s'étoit introduite une anse d'intestin qu'on trouva enflammée, et qu'on essaya inutilement de faire rentrer, en soulevant le ligament de Fallope, au moyen du *dilatateur* de Leblanc : on fit à ce ligament une incision assez profonde pour permettre au doigt de pénétrer facilement dans le ventre, et cependant les viscères ne purent encore rentrer. Alors, en examinant les choses de plus près, on reconnut que l'intestin étoit étranglé par les bords de la déchirure de l'épiploon, et qu'il n'y avoit pas d'autre obstacle à sa réduction. En effet, il rentra facilement, lorsqu'on eut fendu l'angle supérieur de la déchirure de l'épiploon jusqu'au-delà du ligament de Fallope. Les symptômes de l'étranglement diminuèrent d'abord ; mais le lendemain, ils revinrent avec plus d'intensité qu'avant l'opération. Le chirurgien, soupçonnant alors que la cause de l'étranglement subsistoit encore, se hâta d'enlever l'appareil, et de porter le doigt dans le ventre. Mais la distension des intestins l'empêcha de reconnoître le lieu de l'étranglement, et peu de temps après la malade mourut. A l'ouverture du cadavre, on trouva l'épiploon roulé sur lui-même, et réduit à une seule masse qui s'étoit portée vers le ligament de Fallope, du côté gauche. La portion qui avoit été comprise dans la hernie, continuoit à étrangler l'intestin, quoiqu'elle eût été incisée jusqu'au-delà du ligament de Fallope. » L'auteur termine son récit par ces paroles : *J'eus le regret de voir que si j'avois prolongé, d'une ligne de plus, l'incision de l'angle supérieur de l'ouverture de l'épiploon, l'étranglement eût été complètement détruit.* Après avoir bien réfléchi sur toutes les circonstances de ce fait, après l'avoir soigneusement comparé avec celui qui m'est propre, et dont j'ai donné la figure, je pense que toutes les fois qu'on rencontrera une semblable complication, le procédé le plus expéditif et le plus sûr sera de couper transversalement les deux bandes latérales de l'épiploon (1), dont l'écartement donne passage à l'intestin. En effet, quelle que puisse être la compression exercée par ces deux brides sur l'intestin, au-delà de l'anneau inguinal ou du ligament de Fallope, il est certain qu'en les coupant auprès de leur attache au sac herniaire, elles seront aussitôt relâchées dans toute leur étendue; dès lors elles ne pourront plus causer l'étranglement, lors même qu'elles rentreroient dans le ventre avec l'intestin, au-delà de la portée du doigt.

## §. XVII. *Troisième variété de la même espèce d'étranglement* (2).

L'épiploon, ayant des adhérences avec le col, les côtés et le fond du sac herniaire, se réunit, vers la partie moyenne, en une seule bande longitudinale (3), qui passe sur le milieu de l'anse intestinale, et la divise en deux parties (4), l'une droite et l'autre

---

(1) Planch. V, fig. II, f. f. g. g.
(2) Idem, fig. III.          (3) Idem, f. e. e.
(4) Idem, f.

gauche. Alors l'intestin est fort difficile à réduire ; car, à mesure qu'on le comprime d'un côté, il se gonfle de l'autre ; et comme la main du chirurgien ne sauroit le comprimer également des deux côtés, il en résulte qu'il ne rentre point dans la cavité abdominale, quelqu'effort qu'on fasse pour l'y pousser. Si, dans cet état, l'intestin vient à être distendu subitement, soit par des gaz, soit par un amas de matières fécales, ou bien si une nouvelle portion du canal intestinal descend dans la hernie, la bride formée par l'épiploon (1) ne pouvant se prêter à cette augmentation de volume, s'applique de plus en plus fortement sur l'anse intestinale, la comprime contre la paroi postérieure du sac herniaire, en un mot, produit un véritable étranglement. Lorsqu'on rencontre cette complication, il faut, après l'ouverture du sac, se hâter de faire cesser l'étranglement, en coupant transversalement la bride formée par l'épiploon, le plus près possible de son attache au sac herniaire (2) : on se servira pour cela du bistouri, conduit sur la sonde cannelée, qu'on aura introduite avec précaution entre la bride et l'intestin étranglé. Ensuite on procédera à la réduction des parties. Si l'anneau inguinal, et le col du sac herniaire, opposoient encore quelqu'obstacle, on en feroit le débridement suivant le procédé que nous avons indiqué.

_______________

(1) Planch. V, fig. III, f.
(2) Idem , e. e.

## §. XVIII. *Quatrième variété.*

Le fait suivant, dont j'ai été témoin, nous montre encore une variété fort singulière de l'étranglement de l'intestin par l'épiploon.

*Joseph Mezzadra*, cordonnier, âgé de vingt ans, étoit incommodé, depuis sa cinquième année, d'une hernie inguinale du côté droit, qui s'étoit étranglée plusieurs fois, et qui étoit toujours rentrée par le taxis : mais lors même qu'elle étoit réduite, elle lui causoit des maux d'estomac, surtout quand il se mettoit à l'ouvrage immédiatement après le repas. Le 21 septembre 1806, ce jeune homme, après avoir mangé des légumes et du raisin en grande quantité, faisant effort pour soulever un poids considérable, éprouva tout à coup un tiraillement si violent dans la région de l'estomac, qu'il ne put se relever, et qu'il resta courbé en avant ; bientôt après, il fut pris de hoquets et de vomissemens. Dès que ces derniers accidens commencèrent à paroître, il se fit transporter à l'hôpital. Toute tentative de réduction paroissant inutile, M. Volpi, premier chirurgien de l'hôpital, pratiqua de suite l'opération. Il trouva, à l'ouverture du sac herniaire, une portion d'épiploon longue de quatre pouces ; et comme elle étoit noirâtre, il la coupa au niveau de l'anneau inguinal. Ayant ensuite débridé l'anneau et le col du sac herniaire, il fit rentrer l'intestin sans difficulté, et si complètement qu'il put introduire le doigt dans le ventre et le mouvoir librement dans tous les sens. Vingt-quatre heures après l'opération, le malade eut une abondante évacuation de matières liquides; et durant les trois premiers jours il ne survint aucun accident. Le quatrième jour, les déjections alvines furent noirâtres et en petite quantité; le ventre se gonfla et devint douloureux au toucher. A la levée du premier appareil, on trouva une partie de l'anse intestinale qui sortoit par l'anneau : on la repoussa doucement, et elle rentra avec autant de facilité que le jour de l'opération. Cependant les douleurs de ventre, les tiraillemens d'estomac, le hoquet et les vomissemens devinrent de plus en plus intenses, et le malade mourut. A l'ouverture du ventre (1), on trouva les circonvolutions de l'intestin grêle énormément distendues et enflammées. Le colon transverse et l'estomac étoient tirés en bas, et considérablement rapprochés de la partie inférieure de l'abdomen. Mais ce qui parut bien plus remarquable, c'est que l'épiploon étoit divisé en deux portions, dont l'antérieure, plus grande (2), de forme triangulaire, descendoit en pointe vers l'anneau droit, traversoit cette ouverture, et se prolongeoit dans le sac herniaire; tandis que la postérieure, plus petite (3), s'enfonçoit derrière un repli du mésentère qui soutenoit plusieurs circonvolutions de l'intestin iléon. On voyoit se détacher de la première, à l'endroit même où elle pénétroit dans la hernie, une bandelette (4) d'apparence fibreuse, large de quatre lignes, et épaisse de deux, qui, se

---

(1) Planch. VII.        (2) Idem, b.
(3) Idem, c.            (4) Idem, d. c. e.

portant derrière les circonvolutions de l'intestin iléon, alloit s'unir à la seconde portion de l'épiploon, qui étoit cachée, comme nous l'avons dit, derrière un repli du mésentère. La réunion des deux parties de l'épiploon, au moyen de la bandelette dont je viens de parler, formoit une grande anse qui embrassoit plusieurs circonvolutions de l'iléon (1), et qui de plus, étrangloit le même intestin à peu de distance du col du sac herniaire (2), en le comprimant contre le mésentère. Au-dessous de cette partie comprimée, on voyoit la petite anse d'intestin (3) qui avoit formé la hernie : elle se trouvoit encore dans le sac herniaire, quoiqu'elle eût été réduite deux fois avec facilité, peu de temps avant la mort du sujet ; et l'on remarquoit, à sa partie supérieure, une dépression circulaire (4), qui indiquoit l'endroit où elle avoit été étranglée par le col du sac herniaire. On reconnoissoit aussi l'extrémité tronquée de l'épiploon (5), de laquelle on avoit retranché, au niveau de l'anneau inguinal, une portion longue d'environ quatre pouces, qui concouroit à former la hernie. Il restoit encore dans le ventre un petit lambeau (6) de cette portion d'épiploon excisée. On ouvrit l'intestin immédiatement au-dessus de l'étranglement (7) ; et après l'évacuation des matières fécales qui étoient amassées en grande

---

(1) Planch. VII, n. o. p. q.
(2) Idem, e. d.        (3) Idem, g. g. h. h.
(4) Idem, i. i.        (5) Idem, d. e. e.
(6) Idem, f.        (7) Idem, d. o.

quantité, on y trouva une assez forte dose de mercure coulant que le malade avoit avalé, dans l'espérance de se guérir en rétablissant le cours des matières alvines.

## §. XIX. *Réflexions sur le fait précédent.*

Il ne seroit pas facile de déterminer si, dans le cas dont je viens de parler, la grande ouverture de l'épiploon devoit être considérée comme un vice d'organisation, ou si elle fut le résultat d'un déchirement produit par les intestins poussés avec force contre l'épiploon, dans un violent effort. J'ai appris des parens du jeune homme, qu'à l'âge de cinq ans, une femme, en jouant avec lui, le prit par-dessous les aisselles, et le fit sauter brusquement sur ses épaules, en le renversant de telle manière que son corps décrivit un arc de cercle, dont le ventre formoit la convexité : on ajoutoit que l'enfant se plaignit d'une grande douleur dans tout le ventre, et qu'au même instant la hernie parut à l'aîne droite. Elle fut, dès le principe, accompagnée de symptômes d'étranglement, qui se calmèrent par l'effet des topiques émolliens. Il est probable que l'ouverture qu'on trouva à l'épiploon fut produite entièrement, ou du moins en grande partie, par ce violent effort. Ce qui est certain, c'est que le dernier étranglement, celui qui causa la mort du malade, ne fut pas déterminé par le col du sac herniaire, mais bien par la bandelette qui unissoit les deux parties principales de l'épiploon, puisque, dans l'opération, le col du sac herniaire, complètement incisé de même que l'anneau inguinal, avoit permis à l'intestin de rentrer avec facilité dans le ventre : l'opérateur avoit même pu introduire le doigt dans cette cavité, et le mouvoir librement dans tous les sens. Quelque redoutable que soit l'accident qui s'est opposé au succès de cette opération , on ne doit pas cependant le regarder comme tout à fait au-dessus des ressources de l'art. En effet , la bride formée par l'épiploon n'étoit pas précisément dans la cavité abdominale, avant la réduction de la hernie; elle se trouvoit presqu'immédiatement derrière l'anneau : aussi peu s'en fallut qu'elle ne fût coupée lorsqu'on excisa l'épiploon au niveau de l'anneau (1), pour en retrancher la partie contenue dans le sac herniaire. C'est ce dont nous pûmes nous convaincre avant l'ouverture du cadavre; car, en introduisant le doigt dans le ventre, le long de l'anse intestinale qui se montroit au dehors, nous sentîmes distinctement, un peu au-delà de l'anneau , la bride formée par l'épiploon : il n'eût pas été difficile d'introduire, entre cette bride et l'intestin, une sonde cannelée mince, sur laquelle on auroit conduit un bistouri boutonné. Il faut convenir néanmoins que cette variété de l'étranglement de l'intestin par l'épiploon , est des plus propres à induire en erreur. Dans celles que j'ai décrites précédemment, les adhérences du sac herniaire avec l'épiploon, et l'entortillement de cette dernière membrane autour de l'intestin, deviennent

______

(1) Planch. VII , f. c. e. d.

évidens à l'ouverture du sac; et il est tout naturel de les regarder comme cause de l'étranglement, lorsqu'après le débridement complet du col du sac herniaire et de l'anneau, on ne peut parvenir à faire la réduction des parties. Mais dans celle-ci, l'intestin rentre facilement après qu'on a débridé, et l'on ne soupçonneroit point l'étranglement intérieur, si on n'en étoit averti par les symptômes, qui, au lieu de cesser, deviennent de plus en plus intenses. Cette complication est une de celles dans lesquelles il importe le plus de se rappeler le précepte suivant : Toutes les fois qu'après la réduction complète et facile de l'intestin, on voit les symptômes de l'étranglement persister ou augmenter, il faut mettre le malade debout, le faire tousser, lui presser le ventre, en un mot, employer tous les moyens possibles pour faire sortir l'intestin. Dès qu'il reparoîtra, on le tirera doucement au dehors, jusqu'à ce qu'on aperçoive l'endroit étranglé, qui ne peut pas être fort éloigné de l'anneau inguinal; ensuite on coupera la bride, à l'aide du bistouri conduit sur le doigt ou sur la sonde cannelée. On peut consulter, à ce sujet, les belles observations de Lapeyronie (1) et de Renoult (2).

## §. XX. *De l'étranglement de l'intestin iléon par l'appendice vermiforme.*

Il n'entre point dans mon plan de parler des étranglemens internes qui déterminent les accidens

---

(1) Acad. roy. de chirurg., tom. III, pag. 327.
(2) Journal de médecine de Paris, tom. XVII, pag. 24.

du *volvulus* sans hernie (1) ; car, lors même que ces terribles accidens dépendent de quelqu'obstacle mécanique, ils sont presque toujours hors du domaine de la chirurgie, à cause de l'impossibilité où l'on est de reconnoître, d'une manière précise, leur cause et leur véritable siége, avant la mort des malades. Cependant je ne veux pas passer sous silence un de ces étranglemens internes que j'ai eu occasion d'observer, et qui étoit déterminé par une disposition toute particulière de l'appendice vermiforme du cœcum.

Un postillon âgé de vingt-quatre ans, sujet, depuis huit ans, à des coliques extrêmement violentes, dont la cause paroissoit être un coup qu'il avoit reçu autrefois sur le ventre, mourut dans un accès de ces fortes coliques, avec tous les symptômes qui accompagnent l'étranglement des hernies. Je fis l'ouverture de son corps, et je trouvai que l'appendice vermiforme du cœcum formoit une sorte d'anneau, qui embrassoit et étrangloit même assez fortement une des dernières circonvolutions de l'intestin iléon. L'appendice seul n'auroit pas eu une longueur suffisante pour produire cet étranglement ; mais l'anneau dont il faisoit partie étoit complété par une bandelette d'un tissu analogue à celui du mésentère, qui s'inséroit, d'une part, au sommet de l'appendice vermiforme, et de l'autre à la partie postérieure du cœcum. Il sembloit, au

---

(1) Durignau, Acad. roy. de chir., tom. XI, pag. 333. Lafaye, ibid. pag. 374. Moscati, ibid. tom. IX, pag. 103. Maille, Saucerotte, ibid. tom. XI, pag. 375. Malacarne, delle osservaz. in chirurg. tom. II, pag. 226.

premier abord , que l'intestin iléon avoit passé à travers le petit repli du péritoine qui unit cet appendice au cœcum. La face interne de la bandelette étoit dure et comme calleuse; l'appendice lui - même étoit presqu'entièrement oblitéré : sa cavité intérieure ne s'étendoit qu'à quelques lignes du cœcum. L'anse, formée par l'intestin étranglé, avoit environ quinze à seize pouces de longueur; elle étoit enflammée et gangrenée dans quelques points. Il me paroît assez probable qu'avant le dernier accès de colique , cette anse d'intestin étoit beaucoup moins considérable, et qu'à l'aide des bains , des fomentations et des lavemens , ou peut-être par les seules forces de la nature, se dégageant un peu de l'anneau qui la renfermoit , elle laissoit un libre cours aux matières fécales; et c'est ainsi, vraisemblablement, que les coliques se terminoient. Il est aisé de concevoir comment, en dernier lieu, un violent effort, une indigestion , ou peut-être ces deux causes réunies, ont pu faire passer, à travers l'anneau intérieur, une anse d'intestin beaucoup plus considérable, et rendre, par cela même , l'étranglement incurable et mortel. Je conserve dans mon cabinet la pièce pathologique dont je viens de donner la description. Lafaye (1) en a fait connoître une fort analogue, ce qui prouve que de pareils accidens, quelqu'extraordinaires qu'ils paroissent, se reproduisent néanmoins de temps en temps de la même manière, et sous l'in-

---

(1) Acad. roy. de chir. , tom. IX, pag. 374.

fluence de certaines causes, qui malheureusement ne sont pas encore parvenues à notre connoissance.

### §. XXI. *De l'étranglement déterminé par la rupture du sac herniaire.*

Cette espèce d'étranglement étoit regardée comme assez fréquente, lorsqu'on n'avoit pas encore des idées bien exactes sur la hernie inguinale congénitale. Toutes les fois qu'on trouvoit, dans une hernie, les viscères en contact immédiat avec le testicule, on en concluoit que le sac herniaire s'étoit déchiré, et que les viscères s'étoient introduits entre la tunique vaginale et le testicule. Maintenant on convient généralement, et avec raison, que ce dernier cas est fort rare. Je n'en ai pas rencontré un seul exemple dans ma pratique, ni sur les cadavres des individus affectés de hernie, quoique j'en aie examiné un très-grand nombre. Je ne connois que deux observations bien authentiques de rupture du sac dans la hernie scrotale *ordinaire :* l'une est due à J. L. Petit (1); l'autre a été publiée tout récemment par M. Rémond (2). Dans la première, la rupture eut lieu dans la partie la plus élevée du sac, et elle fut déterminée par un coup de pied de cheval sur le scrotum. Les viscères s'étant échappés par cette ouverture, péné-

---

(1) *Voyez* Garengeot, Opérat. chirurg., tom. I, ch. V, obs. 16.

(2) Journ. de méd. chirurg. et pharm. ; par MM. Corvisart, Leroux et Boyer; tom. XV, avril 1808.

trèrent dans le tissu cellulaire environnant, et formèrent une seconde hernie qui s'étendoit jusqu'au milieu de la cuisse.

Le sujet de la seconde observation étoit un infirmier, âgé de soixante ans, qui, dès son enfance, étoit incommodé d'une hernie inguinale du côté droit. Il avoit remarqué, depuis long-temps, qu'en pressant la tumeur elle remontoit au - dessus de l'anneau inguinal; et cette disposition avoit fait de tels progrès, que, dans les derniers temps de sa vie, il étoit obligé de comprimer de haut en bas les viscères déplacés, pour les ramener en dehors, vers l'anneau inguinal. Enfin, dans un effort violent, la hernie s'étrangla : sa forme parut remarquable, en ce qu'elle s'étendoit de bas en haut vers l'ombilic ; et en la palpant, on reconnut que l'intestin n'étoit recouvert que par la peau. On fit l'opération : le sac herniaire étant ouvert, on prolongea l'incision vers l'ombilic, dans toute l'étendue de la tumeur, et l'on mit à découvert quinze pouces d'intestin , dont une petite portion seulement étoit encore renfermée dans le scrotum, et dans le sac herniaire proprement dit. Alors il devint bien évident que la plus grande partie de l'intestin déplacé, celle qui se portoit de la partie supérieure de l'anneau inguinal vers l'ombilic, s'étoit insinuée entre les tégumens et l'aponévrose du muscle oblique externe, après s'être échappée, par une déchirure, de la partie supérieure du sac herniaire. L'anneau fut débridé, et l'intestin complètement réduit : cependant le malade ne survécut point à l'opération. L'ouverture de son corps mit en évidence ce qui avoit déjà été reconnu par l'opérateur ; on vit que le sac herniaire étoit déchiré à sa partie externe et supérieure.

Cette observation nous apprend qu'il n'est pas indifférent, dans des cas semblables, de commencer l'incision sur l'une ou l'autre des deux tumeurs que présente la hernie après la rupture du sac herniaire, mais qu'il faut toujours commencer par découvrir la portion d'intestin qui est encore renfermée dans le sac herniaire, et prolonger son incision, de la partie saine du sac vers sa déchirure, pour arriver sur les viscères qui sont situés immédiatement sous la peau. C'est le seul moyen de mettre à découvert ces parties, sans courir le risque de les blesser.

## §. XXII. *De l'étranglement spasmodique.*

Richter admet (1) une espèce particulière d'étranglement qu'il appelle *spasmodique*, et dont la principale cause est, suivant lui, la contraction spasmodique de l'anneau, déterminée par celle du muscle oblique externe de l'abdomen. « Je ne » puis, dit-il, refuser à l'anneau une véritable » contractilité musculaire ; il est, à la vérité, ten- » dineux ; mais ses fibres tendineuses étant con- » tinues aux fibres charnues ; lorsque ces der- » nières se contractent, leur action s'étend né- » cessairement sur les fibres tendineuses qui for- » ment l'anneau. Si, par une cause quelconque » les fibres charnues du muscle grand oblique,

----

(1) Traité des hernies, chap. XII.

» affectées de spasme, se raccourcissent avec force,
» l'anneau doit nécessairement se rétrécir (1). »
Cette opinion me paroît entièrement hypothéti-
que. L'anneau inguinal est formé par l'écartement
des deux bandelettes aponévrotiques de l'oblique
externe, qui vont s'attacher vers l'épine du pubis.
Or, puisque les fibres de ces bandelettes ont la
même direction que celles de l'oblique externe,
comme Richter lui-même le reconnoît, il s'ensuit
que, lorsque ce muscle se contracte, soit naturellement soit par l'effet du spasme, il doit agir directement sur le pubis, et jamais sur les bords de
l'anneau. Si ses contractions spasmodiques pouvoient resserrer l'anneau, ses contractions naturelles devroient produire un effet analogue, quoiqu'à un moindre degré, et c'est ce qui n'a pas
lieu. La veine-cave inférieure passe à travers l'aponévrose du diaphragme; cependant elle n'est jamais étranglée pendant les contractions les plus
fortes, et les spasmes les plus prolongés de ce
muscle. L'artère fémorale traverse le large et épais
tendon du grand adducteur de la cuisse; et l'on
n'a pas encore observé que cette artère ait été
comprimée dans les contractions spasmodiques
des membres inférieurs. Un violent spasme des
muscles abdominaux peut bien pousser les viscères dans la hernie, avec assez de force pour que
le malade, couché sur le dos, soit dans l'impossibilité de les retenir avec ses mains, comme Latta
dit l'avoir observé (2); mais cet effet est tout

----

(1) Traité des hernies, chap. XI.
(2) Practical system of Surgery, tom. I, pag. 118.

autre chose que le resserrement de l'anneau inguinal. Les cas d'étranglement que Richter appelle *spasmodiques*, sont, si je ne me trompe, des complications de la hernie avec un spasme général du canal intestinal, qui peut présenter les caractères des diverses coliques nommées *spasmodique*, *venteuse*, *bilieuse*, *stercoraire* ou *vermineuse*. Toutes les fois qu'un individu, affecté de hernie, éprouve une de ces coliques, l'anse d'intestin qui se trouve dans la tumeur, participe nécessairement à l'état d'irritation et de spasme dont tout le canal intestinal est affecté. Aussi, l'affection générale de l'abdomen venant à cesser, on voit disparoître en même temps les symptômes qui annonçoient le spasme et l'irritation de la hernie. Dans la colique *venteuse spasmodique* des hypocondriaques et des femmes hystériques, on sait qu'il se développe une grande quantité de gaz dans l'estomac et les intestins, et que cette distension alterne avec les spasmes des diverses parties du canal intestinal : on observe en effet çà et là, dans toutes les régions du ventre, des contractions spasmodiques, et des tuméfactions produites par des amas de vents qui ne peuvent être évacués pendant la durée de l'accès. Or, dans pareil cas, si le malade a une hernie, les mêmes phénomènes ont lieu dans la portion d'intestin qui y est contenue. La tumeur devient tout à coup le siége d'une distension douloureuse, fort semblable à celle que produit l'étranglement de l'intestin. Mais dès que l'accès commence à diminuer, le malade rend des vents en grande quantité par la bouche et par l'anus, et bientôt la tension et les douleurs du ventre disparoissent par degrés, en même temps que les symptômes d'étranglement de la hernie. On observe à peu près la même suite de phénomènes chez les individus affectés de hernie, qui viennent à éprouver une colique *bilieuse*, *stercoraire*, *vermineuse*, ou une colique simplement occasionnée par la suppression de la transpiration. Il est bon de remarquer que, dans les deux premières espèces de coliques, les malades ne vomissent, pour l'ordinaire, que certaines substances qu'ils prennent avec répugnance, telles que les bouillons, les jaunes d'œufs, et autres alimens semblables, tandis que l'eau et quelques autres boissons peuvent être prises, en grande quantité, sans provoquer le vomissement. Dans ces circonstances, la hernie, quoiqu'assez tendue, peut être comprimée, et diminuer de volume sous la pression, sans faire éprouver beaucoup de douleurs au malade. Elle peut même rentrer entièrement sans qu'on voie cesser les symptômes d'irritation de tout le canal intestinal qui sont causés et entretenus par une surabondance de bile, par un amas de matières fécales, ou par des vers. L'expérience a prouvé que, dans la colique *venteuse spasmodique*, l'ipécacuanha, donné à doses légères, et souvent répétées, les lavemens carminatifs, les fomentations, les bains tièdes, et les vésicatoires sur le ventre, en calmant l'irritation des intestins et faisant cesser la tension du ventre, produisent les mêmes effets salutaires sur la hernie. De même, dans les autres espèces de coliques compliquées de hernie, il arrive quelquefois que, durant l'usage des laxatifs, des anthelmentiques, des lavemens surtout, et même des émétiques, lorsqu'ils sont indiqués, on voit cesser, je ne dis pas l'étranglement, parce qu'il n'a jamais lieu dans ce cas, mais la tension fatigante et douloureuse de la hernie, qui n'a d'autre cause que l'affection générale de tout le canal intestinal. Ces faits, rapportés par Richter, sont de la plus grande exactitude, quoique l'explication qu'il en donne soit, du moins à mon avis, entièrement inadmissible. Ce célèbre chirurgien a, de plus, la gloire d'avoir le premier appelé l'attention des chirurgiens sur le point de pratique dont je viens de parler, et qu'on peut résumer dans les termes suivans : Il existe quelquefois des symptômes d'étranglement, dont la principale cause n'est point dans la hernie, mais bien dans tout le reste du canal intestinal ; et l'on emploieroit inutilement, pour les combattre, les topiques les mieux indiqués, si l'on n'avoit recours en même temps aux médicamens internes propres à calmer l'affection de tout le canal intestinal, qui peut être *spasmodique*, *venteuse*, *saburrale* ou *vermineuse*.

Toutes les causes d'étranglement dont j'ai parlé jusqu'ici, savoir, le spasme, dans le sens que j'ai attaché à ce mot, le resserrement gradué du col du sac herniaire, et les différentes brides formées autour de l'intestin par l'épiploon, ou par toute autre partie, ne sont, à proprement parler, que les causes *prédisposantes* de l'étranglement. La seule cause *déterminante* de cet accident est,

dans tous les cas, l'augmentation de volume de
l'anse d'intestin contenue dans la hernie , soit
par la descente d'une nouvelle portion d'intestin ,
soit par le développement subit d'une grande quantité de gaz, ou par un amas de matières fécales.
L'anse d'intestin étranglée forme , de l'un et de
l'autre côté de l'anneau , un angle plus ou moins
prononcé , et quelquefois très-aigu , avec la portion du même intestin qui est au-delà de l'anneau,
dans la cavité abdominale ; et cet angle est la véritable cause *efficiente* de l'étranglement. Il suffit
d'avoir examiné une fois cette disposition des parties , en pratiquant l'opération de la hernie étranglée , pour être bien convaincu que l'angle dont
je parle , ne sauroit être détruit, sans employer
une force considérable. Qu'on juge d'après cela
du degré de confiance que méritent certains chirurgiens , qui se flattent de vaincre la force de
l'étranglement , et de faire rentrer l'intestin dans
le ventre , en augmentant l'action de la partie du
canal intestinal qui fait suite à celle qui est contenue dans la hernie. L'opération du *taxis* ne
pourroit même jamais forcer l'obstacle, si , en palpant la tumeur avec précaution , le chirurgien
ne parvenoit à faire passer peu à peu dans le
ventre une partie des gaz ou des matières fécales
qui distendent l'anse d'intestin étranglée. Cette
compression graduée, en diminuant un peu le volume et la dureté de la tumeur, diminue aussi
l'angle qu'elle forme; et, lorsque la portion extérieure de l'intestin se trouve à peu près dans
la même direction que celle qui est renfermée

dans le col du sac herniaire, la réduction devient possible, et le *taxis* réussit complètement.

## §. XXIII. *Des adhérences en général.*

Après avoir fait connoître les différentes espèces d'étranglement des intestins, leurs principales causes, et les moyens les plus efficaces pour y remédier, je vais m'occuper d'un autre genre de complications des hernies, c'est-à-dire, des adhérences que les viscères déplacés peuvent contracter entr'eux, ou avec le sac herniaire. Dans l'état actuel de la science, nous pouvons soupçonner, dans la plupart des cas, qu'une hernie est compliquée d'adhérences ; mais nous n'avons aucun signe certain pour reconnoître, avant l'opération, quelle est la nature de ces adhérences, l'endroit précis où elles existent, et leur degré de solidité ou d'ancienneté. En général, les adhérences qui peuvent unir les viscères entr'eux ou avec le sac herniaire, se divisent en trois espèces, savoir, l'adhérence *gélatineuse*, l'adhérence *filamenteuse* ou *membraneuse*, et l'adhérence *charnue.*

## §. XXIV. *De l'adhérence gélatineuse.*

Cette espèce d'adhérence est le produit ordinaire de l'inflammation *adhésive* des parties membraneuses qui sont dans un contact immédiat. Elle est formée par une lymphe concrescible qui exsude de la surface des parties enflammées, et qui tantôt, en se concrétant, prend les apparences d'un tissu vésiculaire, rougeâtre et gorgé de sang (1), et tantôt forme des filamens déliés ou de petites membranes blanchâtres, que l'on peut séparer facilement des parties auxquelles elles servent de moyen d'union, sans faire à ces parties la plus légère entamure. Des adhérences de cette espèce s'observent fréquemment dans les hernies qu'on opère; mais elles sont bien plus ordinaires, et en général bien plus étendues, chez les individus qui meurent d'une inflammation des viscères de la poitrine ou du bas-ventre. Elles se forment principalement dans les points de contact des viscères, et sur les parties de leur surface qui sont contiguës à la plèvre ou au péritoine.

## §. XXV. *De l'adhérence filamenteuse ou membraneuse.*

Elle consiste dans un certain nombre de filamens organisés ou de petites lames membraneuses, placées à quelques distances les unes des autres, et formant autant de points d'union entre les viscères, ou entre ces parties et le sac herniaire. La longueur, le nombre, la forme et la consistance de ces petites lames sont très-variables : elles peuvent être filiformes, ou aplaties en forme de membrane; quelquefois il n'en existe qu'une dans la hernie, d'autres fois on en

______

(1) Morgagni, De sed. et caus. morbor. epist. 34, art. 9. Ad sacculum autem quidquid omenti in eo erat annexum passim inveni per interjectum quoddam corpus rubens et flaccidum, ut facilè posset ab omento et sacculo separari, nec aliud quàm membranaceæ cellulæ viderentur.

trouve plusieurs, et jusqu'à huit ou dix ; tantôt disposées parallèlement entr'elles sur une même ligne, elles représentent une membrane continue et transparente (1) ; tantôt elles se portent, en rayonnant, de l'intestin au sac herniaire, ou de l'intestin à l'épiploon. Enfin, dans quelques cas, elles sont molles et très-faciles à rompre avec l'extrémité du doigt ou le manche du scalpel, et dans d'autres, leur consistance est presqu'égale à celle des tendons. L'adhérence *filamenteuse* ou *membraneuse* diffère essentiellement de la *gélatineuse* : celle-ci n'est qu'une lymphe coagulée et plus ou moins condensée ; l'autre, au contraire, est un véritable tissu organisé, de même nature que l'enveloppe mince fournie par le péritoine à l'intestin et à l'épiploon. J'ai examiné plusieurs fois la structure de ces filamens, soit à l'œil nu soit à la loupe, en les coupant avec précaution les uns après les autres, et les relevant d'une part sur l'intestin, et de l'autre sur le sac herniaire, et toujours il m'a paru bien évident qu'ils étoient une continuation de la membrane externe de l'intestin ou de l'épiploon. Chacun des filamens est formé de deux feuillets unis par un tissu cellulaire extrêmement fin, et les points de l'intestin et de l'épiploon où ils s'implantent, sont manifestement dépourvus de l'enveloppe mince et transparente que ces parties reçoivent du péritoine. D'après cela, je pense que la formation de l'adhérence *filamenteuse* ou *membraneuse* est toujours précédée d'une légère inflammation

---

(1) Planch. **VI**, fig. **IV**, d. d. c. c.

*adhésive*, avec union de l'intestin ou de l'épiploon
au sac herniaire. Cette union est d'abord immédiate ; mais dans la suite l'intestin s'éloigne peu
à peu du sac herniaire par l'effet de son mouvement péristaltique, par la distension que lui font
éprouver quelquefois les gaz ou les matières fécales, par sa tonicité propre, par celle du mésentère, et enfin, par l'interposition de la sérosité qui
s'accumule toujours dans l'intérieur du sac. En
même temps les points de la membrane externe de
l'intestin qui adhèrent au sac herniaire prêtent et
s'alongent graduellement, en prenant la forme
de brides plus ou moins épaisses, ou de petites
lames membraneuses tendues entre l'intestin et
le sac. On peut, ce me semble, expliquer ainsi
d'une manière satisfaisante pourquoi ces brides
filamenteuses, ou ces petites membranes sont toujours bien organisées, et pourvues de vaisseaux
sanguins, sans qu'il soit nécessaire d'avoir recours à l'hypothèse de Hunter sur la transforma-
tion d'une lymphe concrescible en un tissu vasculaire et organisé.

Dans la hernie congénitale il n'est point rare de
trouver des brides filamenteuses ou membraneuses
qui unissent l'intestin ou l'épiploon au testicule,
quoique le sujet n'ait jamais éprouvé aucun symptôme d'inflammation dans ces parties. En pareil cas,
il est vraisemblable que les brides se sont formées
dans le ventre, avant la descente du testicule,
et qu'elles ont contribué pour beaucoup à entraîner avec cet organe une portion d'intestin
ou d'épiploon dans la tunique vaginale.

## §. XXVI. *Manière de détruire les deux premières espèces d'adhérence.*

L'adhérence *gélatineuse* et l'adhérence *filamenteuse* n'opposent jamais un grand obstacle à la réduction des viscères étranglés, et au succès de l'opération de la hernie. On détruit la première en glissant l'extrémité du doigt ou d'une spatule entre les parties réunies : ces parties se séparent facilement, et les points de leurs surfaces qui se correspondoient restent légèrement tomenteux ; mais ils ne sont d'ailleurs ni sanglans, ni altérés en aucune manière. Quant à la seconde espèce d'adhérence, celle qui est formée par des filamens, ou de petites membranes organisées, elle n'est guère plus difficile à détruire : d'une main on développe les viscères, et on les écarte du sac herniaire (1), tandis que de l'autre on coupe successivement toutes les brides avec des ciseaux, ou bien en promenant légèrement sur elles le tranchant du bistouri. L'intestin et l'épiploon restent dépouillés de leur tunique péritonéale, dans les points où s'implantoient les filamens. Mais l'expérience a prouvé qu'il n'en résulte aucun accident, après la réduction des parties, et que la guérison n'en est pas même retardée.

## §. XXVII. *De l'adhérence charnue.*

L'adhérence que les chirurgiens appellent *char-*

---

(1) Planch. VI, fig. IV, d. d. e. e.

*nue*, peut, d'après mes observations, être divisée en deux espèces ; j'appellerai l'une *non naturelle,* et l'autre *naturelle.*

La première espèce ne diffère point de l'adhé- Adhérence charnue non naturelle. rence *filamenteuse* ou *membraneuse,* si l'on n'a égard qu'à la cause qui la produit ; car elle est pareillement le résultat de l'inflammation *adhésive;* mais elle en diffère beaucoup par son épaisseur et sa consistance. Dans l'adhérence *filamenteuse,* les intestins ne sont unis entr'eux, ou avec le sac herniaire, que par leur superficie : la membrane très-mince et très-extensible qui les enveloppe contribue seule à cette union en s'alongeant, comme nous l'avons déjà dit, et en formant des filamens et des brides de différente figure. Au contraire, dans l'adhérence *charnue non naturelle,* la cohésion des parties est trop profonde, elle intéresse des surfaces trop épaisses, pour que les puissances qui tendent à éloigner ces surfaces, puissent alonger les points d'union, les faire prêter, et les convertir, comme dans le premier cas, en autant de brides membraneuses ou filiformes. L'adhérence *charnue non naturelle* existe plus souvent entre l'épiploon et le sac herniaire, qu'entre l'épiploon et l'intestin, ou entre l'intestin et le sac herniaire. Je l'ai vue une fois (1) tellement forte entre l'épiploon et le sac herniaire, qu'il eût été impossible de séparer ces parties sans les couper. Lorsqu'elle se forme entre l'intestin et le sac herniaire, c'est le plus souvent à peu de distance du

_____________________

(1) Planch. VI, fig. V, f. f.

col du sac herniaire, ou dans l'intérieur même du col; au contraire, les côtés et le fond du sac sont les parties qui adhèrent le plus ordinairement avec l'épiploon. Cette adhérence intime des viscères avec le sac est assez semblable à la cicatrice d'une plaie simple. En effet, dans les deux cas il y a continuité parfaite, tuméfaction dans le lieu de la réunion, et communication des vaisseaux d'un côté avec ceux du côté opposé, de telle manière que les parties réunies jouissent d'une vie commune. On ne doit pas être étonné que des parties molles, pénétrées de beaucoup de vaisseaux, et jouissant d'un très-haut degré de vitalité, puissent contracter des adhérences aussi intimes, quand on voit le même phénomène avoir lieu dans les organes les plus durs et les moins sensibles de notre corps : on sait, par exemple, que les extrémités articulaires des membres s'unissent d'une manière très-intime, et qu'alors les vaisseaux des deux os communiquent évidemment ensemble.

## §. XXVIII. *Ce qu'il faut faire dans les cas d'adhérence charnue non naturelle.*

1°. Quand elle a lieu entre l'épiploon et le sac herniaire.

Lorsqu'en opérant une hernie scrotale étranglée, on rencontrera une adhérence *charnue non naturelle* entre l'épiploon d'une part, et le col du sac herniaire, l'intestin ou le testicule d'autre part, il faut, sans hésiter, couper l'épiploon le plus près possible de son adhérence : le moindre délai pourroit être préjudiciable au malade, surtout si l'adhérence de l'épiploon étoit le principal obstacle à la réduction des viscères. C'est ainsi que se conduisit Pott (1) dans un cas de cette espèce, où l'épiploon adhéroit intimement au sac herniaire et au testicule, dans dix endroits différens : après avoir coupé l'épiploon dans tous ses points d'union, l'ayant trouvé sain il le fit rentrer dans le ventre, et l'opération eut le plus heureux succès.

Mais lorsque cette adhérence intime, que j'ai comparée à une cicatrice, existe entre l'intestin et le sac herniaire, le cas est beaucoup plus grave et beaucoup plus embarrassant pour l'opérateur : c'est, à mon avis, une des plus grandes difficultés qu'on puisse rencontrer dans l'opération de la hernie ; et cependant on n'a encore rien écrit qui soit propre à servir de règle aux jeunes chirurgiens, et à fixer toute incertitude sur ce point. Des observations nombreuses m'ont prouvé, comme je l'ai déjà dit, que cette sorte d'adhérence de l'intestin a lieu, le plus souvent, au col du sac herniaire, ou à très-peu de distance de l'anneau inguinal. Or, dans pareils cas, je crois que le chirurgien commettroit une faute des plus graves, si , après avoir débridé l'anneau et le col du sac herniaire, il entreprenoit de détruire l'adhérence avec l'instrument tranchant : il auroit d'autant plus à craindre, que l'adhérence seroit plus étendue. En effet, n'ayant aucun guide sûr pour diriger son bistouri à travers cette large cicatrice, il seroit exposé à entamer l'intestin ; et si, pour s'en éloigner, il vouloit exciser une portion du sac herniaire, il courroit risque de diviser le cordon sperma-

2°. Lorsqu'elle existe entre l'intestin et le sac herniaire.

---

(1) Chirurg. works, tom. III , pag. 299.

tique, qui adhère intimement à sa paroi postérieure. En supposant qu'il pût éviter ce dernier
écueil, la surface externe de l'intestin présente-
roit toujours, dans le lieu de l'adhérence, une
large plaie saignante, qu'il ne pourroit faire rentrer dans le ventre sans avoir à craindre des accidens consécutifs très-dangereux, tels que l'hémorrhagie, l'inflammation, la suppuration, et même
l'ouverture de l'intestin, dans un point qui peut-
être ne se trouveroit plus en rapport avec la plaie
extérieure. Après avoir bien pesé tous les inconvéniens qui peuvent résulter d'un tel procédé opératoire, j'ai consulté l'expérience, et elle m'a autorisé
à proposer la règle suivante. Toutes les fois qu'on
trouve des adhérences de la nature de celles dont
je viens de parler, entre l'intestin et le sac herniaire, ce qu'on a de mieux à faire est de ne pas y
toucher : après avoir fait cesser l'étranglement de la
manière la plus complète, par le débridement de
l'anneau et du col du sac herniaire, on ne doit pas
s'occuper de réduire l'intestin, mais le laisser au-
dehors avec ses adhérences, et dans la situation
où il se trouve, en se contentant de le couvrir
avec les côtés du sac herniaire, et avec des compresses trempées dans l'eau de mauve tiède. L'expérience prouve qu'aussitôt que l'étranglement
n'existe plus, les matières alvines reprennent leur
cours naturel, et tous les accidens disparoissent,
quoique l'intestin ne soit pas réduit. Les jours suivans, on continue d'humecter l'appareil avec la
décoction de mauve ; et on observe que l'adhérence
de l'intestin avec le sac herniaire, remonte spon-

tanément vers l'anneau, rentre peu à peu dans le ventre, et disparoît ainsi en totalité ou en grande partie. S'il reste une petite portion d'intestin que les forces de la nature ne peuvent faire rentrer dans le ventre, elle s'exfolie, comme disent les chirurgiens, elle se couvre de bourgeons charnus, et finit par se réunir aux tégumens de l'aîne et du scrotum, pour former la cicatrice.

Un religieux, âgé de cinquante ans, avoit, depuis sa jeunesse, une hernie scrotale du côté gauche, pour laquelle il n'avoit jamais porté de bandage, quoique, dans les derniers temps, il éprouvât des coliques presque continuelles. Comme il faisoit un effort considérable pour lever un fardeau, sa hernie augmenta tout à coup de volume et s'étrangla. L'intensité des symptômes me détermina à entreprendre sans délai l'opération. Après avoir fait cesser l'étranglement par l'incision de l'anneau et du col du sac herniaire, je parvins facilement à réduire la portion de l'anse intestinale qui étoit descendue récemment dans la hernie ; mais lorsque je voulus faire rentrer le reste, je trouvai l'intestin adhérent d'une manière si intime à la paroi postérieure du sac herniaire, environ un pouce au-dessous de l'anneau inguinal, qu'il eût été impossible de le séparer, sans courir risque de l'entamer. Alors, abandonnant toute tentative de réduction, je me contentai de couvrir l'intestin avec les côtés du sac herniaire, et d'appliquer sur la plaie des compresses imbibées d'eau tiède, en attendant qu'on eût préparé une décoction de mauve, dont je chargeai un élève d'hu-

Observation particulière à ce sujet.

mecter l'appareil, plusieurs fois dans la journée, et pendant la nuit. Les symptômes de l'étranglement disparurent aussitôt après l'opération, et au bout de quelques heures le malade eut d'abondantes évacuations, qui furent entretenues par des lavemens. Le sixième jour, la suppuration paroissant bien établie dans la plaie, je levai l'appareil avec précaution, et je remarquai que l'intestin s'étoit déjà un peu rapproché de l'anneau : le même traitement fut continué. Le neuvième jour, la portion d'intestin qui restoit encore au-dehors étoit couverte de granulations rougeâtres; trois jours après, elle avoit disparu, et s'étoit cachée entièrement derrière l'anneau. Enfin, dans l'espace de trois semaines, à compter de cette dernière époque, la guérison étoit parfaite : il ne restoit plus de trace de la tumeur.

*Autre observation tirée de Richter.*

Richter a publié un fait analogue à celui que je viens d'exposer : « *Frédéric Schomann* (1) entra à l'hôpital le 4 septembre 1794, ayant depuis dix ans une hernie inguinale, qui s'étoit étranglée depuis quatre jours. Les symptômes de l'étranglement n'étoient pas tellement intenses que l'on ne pût tenter la réduction par les moyens ordinaires ; cependant ces moyens n'eurent aucun succès, et le lendemain je fis l'opération. La hernie étoit formée par l'épiploon et par une anse d'intestin : quoique cette dernière fût d'un rouge brun, je crus devoir la repousser dans le ventre; mais, tandis que j'en opérois la réduction, je m'a-

_______________

(1) Journal de Loder, I. B. pag. 19.

perçus, lorsque déjà elle étoit rentrée en grande partie, qu'elle adhéroit d'une manière très-intime à la paroi postérieure et au col du sac herniaire, dans une étendue d'environ deux pouces. Je détruisis la partie inférieure de cette adhérence qui avoit une forme triangulaire, et je laissai intacte sa partie supérieure qui correspondoit à l'anneau inguinal. Le soir, le malade eut deux évacuations alvines, qui furent provoquées par un lavement. Le lendemain, il se plaignit de fortes douleurs de ventre; on lui fit une large saignée, et des embrocations sur le ventre avec l'huile de camomille. Le huitième jour, les souffrances étant encore très-vives, je prescrivis une nouvelle saignée : les douleurs se propagèrent jusque dans la hernie; mais le lendemain elles diminuèrent; le pouls devint mou et lent ; les évacuations alvines revinrent à leur état naturel. A la levée de l'appareil on ne put juger de l'état de la plaie, parce que la suppuration n'étant pas encore bien établie, les plumasseaux ne se détachèrent pas complètement. Le dixième jour, le malade n'éprouvoit plus aucune souffrance, et se trouvoit bien sous tous les rapports : en renouvelant l'appareil, on observa que la portion adhérente de l'intestin étoit rentrée en grande partie dans le ventre; il n'en restoit plus qu'environ un pouce dans la plaie. Le 25 septembre, il n'étoit plus possible de l'apercevoir ; la plaie avoit un fort bon aspect, et l'on pouvoit regarder la convalescence comme assurée. » Je rapporterai ailleurs quelques autres observations de ce genre, pour ne laisser aucun doute sur les avantages du procédé que je conseille, et sur les dangers auxquels on s'expose, lorsqu'on veut détruire, par l'instrument tranchant, l'adhérence *charnue non naturelle* de l'intestin avec le sac herniaire.

## §. XXIX. *De l'adhérence charnue naturelle.*

Cette espèce d'adhérence est formée par les mêmes liens qui fixoient naturellement l'intestin dans la cavité abdominale, et qui ont été entraînés avec lui dans le scrotum. Elle ne s'observe point dans toutes les hernies scrotales, mais seulement dans celles du gros intestin, c'est-à-dire dans les hernies scrotales du côté droit qui sont formées par le cœcum, l'appendice vermiforme et le commencement du colon; et dans celles du côté gauche qui renferment l'S romaine du colon. On sait que, dans l'état naturel, le cœcum et le commencement du colon sont fixés d'une manière assez solide dans la région iléo-lombaire droite du grand sac péritonéal, au moyen de deux replis de ce même sac, dont l'un s'attache à l'os des iles, et l'autre au bord externe du muscle psoas. Néanmoins il n'est point rare de voir cette portion du gros intestin franchir l'anneau inguinal, et descendre jusqu'au fond du scrotum (1), en entraînant après elle la portion du grand sac périto-

_______________

(1) Pott, Chirurg. works, tom. II, pag. 61. I have already mentioned it as my opinion, that ruptures are sometimes rendered difficult to be reduced by that portion of the intestinal canal which is called the cœcum or the biginning of the colon being contained in the hernial sac.

néal à laquelle elle est attachée (1), et conséquemment les deux replis dont je viens de parler.

## §. XXX. *De l'adhérence charnue naturelle, dans la hernie scrotale du côté droit.*

En disséquant des hernies scrotales du côté
droit formées par le cœcum, l'appendice vermiforme et le commencement du colon, j'ai plusieurs fois observé que ces intestins avoient entraîné dans le scrotum, le feuillet du péritoine auquel ils étoient naturellement fixés dans le flanc
droit, en sorte que cette portion du grand sac
péritonéal concouroit à former le sac herniaire. A
l'ouverture de celui-ci, on voyoit les intestins attachés à ses parois, de la même manière qu'ils
l'étoient dans la cavité abdominale avant leur déplacement. C'est ce mode d'union que j'ai cru devoir désigner par le nom d'*adhérence charnue
naturelle :* il pourra paroître extraordinaire, peut-
être même incroyable aux jeunes chirurgiens ;
mais il ne surprendra point ceux qui ont une
connoissance exacte du degré d'extensibilité du
péritoine, et du tissu cellulaire qui l'unit aux
parois de l'abdomen (2). Il existe des faits de ce
genre bien plus étonnans : on a vu les viscères
abdominaux dont la situation est la plus fixe,

_____________

(1) Planch. VI, fig. I, II.

(2) Camper, Demonstr. anat. pathol. p. 18. Id autem
circà magnas hernias in universum observavi, quod peritonæum non eò usque dilatetur, intestina insequatur prop-
ter laxitatem cellulosæ membranæ, quæ cum viciniis nectitur, præsertim quâ parte lumbis nectitur.

subir des déplacemens très-considérables, et entraîner après eux la portion du péritoine qui servoit à les assujétir dans leur position naturelle : j'en ai cité des exemples remarquables dans le mémoire précédent.

## §. XXXI. *Marche de la nature dans la formation des hernies du cæcum et du colon droit.*

C'est par des recherches anatomiques multipliées que j'ai pu suivre, pour ainsi dire pas à pas, la marche de la nature dans la formation des hernies du cæcum et du colon droit. J'ai vu, sur le cadavre d'un homme de cinquante ans, une hernie inguinale du côté droit, de la grosseur d'un œuf de poule, qui renfermoit seulement le fond ou la portion libre du cæcum. Le repli du péritoine qui fixe cet intestin dans la région lombaire, avoit déjà subi un déplacement assez considérable : il étoit descendu jusqu'à un pouce de l'anneau inguinal; mais comme il n'étoit pas encore parvenu dans le sac herniaire, l'intestin étoit très-facile à réduire. Chez un autre individu, je trouvai la même espèce de hernie à un degré beaucoup plus avancé : le cæcum étoit contenu en totalité dans le sac herniaire, avec son appendice vermiforme, et le commencement du colon. La paroi externe du col du sac herniaire étoit formée évidemment par la portion du péritoine qui revêt, dans l'état naturel, la région iléo-lombaire : le cæcum et le commencement du colon se trouvoient attachés à cette partie des parois du sac,

*Premier degré.*

*Second degré.*

par les mêmes replis du péritoine (1) qui les fixent naturellement dans le flanc droit. Une adhérence tout à fait semblable unissoit l'appendice vermiforme (2) à la portion du sac herniaire qui correspondoit au *petit mésentère* de cet appendice (3). Il étoit impossible de réduire complètement le cœcum et le commencement du colon, parce que les adhérences' dont je viens de parler s'étendoient à environ deux pouces au-dessous de l'anneau inguinal. Sur un troisième sujet, qui étoit un homme de soixante ans, mort avec une hernie scrotale du côté droit, ancienne et très-volumineuse, je trouvai dans le sac herniaire, non-seulement le cœcum et le commencement du colon, mais encore l'extrémité de l'intestin grêle : tous ces viscères réunis formoient une masse considérable qui distendoit le scrotum (4). On voyoit encore, de la manière la plus évidente, que les replis du péritoine qui constituent les attaches naturelles du cœcum et du commencement du colon, faisoient partie du sac herniaire, et se continuoient avec la tunique péritonéale de ces intestins (5), en formant ce que j'appelle l'adhérence *charnue naturelle*. Le fond du cœcum (6) étoit libre et sans attache, comme il l'est naturellement dans la cavité abdominale : aussi pouvoit-on le faire remonter un peu vers l'anneau ; mais tout le reste de cet intestin, de même que le commencement du colon,

Troisième degré.

---

(1) Planch. VI, fig. II, b. c.      (2) Idem , d. e. f.
(3) Idem , g. h. i.                  (4) Idem, fig. I.
(5) Idem, f. b. b. b. a. a.          (6) Idem, h. b. a. a.

étoit adhérent, d'une manière si intime et dans une si grande étendue, aux parois du sac herniaire, qu'il étoit impossible d'en faire la réduction. Je remarquai, de plus, que le fond du cœcum (1), c'est-à-dire toute sa portion libre, avoit acquis une ampleur considérable, et descendoit jusqu'à la partie inférieure du scrotum : c'est ce qui doit arriver dans toutes les hernies de cette espèce, par l'effet de l'accumulation des matières fécales dans le cœcum, accumulation qui est une suite nécessaire de l'atonie de cet intestin, et de la foiblesse des contractions du muscle crémaster, qui ne sauroient contre-balancer la pression exercée par les muscles abdominaux. A l'ouverture du ventre du sujet dont je viens de parler, on voyoit le colon droit très-rapproché de l'aîne, de même que le repli du péritoine qui lui servoit d'attache.

§. XXXII. *De l'adhérence charnue naturelle, dans la hernie scrotale du côté gauche.*

L'adhérence *charnue naturelle* du gros intestin avec le sac herniaire, peut aussi avoir lieu dans la hernie scrotale du côté gauche (2), lorsque cette hernie est formée par la portion du colon qui est fixée naturellement dans la région iléo-lombaire gauche du grand sac péritonéal. On sait que le colon lombaire gauche est fixé d'un côté au mésocolon, et de l'autre au feuillet du péritoine qui revêt la région iléo-lombaire, au moyen de larges replis membraneux formés par le péritoine lui-

---

(1) Planch. VI, fig. I, a. a.　　　(2) Idem, fig. III.

même : ces replis accompagnent l'intestin jusqu'à l'endroit où il croise les vaisseaux iliaques, en se portant dans le bassin pour donner naissance au rectum. Si la portion du colon qui est située au-dessus des vaisseaux iliaques est entraînée dans le scrotum, le sac herniaire (1) sera formé nécessairement par le feuillet du péritoine qui revêtoit la région iléo-lombaire, et conséquemment par les replis de cette membrane (2) qui fixoient l'intestin dans sa situation naturelle. Dans cette espèce de hernie, de même que dans celle qui est formée par le cœcum, on trouvera toujours une portion du gros intestin attachée au sac herniaire (3), par les mêmes liens qui la fixoient dans la cavité abdominale, c'est-à-dire au moyen d'une adhérence *charnue naturelle* (4).

J'ai disséqué dernièrement une hernie scrotale très-volumineuse, qui renfermoit, outre le colon gauche fixé au sac herniaire par ses attaches naturelles, une anse considérable de l'intestin grêle, qui n'avoit pas la plus légère adhérence avec le sac.

## §. XXXIII. *Causes de la hernie du cœcum.*

D'après les connoissances acquises jusqu'à présent, sur les causes prochaines et éloignées des hernies, on

---

(1) Planch. VI, fig. III, c. c.      (2) Idem, c. c. c.

(3) Idem, a. b. d. c. c. c.

(4) Monteggia, Fascicul. patholog. pag. 91-93. Ce célèbre chirurgien a observé plusieurs fois, sur les cadavres, l'espèce d'adhérence dont je parle, dans les hernies scrotales formées par le cœcum, ou par le colon lombaire gauche.

conçoit comment, malgré les fortes attaches du cœcum dans la région iléo-lombaire, cet intestin peut, dans certains cas, descendre dans le scrotum, de préférence à l'intestin grêle. Cela doit arriver lorsqu'une laxité contre nature du repli du péritoine qui fixe le cœcum, coïncide avec l'affoiblissement de l'aponévrose de l'oblique externe du côté droit. Les muscles abdominaux et le diaphragme compriment également tous les viscères du bas-ventre; mais, dans les circonstances que je viens de supposer, il est évident que le cœcum et le commencement du colon seront plus disposés à céder à cette pression, et à se porter au-dehors, que tout le reste du canal intestinal. Des matières fécales dures, accumulées en grande quantité dans le cœcum, pourront encore augmenter cette tendance au déplacement. Je ne suis pas éloigné de croire que la hernie du cœcum peut quelquefois aussi être consécutive à celle de l'extrémité de l'iléon, qui, étant descendue la première dans le scrotum, auroit entraîné successivement après elle le cœcum avec son appendice, le commencement du colon, et les replis membraneux qui forment les attaches de ces intestins. Lorsque la hernie du cœcum est *congénitale*, il y a tout lieu de présumer qu'elle a été déterminée par une adhérence que le testicule avoit contractée avec cet intestin, avant sa descente dans le scrotum. En disséquant des fœtus dont les testicules étoient encore dans la cavité abdominale, Wrisberg a observé plusieurs fois (1)



---

(1) Observ. anat. de test. descensu , pag. 52. Aliam in

une sorte de faisceau fibreux ou de ligament membraneux qui s'attachoit, d'une part, au testicule droit, près de l'insertion des vaisseaux spermatiques, et de l'autre, au cœcum, à l'extrémité de l'iléon et au petit mésentère de l'appendice vermiforme. Sandifort rapporte, à ce sujet, l'observation suivante (1): « Un enfant vint au monde avec une hernie scrotale du côté droit, à laquelle on fit d'abord peu d'attention ; ce ne fut que trois mois après la naissance, qu'on s'occupa d'y porter remède. Lorsqu'on crut avoir réduit complètement les viscères, on appliqua un bandage pour les contenir, en faisant une compres-

quibusdam cadaveribus observare mihi licuit structuram, quæ intestinorum cum testiculo in scrotum descensum reddere omninò potest facillimum. In aliquot enim fœtuum corpusculis, quorum duo ad hanc usque diem in meis præparatis asservo, in dextro latere vidi strictum quemdam fasciculum in illo loco oriri ubi vasa spermatica inter peritonæi duplicem laminam testiculum ingrediuntur adscendendo mox appendici vermiformi, ejusdemque mesenteriolo, mox cœco intestino, mox ilei extremo in colon abeunti insertum deprehendi ; tam breves erant hi fasciculi, qui ligamenta esse videbantur ut vix aliquot lineas superarent ; nunquam tam breves in sinistro latere vidi. Ortum omninò capiebant ex peritonæo in duplicaturam mutato, cum interpositâ stipatâ quâdam cellulosâ. Insolita illorum brevitas suspicionem movebat, periculo non vacare illos embryones futuræ herniæ, quibus talis esset conformatio. Id enim quilibet experiri, ut ego feci, potest, qui tales fœtus videndi opportunitatem habet, prehenso intestino testem cum illo in annulo elevari et attolli, et depresso vicissim testiculo, intestinum simul versùs annulum urgeri.

(1) Icones herniæ congenitæ.

sion sur l'anneau : mais bientôt tous les symptômes de l'étranglement se déclarèrent avec tant de violence, que l'enfant mourut. A l'ouverture de son corps, on vit que la hernie *congénitale* étoit formée par le cœcum et l'extrémité de l'iléon. L'appendice vermiforme adhéroit en partie au testicule, et en partie au fond du sac herniaire. On observa que, dans le lieu de son adhérence au testicule, cet appendice étoit devenu plus dur et plus compacte que dans son état naturel : ce qui prouve que l'adhérence avoit existé avant la naissance de l'enfant, et conséquemment avant la descente du testicule dans le scrotum et la formation de la hernie. »

§. XXXIV. *Des hernies dépourvues de sac herniaire, que quelques chirurgiens disent avoir observées.*

La hernie scrotale formée par le cœcum, l'appendice vermiforme et le commencement du colon, a toujours un volume assez considérable ; mais ce caractère ne sauroit la faire reconnoître, et, dans le moment même de l'opération, elle se présente avec des apparences très-propres à induire en erreur. On pourroit croire, en effet, après l'incision des tégumens, que le sac herniaire a été déchiré, ou qu'il manque entièrement : mais, si l'on réfléchit sur la situation naturelle du cœcum et du commencement du colon dans la région iléo-lombaire droite ; si l'on se rappelle que ces intestins sont en partie situés hors du péritoine, on reconnoîtra facilement que, dans la hernie, ils doivent de même n'être renfermés qu'en partie dans le sac herniaire, et qu'une portion de leur face externe doit toucher à nu le tissu cellulaire environnant. Un chirurgien peu instruit, qui, dans pareil cas, dirigeroit son incision un peu trop vers le côté externe de la tumeur, trouveroit, immédiatement au-dessous du muscle crémaster, le cœcum et le colon ; ce qui lui feroit croire que ces intestins sont dépourvus de sac herniaire : mais il reviendroit facilement de son erreur, s'il incisoit la hernie sur la ligne médiane ou sur le côté interne ; car alors il ne manqueroit pas de découvrir au-dessous du muscle crémaster et du tissu cellulaire subjacent, le véritable sac herniaire renfermant la plus grande partie du cœcum avec son appendice vermiforme : il verroit, en même temps, un large repli membraneux qui s'étend des parois du sac à la surface de l'intestin, dont une petite partie se trouve hors du sac herniaire, de la même manière qu'elle étoit hors de la cavité péritonéale, dans la région lombaire droite. En disséquant une hernic de cette espèce, très-volumineuse, je trouvai les viscères tellement contournés sur leur axe, que leur union avec le sac étoit devenue antérieure, de sorte que, pour découvrir le sac herniaire, je fus obligé de faire une nouvelle incision à la face interne de la tumeur. C'est sans doute une pareille disposition qui a induit en erreur M. Sernin (1). Ce jeune chirurgien, en s'exerçant aux opérations sur les

_________________

(1) Journ. génér. de médecine, par M. Sédillot, t. XVI. pag. 302.

cadavres, rencontra fort à propos un sujet qui avoit une hernie scrotale du côté droit, de la grosseur du poing. Après l'incision des tégumens, il divisa, couche par couche, le tissu cellulaire jusqu'à une grande profondeur, sans apercevoir le sac herniaire. Enfin, il découvrit la masse intestinale qui formoit la hernie, et qui comprenoit le cœcum, le commencement du colon et l'extrémité de l'iléon : toutes ces parties lui parurent complètement dépourvues de sac herniaire. Il en conclut qu'il se forme quelquefois des hernies scrotales à l'extérieur du péritoine ; que ces hernies sont dépourvues de sac herniaire, et qu'on doit les distinguer par le nom d'*entérocèles akystiques.* D'après ce que j'ai dit précédemment, il est aisé de savoir ce qu'il faut penser d'une telle distinction. Au reste, on sera peu étonné qu'un jeune chirurgien se soit mépris sur la nature de cette maladie, quand on saura que deux hommes justement célèbres, Desault et Chopart (1), ont commis précisément la même erreur. Ils disent avoir vu *le cœcum à nu sous les tégumens du scrotum ;* et ils ne paroissent pas même soupçonner que la plus grande partie de cet intestin étoit renfermée dans un sac herniaire formé par le péritoine, comme dans les hernies ordinaires.

§. XXXV. *Pourquoi certaines hernies du cœcum sont réductibles, tandis que d'autres ne le sont point.*

On sait que la hernie scrotale volumineuse est

***

(1) Traité des maladies chirurgicales, tom. II, pag. 209.

très-difficile, quelquefois même impossible à réduire, lorsqu'elle est formée par le cœcum, l'appendice vermiforme, et le commencement du colon, à cause des fortes adhérences que ces viscères contractent avec le sac herniaire; c'est une vérité qui a été reconnue, et exprimée par un grand nombre d'auteurs. Cependant personne n'a remarqué, jusqu'à présent, que ces adhérences ne sont formées par aucun lien contre nature, mais seulement par les replis du péritoine, qui, dans l'état naturel, fixoient la partie supérieure du cœcum dans la région iléolombaire droite; personne n'a encore expliqué , d'une manière satisfaisante, pourquoi, dans quelques hernies inguinales ou scrotales du cœcum, il existe, entre cet intestin et le sac herniaire, des adhérences qui n'ont été précédées d'aucune inflammation. On ne s'est pas même occupé de rechercher pourquoi celles de ces hernies qui sont récentes et peu volumineuses, se réduisent facilement, tandis que celles qui ont acquis un certain volume, sont irréductibles, et ont toujours des adhérences intimes avec le sac herniaire. La raison de cette différence peut se déduire aisément de ce que j'ai dit ci-dessus : dans le premier cas, la hernie n'est formée que par le cul-de-sac du cœcum ; et comme cette portion de l'intestin est tout à fait libre dans le ventre, elle l'est également dans le sac herniaire. Au contraire, dans le second cas, le cœcum étant contenu tout entier dans la hernie, avec une partie du colon ; et les attaches naturelles de ces intestins faisant partie du sac herniaire, il en résulte qu'ils sont fixés dans le fond du scrotum, de la même manière qu'ils l'étoient dans le flanc droit, avant leur déplacement. On aura une idée encore plus exacte de cette disposition des parties, en jetant les yeux sur la planche VI.

§. XXXVI. *Adhérence charnue naturelle méconnue par Petit, et néanmoins traitée de la manière la plus convenable par cet habile chirurgien.*

Pour juger de l'embarras où doit se trouver un chirurgien peu instruit sur le sujet dont nous parlons, lorsqu'en opérant une hernie du cœcum volumineuse il a fait l'ouverture du sac herniaire, il suffit de lire l'observation suivante, qui est tirée de J. L. Petit (1) :

« Un jeune homme fort et vigoureux me pria,
» dit cet auteur, de lui faire l'opération d'une hernie
» qu'il portoit depuis plusieurs années; elle étoit de
» la grosseur d'un petit melon ; il en étoit quelque-
» fois incommodé au point de ne pouvoir conti-
» nuer sa profession : mais ce ne fut pas ce qui
» m'engagea à lui faire l'opération. Après l'avoir
» refusé pendant bien du temps, il tomba dans
» l'étranglement; et, loin de s'en affliger, il re-
» garda ce mal comme un bien, puisque cela me
» détermineroit à lui faire l'opération. En effet, je
» la jugeai nécessaire, et je n'attendis pas les
» grands accidens. Ayant invité plusieurs de mes
» confrères, tant pour leurs conseils que pour
» leur main, j'incisai la peau, puis j'ouvris le
» sac; je débridai l'anneau, et je procédai à la ré-

_________________

. (1) Œuvres posthumes, tom. II, pag. 352.

» d uction. Mais, après avoir fait rentrer une
» partie des intestins ( c'étoit le cœcum et une
» partie de l'iléon ), je voulus réduire à proportion
» autant du mésentère, parce qu'il faut que l'in-
» testin le suive; et pour cela, je fis tenir les in-
» testins renversés sur le dehors du ventre, pour
» pousser dans l'anneau le mésentère qui étoit au-
» dessous; mais il étoit trop gros : il auroit fallu
» couper plus de deux travers de doigt de l'apo-
» névrose de l'oblique interne, outre ce que j'en
» avois déjà coupé pour débrider suffisamment
» l'anneau; ce qui auroit fait une ouverture si
» grande, que le reste des *boyaux*, ou du moins
» une grande partie, seroit sorti par-là. Le con-
» seil fut bientôt pris; je proposai de laisser les
» parties dans l'état où elles étoient. Après avoir
» un peu rapproché la peau et le sac, j'enveloppai
» le tout avec des compresses trempées dans la
» décoction de guimauve; et je soutins ces com-
» presses et la tumeur avec un simple bandage en
» forme de suspensoir. Les accidens de l'étrangle-
» ment ne subsistoient plus, parce que j'avois fait
» un débridement considérable. J'avois mis les
» parties à l'aise, de manière que les matières
» stercorales prirent leur cours le soir même. Le
» malade fut saigné copieusement; il dormit une
» partie de la nuit. La personne que j'avois laissée
» auprès de lui, avoit humecté son appareil,
» de deux en deux heures, avec la même dé-
» coction chaude. Je le fis resaigner, quoiqu'il
» n'eût ni douleur ni fièvre; je ne levai l'appareil
» que le soir, c'est-à-dire, trente heures après.

12.

» l'opération ; j'humectai les compresses avant que
» de les lever ; et pour tout pansement, j'en ap-
» pliquai de nouvelles trempées dans la même dé-
» coction. Je continuai le même pansement pen-
» dant cinq semaines, au bout desquelles la plaie
» fut parfaitement guérie. Alors le malade put
» marcher, au moyen d'un suspensoir plus fort
» que d'ordinaire, mais cependant très-doux et
» très-commode. Peu de temps après, il fut en
» état de reprendre ses travaux accoutumés : il
» étoit domestique dans une auberge. » Tel est
le fait raconté par Petit. La large bride membraneuse que ce célèbre chirurgien aperçut
après avoir relevé l'intestin, et qu'il regarda
comme une portion du mésentère épaissie, n'étoit,
sans doute, autre chose qu'une adhérence *charnue naturelle*, formée par l'extrémité du méso-
colon, qui faisoit partie du sac herniaire, conjointement avec la portion du péritoine, qui, dans
l'état naturel, revêt le flanc droit. On n'auroit pu
l'inciser sans dénuder une portion considérable
d'intestin, qui, replacée dans le ventre, auroit
fourni une hémorrhagie, d'où seroient résultées
l'inflammation et la suppuration du canal intestinal. Cette complication embarrassante, et difficile à
reconnoître, n'induisit point en erreur le grand
praticien qui nous en a transmis l'histoire : quoiqu'il n'eût pas des idées bien précises sur la nature
de la maladie, il n'hésita point sur le meilleur
parti qu'il y avoit à prendre pour terminer l'opération ; aussi son observation fera-t-elle à jamais
époque dans les fastes de la chirurgie, comme celle

qui nous a fait connoître la possibilité de sauver la vie du malade, lorsque, dans l'opération de la hernie scrotale, il y a impossibilité de réduire les viscères, après avoir fait cesser l'étranglement de la manière la plus complète.

## §. XXXVII. *Exemples de hernies du colon lombaire gauche, compliquées d'adhérence charnue naturelle.*

Verdier (1) nous a transmis une autre observation non moins intéressante que celle qu'on vient de lire : elle est relative à une hernie scrotale du côté gauche, chez un homme fort replet, qui fut opéré par J. L. Petit. Il paroît, d'après toutes les circonstances de l'opération, que la hernie étoit formée par cette partie du colon, qui, dans l'état naturel, est fixée dans la région iléo-lombaire gauche, un peu au-dessus des vaisseaux iliaques (2) ; mais l'auteur ne s'explique point à ce sujet. Ce qu'il dit bien positivement, c'est qu'après l'ouverture du sac herniaire et les débridemens convenables, il ne fut pas possible de faire rentrer l'intestin, et qu'on fut obligé de le laisser au-dehors. On se contenta de l'envelopper, de même que tout le scrotum, avec des compresses trempées dans une décoction de guimauve, et disposées de telle manière qu'elles faisoient l'office d'un suspensoir. On continua le même traitement pendant deux mois. Dans cet intervalle, dit l'auteur, la sup-

(1) Acad. roy. de chirurg. tom. XI, pag. 498.
(2) Planch. VI, fig. III.

puration de la plaie et l'amaigrissement du malade permirent à l'intestin de remonter de jour en jour vers l'anneau, et de rentrer peu à peu dans le ventre. Le fond de l'anse intestinale fut la seule partie qui ne rentra point : il resta à l'orifice externe de l'anneau, s'exfolia, se couvrit de bourgeons charnus, et enfin servit de point d'appui à la cicatrice de la plaie, qui se forma graduellement de la circonférence au centre. Le malade guérit; mais il fut obligé, pour le reste de ses jours, de porter un bandage à pelotte concave, afin de garantir de toute pression la petite anse d'intestin qui n'avoit pu rentrer, et qui avoit fait partie de la cicatrice, en contractant des adhérences avec les tégumens.

Dans ces derniers temps, M. Sernin a annoncé à la société de médecine de Paris (1), que son père a observé un fait tout à fait semblable au précédent, et dont les suites ont été également heureuses.

§. XXXVIII. *Observation d'Arnaud sur une hernie du cœcum, compliquée d'adhérences et de gangrène.*

« Je fus appelé en 1732, dit Arnaud (2), auprès du sieur Douderil, sexagénaire, affecté, depuis vingt ans, d'une hernie scrotale qui descendoit jusqu'à la partie moyenne de la cuisse, et qui avoit vingt-six pouces de circonférence. Cette

_______________

(1) Journ. gén. de médecine, par M. Sédillot, tom. XVI, pag. 306.
(2) A dissertation on hernias, part. II, obs. XVII.

énorme tumeur étoit molle, et paroissoit disposée
à rentrer. Le malade déclaroit qu'il étoit sujet,
depuis quatre ou cinq ans, à des coliques fréquentes, et que, depuis cinq jours seulement, il
avoit éprouvé des nausées et des vomissemens,
quoiqu'il rendît des vents par en bas. A ces signes,
continue Arnaud, je reconnus que la hernie étoit
compliquée d'adhérences, et qu'il n'y avoit d'autre
parti à prendre que de tenter l'opération. Ayant
ouvert la tumeur, je vis qu'elle renfermoit une
portion de l'intestin iléon, le cœcum tout entier,
et environ dix pouces du colon. Ces intestins
étoient non-seulement adhérens au sac herniaire,
mais encore gangrenés dans plusieurs points.
J'employai une heure et un quart à couper les
adhérences et les brides qui unissoient le colon
aux parois du sac; et enfin, ne sachant plus quel
parti prendre pour achever l'opération, je me déterminai à emporter tout le paquet intestinal qui
formoit la hernie: mais, comme il falloit prendre
quelques précautions pour prévenir l'hémorrhagie, je commençai par lier l'un après l'autre les
vaisseaux de la portion du mésentère qui soutenoit
l'iléon et ceux du méso-colon; après quoi je
coupai indistinctement toute cette masse d'intestins au niveau de l'anneau inguinal. On ne pouvoit espérer que la nature ou l'art parviendroit
à rétablir la continuité du canal intestinal; car
l'iléon, le cœcum et le commencement du colon,
s'étoient tellement entortillés ensemble, que le
dernier de ces intestins s'étoit porté, en passant
au-devant de l'iléon, vers le côté interne de la

cuisse, et celui-ci vers le côté externe : tous deux avoient contracté de fortes adhérences avec les bords de l'anneau inguinal. Malgré la première excision, comme les matières fécales ne sortoient pas encore librement par la plaie, je portai un bistouri à l'intérieur de l'iléon, et d'un seul coup je fendis latéralement cet intestin et l'anneau inguinal : alors les matières fécales sortirent en grande quantité par la plaie ; et cette évacuation, qui continua pendant douze heures, soulagea beaucoup le malade. Je me contentai d'appliquer sur la plaie un plumasseau enduit de jaune d'œuf, et soutenu par quelques compresses. Quoique j'eusse lié un grand nombre de vaisseaux du mésentère et du méso-colon, l'hémorrhagie, qui avoit eu lieu dans le moment même où j'excisois la masse intestinale, reparut dans la nuit, et nécessita l'emploi de topiques astringens, et de la compression. Le lendemain il survint un hoquet qui dura trois ou quatre jours, et qui céda à l'opium donné à grandes doses. Au bout de sept semaines, le malade étoit guéri; mais il lui restoit une fistule stercoraire. »

### §. XXXIX. *Ce qu'il faut faire lorsque la hernie du cœcum est compliquée d'adhérences et de gangrène.*

L'observation précédente prouve qu'Arnaud lui-même n'a pas connu la véritable nature de l'adhérence que j'ai appelée *charnue naturelle*. S'il l'eût bien connue, dans le cas que nous venons de rapporter, il n'eût pas employé une heure et un quart à couper, sans aucune utilité, les adhérences et les brides qui unissoient le cœcum et le colon aux parois du sac herniaire; mais il s'en seroit tenu au traitement qui convient aux hernies irréductibles et gangrenées. Quant à la ligature des vaisseaux du mésentère et du méso-colon, outre qu'elle est très-difficile à faire, l'expérience prouve qu'on ne peut jamais lier assez exactement tous les vaisseaux de ces parties, pour n'avoir pas à craindre l'hémorrhagie pendant ou après l'excision de la masse intestinale. D'un autre côté, l'entortillement, ni même la gangrène partielle des intestins, ne sont pas, à mon avis, des motifs suffisans pour faire l'amputation de toute la masse intestinale au niveau de l'anneau inguinal. L'expérience a prouvé qu'en pareil cas il est bien plus sûr, et bien moins dangereux pour le malade, de se borner à ouvrir une issue aux matières fécales, en incisant, suivant sa longueur, la portion d'intestin gangrenée, et avec elle le col du sac herniaire et l'anneau inguinal. On laisse au-dehors toute la masse d'intestins irréductible, sur laquelle on fait des fomentations. Les parties gangrenées se séparent peu à peu des parties saines : ces dernières s'exfolient, se couvrent de bourgeons charnus, et enfin se confondent avec les tégumens, pour former la cicatrice de la plaie. Si au contraire on vouloit, à l'exemple d'Arnaud, emporter toute la masse intestinale qu'on ne peut réduire, on couperoit nécessairement dans le vif, et on s'exposeroit à déterminer une inflammation considérable, non-seulement dans la hernie, mais encore dans tout le canal intestinal.

## §. XL. *Signes diagnostiques de la hernie du cœcum.*

Toutes les fois qu'il s'agit d'opérer une hernie scrotale du côté droit, ancienne et volumineuse, le premier soin du chirurgien doit être d'examiner si elle ne seroit pas formée par le cœcum et le commencement du colon. Outre le volume et l'ancienneté de la tumeur, sa forme irrégulière et bosselée peut encore faire soupçonner l'existence de cette complication. Les soupçons se confirmeront de plus en plus, si l'on apprend que la hernie a toujours été réductible, tant qu'elle a été bornée à l'aîne, et qu'il n'a plus été possible de la faire rentrer, du moins complètement, depuis qu'elle est descendue dans le scrotum, quoiqu'elle n'ait jamais présenté des signes d'inflammation ou d'étranglement; si, pendant qu'elle augmentoit de volume, le malade étoit souvent tourmenté par des coliques d'irritation, dont la terminaison, coïncidant toujours avec l'affaissement de la tumeur, étoit accélérée par l'usage des laxatifs et des clystères; s'il éprouve habituellement, après la digestion, et peu de temps avant d'aller à la selle, un sentiment de pesanteur et de tiraillement dans le scrotum; si on observe dans le flanc droit une dépression proportionnée au volume de la hernie; enfin, si l'étranglement paroît avoir été déterminé par de grands excès dans le régime, et par une accumulation d'alimens mal digérés, plutôt que par un effort qui auroit poussé dans la tumeur une nouvelle portion d'intestin.

Dans cette espèce de hernie, de même que dans toutes celles d'un grand volume, les symptômes de l'étranglement ne sont presque jamais portés à un très-haut degré, soit à cause de la largeur du col du sac herniaire, et de l'anneau inguinal, soit à cause du relâchement et de la flaccidité de l'aponévrose de l'oblique externe. Dans tous les cas, il est très-important de ne pas confondre les symptômes de l'étranglement avec ceux des *coliques d'irritation*, qui dépendent de l'adhérence des intestins au sac herniaire. Lorsque l'étranglement a lieu, dans une hernie scrotale ancienne et volumineuse, il y a toujours suppression totale des évacuations alvines ; la tumeur est douloureuse ; le malade a des vomissemens, du hoquet et de la fièvre. Au contraire, dans la colique *d'irritation* qui simule l'étranglement, les matières fécales et les vents ne cessent jamais entièrement de sortir par l'anus, et ces évacuations sont augmentées par les légers purgatifs et les clystères : s'il survient des nausées et de la disposition au vomissement, ce n'est qu'à de longs intervalles ; il n'y a pas, à proprement parler, de la fièvre ; la tumeur n'est pas très-douloureuse au toucher, quoiqu'elle soit tendue, et qu'elle ait beaucoup de volume. C'est alors que les légers minoratifs, les lavemens réitérés, et les applications froides sur la hernie, peuvent être employés avec beaucoup de succès, et qu'il ne faut pas trop se hâter d'en venir à l'opération.

Mais supposons maintenant qu'une hernie du cœcum ancienne et volumineuse soit véritable-

à la hernie du cœcum, et, en général, aux hernies scrotales irréductibles.

ment étranglée, et qu'il ne reste, pour sauver le malade, d'autre ressource que l'opération : avant de l'entreprendre, le chirurgien doit se rappeler que les viscères renfermés dans la tumeur ne sont pas susceptibles d'être replacés complètement dans le ventre, à cause des connexions particulières qu'ils ont avec le sac herniaire ; il doit savoir aussi que dans ce cas, de même que dans toutes les hernies scrotales d'un grand volume, le col du sac herniaire n'est jamais la cause immédiate de l'étranglement. D'après ces considérations, s'il n'y a aucun indice de gangrène, il se contentera de mettre à découvert l'anneau inguinal, qu'il incisera légèrement en dehors, sans toucher au col du sac herniaire. Par cette simple incision, il fera cesser l'étranglement, sans exposer les viscères au contact de l'air. Ensuite, à l'aide de légères pressions sur la tumeur, il fera reprendre aux matières fécales et aux vents leur cours naturel, et il essaiera de repousser, autant que possible, les viscères dans le ventre. Si, par inadvertance, ou dans la crainte de la gangrène, ou bien encore parce qu'il auroit méconnu la nature de la hernie, l'opérateur avoit ouvert le sac herniaire ; ce qu'il auroit de mieux à faire pour terminer l'opération, seroit d'imiter, en tout point, la conduite qu'a tenue le célèbre Petit, dans le cas que nous avons rapporté ci-dessus. En conséquence, après avoir fait cesser l'étranglement, il repousseroit dans le ventre toute la portion de l'intestin qu'il trouveroit disposée à rentrer ; il couvriroit le reste avec les bords du sac herniaire, et les tégumens du scrotum ;

ensuite il appliqueroit sur la plaie des compresses trempées dans une décoction de mauve ou de guimauve, qu'on auroit soin d'humecter, de deux en deux heures : il ne négligeroit point, d'ailleurs, les autres remèdes, externes ou internes, qui pourroient être indiqués par l'état du malade, à la suite de l'opération. En agissant ainsi, l'intestin, malgré ses adhérences au sac herniaire, rentrera peu à peu dans le ventre, par les seules forces de la nature ; la portion qui ne pourra rentrer s'exfoliera, se couvrira de bourgeons charnus, et se réunira aux tégumens pour former la cicatrice de la plaie. Seulement il restera dans l'aîne une tumeur plus ou moins considérable, formée par le cul-de-sac du cœcum : pour la garantir de toute pression, et pour empêcher qu'avec le temps elle n'acquière un plus grand volume, le malade devra faire usage, pour le reste de ses jours, d'un brayer à pelotte concave.

Les règles que je viens d'exposer pour l'opération de la hernie du cœcum et de l'extrémité du colon, sont également applicables à toutes les hernies scrotales, très-volumineuses et irréductibles : quels que soient les viscères qui forment ces hernies, et lors même qu'ils n'ont aucune adhérence avec le sac herniaire, ils acquièrent quelquefois un tel volume, qu'ils ne sont plus susceptibles de réduction, et qu'ils perdent, pour ainsi dire, leur droit de domicile dans la cavité abdominale.

§. XLI. *Ressources de la nature pour remédier à la perte du cœcum.*

J'ai démontré ci-dessus comment le cul-de-sac

du cœcum peut se trouver seul renfermé dans le sac herniaire, la partie supérieure de cet intestin étant encore dans le ventre avec le repli du péritoine qui lui sert d'attache. En pareil cas, la hernie est toujours réductible, tant que l'étranglement n'a pas eu lieu, ou bien lorsqu'on y a remédié par l'opération. Si le cul-de-sac du cœcum vient à être frappé de gangrène, on ne voit point, comme dans les autres hernies gangrenées, une interruption dans le cours des matières fécales; ou, si elle a lieu, ce n'est que pour peu de temps. Cette assertion n'auroit pas besoin de preuves, et elle doit être évidente pour tous ceux qui ne sont pas étrangers à l'anatomie; cependant il me paroît convenable de l'appuyer par l'observation suivante. Un homme, âgé de trente ans (1), affecté depuis long-temps d'une hernie inguinale du côté droit, fut pris des symptômes de l'étranglement, et passa quinze jours dans cet état déplorable. On appela enfin un chirurgien; mais déjà la gangrène avoit gagné l'intestin, et même le scrotum. Après la séparation des parties gangrenées, les excrémens sortirent pendant quelque temps par la plaie; ensuite ils reprirent leurs cours naturel, et dans l'espace d'un mois, le malade fut parfaitement guéri. Il survécut trente-deux ans à cette guérison, et au bout de ce temps, il mourut d'une maladie tout à fait étrangère à la première. Curieux de savoir comment les matières fécales

---

(1) Med. observ. and Inquiries, T. III, pag. 64. *Voyez* aussi la Planch. IX, fig. IV.

avoient repris aussi exactement leur cours naturel, après la perte d'une portion du canal intestinal, M. Bent examina avec soin le cadavre. Il reconnut que la gangrène n'avoit détruit que le cœcum avec son appendice vermiforme : l'extrémité de l'iléon et le commencement du colon étant restés dans toute leur intégrité, les matières fécales passoient directement du premier dans le second de ces intestins. Les replis du péritoine qui fixent dans le flanc droit la partie supérieure du cœcum, et le commencement du colon, étoient descendus jusqu'au voisinage de l'anneau (1) ; mais ils ne s'étoient pas encore engagés dans son ouverture. On aura une idée exacte de ce cas intéressant, après avoir examiné la figure à laquelle je renvoie (Planc. IX, fig. IV.).

## §. XLII. *De la ligature de l'épiploon.*

On doit ranger parmi les complications de la hernie étranglée, les diverses altérations de l'épiploon qui ne permettent pas de le replacer dans le ventre, après avoir fait cesser l'étranglement de la hernie. Lorsqu'Arnaud (2) trouvoit l'épiploon enflammé, ecchymosé, contus, dur, stéatomateux, très-épaissi, ou adhérent au sac herniaire dans une grande étendue, il avoit coutume de le lier étroitement auprès de l'anneau inguinal ; mais en même temps, il se tenoit prêt à couper la ligature à la première apparition des symptômes qui

---

(1) Planch. IX, fig. IV, D.
(2) Mém. de chirurg. tom. II, pag. 627.

feroient craindre l'irritation de l'estomac ou du canal intestinal, tels que les nausées, les vomissemens, le hoquet et les douleurs aiguës du ventre, principalement dans la région ombilicale. Verdier (1), Pipelet (2), Pouteau (3) et Pott (4) s'élevèrent vivement contre cette pratique, assurant que la ligature de l'épiploon étoit toujours dangereuse, et qu'on devoit la proscrire à jamais de la chirurgie. Après avoir hésité quelque temps entre les opinions opposées de ces célèbres praticiens, me défiant surtout du précepte d'Arnaud, qui recommande d'être en garde contre les accidens consécutifs de la ligature ( ce qui prouve qu'elle n'est pas exempt d'incertitude et de danger), j'ai enfin adopté, depuis bien des années, un procédé qui tient le milieu entre les deux opinions précédemment énoncées : j'ai appliqué au traitement des épiplocèles irréductibles ce que j'avois vu faire dans ma première jeunesse, et ce que j'avois ensuite pratiqué moi-même avec succès dans les cas de plaies pénétrantes de l'abdomen, avec issue de l'épiploon, lorsque différentes causes s'opposoient à la réduction de ce viscère. J'avois observé que quelquefois la portion d'épiploon qui sortoit par la plaie se flétrissoit, et tomboit d'elle-même ; mais que le plus souvent, loin de se flétrir ou de se gangrener, elle paroissoit se *raviver*, et

---

(1) Académie royale de chirurgie , tom. VII.
(2) Idem, tom. VIII.
(3) OEuvres posth. tom. III , pag. 163.
(4) Chirurgical works, tom. III, pag. 259.

prenoit l'aspect d'une fongosité rougeâtre, dont toute la surface étoit en suppuration : elle n'avoit alors aucune disposition à se détacher de la plaie. Dans d'autres cas analogues, ayant fait la ligature de l'épiploon peu de jours après sa sortie du ventre, j'avois vu survenir de violens symptômes d'irritation des intestins, qui m'avoient obligé à couper promptement la ligature, conformément au précepte d'Arnaud; et ces symptômes s'étoient toujours déclarés pendant l'inflammation de la partie étranglée. Au contraire, dans les cas où cette petite portion d'épiploon, quelques jours après sa sortie du ventre, prenoit l'aspect d'une fongosité rougeâtre, et se couvroit d'une suppuration muqueuse, si je la liois modérément lorsqu'elle commençoit à s'exfolier, et à contracter des adhérences avec les lèvres de la plaie, en ayant soin de serrer par degrés la ligature pendant plusieurs jours, j'en déterminois constamment la mortification et la chute, sans que le malade éprouvât de douleur considérable, sans qu'il survînt aucun trouble dans les fonctions du canal intestinal.

C'est d'après ces observations que je me dirigeai, lorsqu'en opérant des hernies étranglées, je trouvai l'épiploon irréductible, pour quelqu'une des causes ci-dessus énumérées. Après avoir fait cesser l'étranglement, je coupai toutes les adhérences de l'épiploon, à l'exception de celles qu'il pouvoit avoir contractées avec le col du sac herniaire, à l'endroit correspondant à l'anneau ; ensuite j'enveloppai, comme je le fais encore actuellement, toute cette masse épiploïque dans un linge très fin, enduit de styrax ou de quelqu'autre onguent, afin de l'empêcher de contracter de nouvelles adhérences avec le sac herniaire, ou avec les lèvres de la plaie du scrotum. Lorsque la période inflammatoire de la plaie est terminée, lorsque la portion d'épiploon est rougeâtre et couverte de suppuration à la surface, ce qui a lieu dix à douze jours après l'opération, j'en fais la ligature au voisinage de l'anneau inguinal : je la serre modérément les premiers jours, et de plus en plus les jours suivans, jusqu'à ce que cette masse d'apparence fongueuse, devenue livide et noire, se détache enfin complètement de la partie saine, au niveau de l'anneau inguinal. Il est indispensable d'envelopper d'un linge la portion d'épiploon qu'on veut retenir au-dehors. Sans cette précaution, elle contracte de nouvelles adhérences avec les parties voisines ; elle forme dans la plaie des espèces de cloisons, et donne lieu de cette manière à des collections purulentes, qui, se portant à la partie inférieure du scrotum, obligent à faire des incisions qu'on auroit pu éviter. Enfin la portion d'épiploon qui reste au-dehors concourt à la formation de la cicatrice, en s'unissant aux tégumens, et elle laisse dans l'aîne une tumeur plus ou moins volumineuse.



Lorsque l'épiploon commence à suppurer, si on ne vouloit pas faire usage de la ligature, on pourroit le détruire couche par couche à l'aide des escarrotiques, et prévenir même la formation de la petite tumeur de l'aîne : mais ce traitement est long, et fort incommode pour le malade (1).

Pendant que l'épiploon est enveloppé d'un linge, il ne perd point pour cela sa tendance à rentrer dans le ventre : on le voit se retirer de jour en jour, à moins que des adhérences au col du sac, soit au-dessus soit au-dessous de l'anneau, n'y opposent un obstacle insurmontable. Au reste, quand même la portion d'épiploon qui rentreroit dans le ventre seroit déjà en suppuration, il n'y auroit aucun danger à redouter pour le malade, attendu que celle qui reste dans le sac herniaire, serviroit à conduire au-dehors le pus, et les petits lambeaux corrompus qui se détacheroient des parties saines.

Enfin, une chose qui mérite la plus grande attention, c'est l'application de l'appareil, et les

---

(1) Suivant Celse, le caustique est préférable à la ligature ; le premier moyen, dit-il, faisant tomber plus promptement l'épiploon.—*Considerandum autem est*, majorne ejus modus, an exiguus sit. Nam quod parvulum est, super inguen in uterum vel digito, vel adverso specillo repellendum est : si plus est, sinere oportet dependere, quantùm ex utero prolapsum est, idque adurentibus medicamentis illinire, donec emoriatur et excidat. Quidam hìc quoque duo lina acu trajiciunt, binisque singulorum capitibus diversas partes adstringunt ; sub quo æquè sed tardiùs emoritur. Adjicitur tamen hìc quoque celeritati, si omentum suprà cingulum illinitur medicamentis quæ sic exedunt, ne erodant. ( De Medic. lib. VII, cap. 21. ) — Il ne seroit pas facile, je crois, de déterminer quelles sont les substances caustiques *que sic exedunt, ne erodant.* Ce que je puis assurer d'après l'expérience, c'est que le précipité rouge, uni à l'alun, n'attaque que la superficie de l'épiploon, et le fait tomber couche par couche.

moyens de le contenir. Il ne convient point de remplir la partie supérieure du sac herniaire avec des boulettes de charpie, et moins encore de placer sur l'anneau aucun tampon, quelque mou qu'il puisse être. Il ne faut pas non plus se servir du bandage en *spica*, qui exerceroit une compression douloureuse sur le sommet de l'anneau, et sur la partie de la plaie qui s'étend de l'aîne au scrotum. Tout l'appareil doit consister dans un large plumasseau de charpie enduit de cérat, et soutenu par un suspensoir qui enveloppe mollement le scrotum.

## §. XLIII. *De l'hydropisie du sac herniaire, et de l'hydrocèle, considérées comme complications de la hernie scrotale.*

J'ai dit dans le précédent mémoire ( §. XXXI ), que l'hydrocèle du cordon spermatique et celle de la tunique vaginale peuvent exister avec la hernie scrotale, et qu'il se forme quelquefois aussi une collection d'eau considérable dans le sac herniaire. Ces complications répandent toujours plus ou moins d'obscurité sur le diagnostique de la hernie; mais lorsque les symptômes de l'étranglement se déclarent, on ne peut plus hésiter sur ce qu'il convient de faire : on en vient à l'opération, qui présente alors le double avantage de mettre en évidence les complications, et de remédier à l'accident le plus redoutable qui est l'étranglement. Les deux observations suivantes pourront servir à éclaircir ce sujet important.

Un étudiant en médecine, âgé de vingt-neuf

ans, avoit, depuis plus de quinze ans, une hernie scrotale du côté gauche, qui malheureusement s'étrangla. Il n'avoit jamais porté de bandage, attendu que, dans les premiers temps, il ne pouvoit supporter la plus légère compression, et que, dans la suite, la tumeur ayant acquis un très-grand volume, n'avoit plus été susceptible d'une réduction complète. Dès les premiers symptômes de l'étranglement, il fit appeler M. Cera, premier chirurgien de l'hôpital de Pavie; il voulut aussi avoir mon avis. La hernie, d'un volume plus que médiocre, étoit tendue, et avoit une position dont je n'avois jamais vu d'exemple: le fond de la tumeur étoit très-élevé, et paroissoit soulevé par un corps situé à sa partie postérieure, qui ne pouvoit être le testicule, puisqu'on sentoit distinctement cet organe dans le scrotum. Les symptômes de l'étranglement étant très-intenses, M. Cera procéda à l'opération, à laquelle je fus présent. Il trouva dans le sac herniaire une très-petite quantité d'eau, et une anse d'intestin grêle, longue de trois à quatre pouces, et de couleur un peu brune. Après le débridement du col du sac herniaire et de l'anneau, l'intestin ayant été réduit, il restoit au-dehors une tumeur molle, souple, qui renfermoit évidemment un liquide: on l'incisa; il en sortit une certaine quantité de sérosité, et on aperçut dans le fond du kyste une substance vésiculaire, gélatineuse, qui fut soulevée avec des pinces, et emportée d'un coup de ciseaux. Il devint alors évident que la hernie étoit compliquée d'une hydrocèle enkystée du cordon spermatique. Dans l'espace de six semaines, le malade guérit de ces deux maladies.



Voici maintenant un exemple d'hydropisie du sac herniaire dans une entérocèle scrotale. Le 12 décembre 1807, on amena, dans cette école de chirurgie, *Dominique Ordarini*, habitant de Rognano, âgé de vingt-cinq ans, homme fort, assez corpulent, affecté d'une hernie scrotale étranglée d'un volume énorme, qui avoit commencé à se former huit ans auparavant, à la suite d'un effort. La veille du jour où les symptômes de l'étranglement s'étoient manifestés, ce jeune homme avoit été obligé de faire à cheval une course forcée, qui avoit duré une heure et demie, et au milieu de laquelle son bandage herniaire s'étoit rompu. En descendant de cheval, il avoit trouvé sa hernie très-volumineuse, et, dès ce moment, il avoit éprouvé une vive douleur dans l'aîne, des nausées et des envies de vomir. Lors de son entrée à l'hôpital, la tumeur n'avoit pas moins de seize pouces de circonférence; elle cachoit presqu'entièrement la verge: large dans sa partie inférieure, elle se rétrécissoit aux environs de l'anneau; sa consistance étoit élastique, et sa surface égale et lisse presque partout. Elle ressembloit à une énorme hydrocèle, à tel point qu'on s'y seroit mépris, si l'on n'avoit été éclairé par les renseignemens antérieurs, et par les symptômes généraux, qui indiquoient l'étranglement d'un intestin. Toutefois j'avois peine à me persuader qu'une tumeur aussi volumineuse fût formée, en totalité ou en grande partie, par une collection d'eau dans

la tunique vaginale du testicule, attendu que le
malade n'avoit jamais eu le plus léger indice d'é-
panchement séreux dans le scrotum, et que, dans
l'espace de huit ans, la tumeur n'avoit jamais ex-
cédé le volume d'un œuf de poule. Il n'y avoit pas
lieu de croire qu'une aussi grande quantité d'eau
fût descendue de la cavité péritonéale dans le scrotum, chez un jeune homme robuste, et qui paroissoit d'ailleurs jouir d'une très-bonne santé. Je
soupçonnai plutôt, en égard à l'embonpoint du
sujet, qu'une grande masse d'épiploon s'étoit
portée dans la hernie, par l'effet des secousses du
cheval ; cependant j'en doutois encore, lorsque je
considérois que, dans un aussi court espace de
temps, le sac herniaire n'auroit pu se prêter à
une aussi grande distension, et que la tumeur
avoit plutôt l'aspect et la consistance d'une hydrocèle, que d'une hernie formée par l'intestin et
l'épiploon. Ce qui me paroissoit certain, c'étoit
l'impossibilité de réduire les parties sans en venir
à l'opération, d'autant plus que les symptômes de
l'étranglement augmentoient d'un moment à l'autre.
A l'ouverture du sac, on vit jaillir un liquide,
comme si on avoit fait la ponction à une hydrocèle :
ce liquide étoit de la sérosité jaunâtre ; il en sortit
plus de trois livres. On reconnut alors que la maladie principale étoit une hernie scrotale ordinaire.
Dans la partie supérieure du sac on voyoit une anse
d'intestin grêle, longue d'environ deux pouces, et
ecchymosée dans plusieurs points : il n'y avoit pas la
plus petite portion d'épiploon. Après les débridemens convenables, l'intestin fut réduit : le malade

eut sur-le-champ d'abondantes évacuations ; les symptômes de l'étranglement cessèrent, et la plaie marcha régulièrement vers la cicatrisation. Jamais l'appareil ne fut baigné de sérosité. Au bout de sept semaines la guérison étoit parfaite.

# TROISIÈME MÉMOIRE.

## DE LA HERNIE CRURALE CHEZ L'HOMME.

### §. Ier. *Objet de ce mémoire.*

La hernie crurale s'observe fréquemment chez les femmes qui ont eu plusieurs enfans : elle affecte assez rarement les jeunes filles, et plus rarement encore les hommes. Chez ces derniers, les viscères trouvent plus de facilité à s'échapper par l'anneau inguinal, en suivant le cordon spermatique, qu'à descendre le long des vaisseaux cruraux, et à soulever le bord de l'aponévrose de l'oblique externe qui forme l'arcade crurale (1). Une disposition inverse existe chez les femmes, à cause de la petitesse de l'anneau inguinal, qui, chez elles, ne donne passage qu'au ligament rond de la matrice,

------

(1) « Un enfant de sept ans fit rentrer son testicule gauche dans le ventre. Au bout de dix ans, l'anneau s'étant apparemment rétréci beaucoup, le testicule sortit par-dessous l'arcade crurale. En même temps tous les symptômes de la hernie étranglée se déclarèrent, et l'opération devint indispensable. » *Journal de médec.* Tom. XVI, janvier 1809.

et se trouve d'ailleurs situé plus bas et plus près du pubis qu'il ne l'est chez l'homme, tandis qu'au contraire l'arcade crurale a plus d'étendue, à cause de la forme plus évasée du bassin. Morgagni (1) dit expressément qu'il n'a jamais rencontré la hernie crurale sur aucun cadavre d'homme. Camper (2) donne à entendre à peu près la même chose. Hévin (3) a opéré souvent cette espèce de hernie sur des femmes, et une fois seulement sur l'homme. Sandifort (4) et Walter (5) n'ont vu

---

(1) De sed. et caus. morb. Epist. XXXIV, 15. Mihi, ut verùm fatear, nondùm nisi in fœminis accidit ut eam viderem.

(2) Icones herniar. in præfat. De bubonocele solâ scribo, quoniam nihil certi mihi de herniâ femorali constat. Frequentem hanc esse in fœminis, etiam in viris novi, iisdemque symptomatibus premi; sed nondùm mihi licuit attenté secare femoralem herniam. Consultiùs ergò duxi nihil omninò de hâc speciali herniâ dicere, quàm repetita et obscura proferre.

(3) Pathol. et Thérap. pag. 406.

(4) Observ. anatom. pathol. cap. IV, pag. 72. In cadavere viri 50 circiter annorum, in quoque latere aderat saccus pollicem cum dimidio longus a peritonæo formatus, qui juxtà vasa cruralia descendens, sub margine musculorum abdominalium egrediebatur, et totus quidem vacuus, sed tantæ capacitatis erat, ut sine dubio intestinorum portionem antea admiserat, et facillimè etiam admittere poterat.

(5) *Sylloge comment. anat.*, pag. 24, obs. 21. Semel tantùm mihi contigit ab hinc inter tot cadaverum humanorum exstipicia herniam femoralem non mediocris magnitudinis anatomico oculo examinandi. Mense februario 1780, in cadavere masculino mendici 50 circiter annorum tumorem magnitudinis pugni infrà ligamentum Fallopianum dextri cruris animadverti. Cùm mihi tunc vasa hujus cadaveris

l'un et l'autre qu'un seul cadavre qui en fût affecté. Arnaud lui-même, à qui la chirurgie moderne doit tant de préceptes importans sur l'opération de la hernie crurale étranglée, dans les deux sexes, Arnaud avoue avec candeur (1) qu'il n'a jamais eu occasion de disséquer une hernie de cette espèce sur un cadavre d'homme : il est évident, d'après cela, qu'en écrivant les sages préceptes qu'il nous a transmis sur l'opération de la hernie crurale chez l'homme, de même qu'en exposant les rapports du cordon spermatique et de l'artère épigastrique avec le col du sac herniaire, cet habile praticien n'avoit sous les yeux que des individus sans hernie, et qu'il a conclu, par comparaison, de l'état sain à l'état pathologique. La description qu'il donne des parties affectées, s'éloigne fort peu de la vérité ; mais la planche qu'il y a jointe pour représenter les rapports du cordon sper-

---

cerà replendi opportunitas deesset, recenti in statu sub cautissimà partium administratione in naturam hujus herniæ cruralis inquisivi. Præparatis itaque ante omnia partibus externis, remotàque cute, fasciâ-latà et contextu celluloso nectente, saccus herniæ satis accuratè medium locum inter musculum sartorium et gracilem occupavit, et aliquantisper latiore suà expansione pectineum obtegebat, et majoribus vasis, arteriæ nempè, venæque crurali et saphenæ, et etiam nervo crurali incumbebat ita quidem, ut si urgente necessitate operatio administranda fuisset, absque omni periculo institui potuisset ; nam teneriores venæ epigastricæ externæ, et nervi inguinalis surculi nullius momenti erant. Hiatus sub ligamento Fallopii per quem hernia facta fuit ferè duos pollices longus et integrum pollicem latus erat : pars autem prolapsa jamdudùm cum sacco firmissimè coaluerat.

(1) Mémoires de chirurgie, tom. II, pag. 782.

matique et de l'artère épigastrique avec le col
du sac herniaire et l'arcade crurale, ne remplit
pas exactement son objet, parce que le cadavre
sur lequel il fit sa préparation n'avoit point de
hernie, et conséquemment ne pouvoit donner
une idée exacte des rapports du sac herniaire, et
du changement de situation de l'arcade crurale,
à l'égard des vaisseaux que je viens de nommer.
D'après ces considérations, j'ai cru qu'il seroit
utile, pour l'avancement de la science, de dissiper
les doutes qui existent encore sur un point de
pratique aussi important. Ayant eu à ma disposition le cadavre d'un homme affecté d'une hernie
crurale, j'ai d'abord injecté les vaisseaux sanguins;
ensuite j'ai disséqué, avec soin, toutes les parties
intéressées dans cette maladie, et j'en présente ici
une description exacte, accompagnée d'une gravure (1), qui mettra en évidence tous les rapports
qu'il importe de connoître, pour éviter une hémorrhagie mortelle dans l'opération de la hernie
crurale chez l'homme.

## §. II. *Description de la hernie crurale.*

Cette espèce de hernie se forme chez l'homme,
comme chez la femme, dans le tissu cellulaire qui
accompagne les vaisseaux cruraux au dessous du
ligament de Fallope. Elle suit le côté interne de ces
vaisseaux, et descend graduellement dans le pli
de la cuisse, entre le muscle couturier, le grêle
interne, et le pectiné. Beaucoup de chirurgiens

_______________

(1) Planch. VIII.

croient que le sac herniaire et les intestins qu'il contient sont placés ordinairement au-dessus des vaisseaux cruraux et du tronc de la veine saphène, et quelquefois entre ces vaisseaux et l'épine antérieure et supérieure de l'os des iles : mais cette assertion n'a pas été appuyée, du moins à ma connoissance, d'une seule description bien exacte de hernie crurale commençante. Il est vrai que lorsque la tumeur a acquis avec le temps un grand volume, et que son fond est incliné parallèlement au pli de la cuisse, elle couvre en partie ou en totalité les vaisseaux cruraux, et même le nerf crural, comme Walter (1) dit l'avoir observé une fois : mais il n'en faut pas conclure qu'elle ait commencé à descendre au-dessus des vaisseaux cruraux, et bien moins encore entr'eux et l'épine iliaque supérieure ; il ne faut pas croire non plus que le col du sac herniaire se porte du côté interne au côté externe de ces vaisseaux. Si ces deux cas ont lieu, ils doivent être fort rares ; et les meilleurs auteurs qui ont écrit sur la hernie crurale, s'accordent à dire qu'ils ont trouvé constamment, en faisant l'opération, les viscères situés au côté interne des vaisseaux cruraux, mais jamais à leur côté externe. Lors même que la tumeur, parvenue à un volume considérable, étoit située transversalement sur les vaisseaux cruraux, on a toujours trouvé le col du sac herniaire à leur côté interne, c'est-à-dire entr'eux et le pubis. Ledran (2), La

_______

(1) Sylloge comment. anat., pag. 24.
(2) Observ. de chirurg. tom. II, pag. 2.

Faye (1), Petit (2), Morgagni (3), Arnaud (4), Gunzius (5), Bertrandi (6), Pott (7), Desault (8), Bell (9), Richter (10), Nessi (11), Lassus (12), et plusieurs autres auteurs sont tous d'accord sur ce point. Je pourrois citer, à l'appui de leur opinion, un grand nombre d'observations qui me sont propres, et que j'ai recueillies, soit en opérant de la hernie crurale plusieurs individus de l'un et de l'autre sexe, soit en disséquant la même espèce de hernie sur beaucoup de cadavres de femmes, et sur l'homme qui m'a fourni le sujet de la planche ci-jointe. Der-

---

(1) Cours d'opérations de Dionis, pag. 358. « Les parties flottantes du bas-ventre s'échappent quelquefois par-dessous cette arcade, et c'est ordinairement du côté de l'angle qu'elle fait avec l'os pubis, parce que les parties trouvent moins de résistance de ce côté, et que l'homme étant debout, cet endroit de l'arcade est le plus haut. »

(2) OEuvres posthumes, tom. II, pag. 219.

(3) De sed. et caus. morb., epist. XXXIV, 15. Ad cruralia autem vasa quibus a latere externo adjacebat annexus sacculus.

(4) Mém. de chir. tom. II, pag. 768.

(5) De herniis libellus, pag. 78. Inter has partes adeò sed potissimùm ab *interno latere* via ad femur ducit, per quam intestinum cum omento prorumpit.

(6) Trattato delle operazioni, tom. I, annot. pag. 218.

(7) Chirurg. works, tom. II, pag. 152.

(8) Traité des maladies chirurg., pag. 191-195.

(9) A System of Surgery, tom. I, pag. 387.

(10) Traité des hernies, chap. XXXIV. « Ordinairement les parties s'échappent par l'angle interne ou inférieur de cette ouverture, qui est dirigé vers la symphise du pubis. »

(11) Istituz. chirurg. tom. II, pag. 198.

(12) Médecine opératoire, tom. I, pag. 198.

nièrement encore, ayant eu occasion de disséquer, sur le cadavre d'une femme, une hernie crurale d'un volume énorme, qui descendoit jusqu'au tiers supérieur de la cuisse, j'observai que le col du sac n'empiétoit nullement sur les vaisseaux cruraux, mais qu'il étoit situé tout entier à leur côté interne.

La disposition naturelle de l'arcade crurale me semble expliquer, d'une manière satisfaisante, ce que l'observation vient de nous apprendre. En effet, si l'on examine, sur le cadavre qui n'a point de hernie, l'ouverture dont le ligament de Fallope forme le bord supérieur, on voit que dans son angle interne et inférieur, elle présente bien moins de résistance à la sortie des viscères que dans le reste de son étendue, et surtout dans son côté externe qui avoisine l'os des iles. Cette dernière partie est, pour ainsi dire, complètement bouchée par le tronc du nerf crural, par les vaisseaux du même nom, et par les tendons des muscles psoas et iliaque. L'angle inférieur, au contraire, n'est rempli que par un tissu cellulaire lâche, qui peut céder facilement à la pression des viscères ; et de plus, il correspond au point le plus déclive de tout le bord inférieur de l'abdomen.

### §. III. *Signes diagnostiques de la hernie crurale.*

L'angle inférieur et interne de l'arcade crurale n'est séparé de l'anneau inguinal, chez un homme de taille ordinaire, que par un intervalle d'environ sept lignes : de-là vient que lorsque la hernie crurale a acquis un volume considérable, et que son col a poussé en avant et en haut la partie inférieure du ligament de Fallope, la tumeur se trouve très-rapprochée du pubis, au point qu'on peut la prendre pour une hernie inguinale. C'est peut-être d'après cette considération, que Heister (1) proposoit de donner à la hernie crurale le nom de hernie *inguinale externe ;* attendu qu'elle a son siége dans l'aîne, de même que la hernie qu'on est convenu d'appeler *inguinale.* Cependant, malgré le voisinage de ces deux espèces de hernies, il n'est pas difficile, ce me semble, de les distinguer l'une de l'autre, soit dans leur origine, soit dans leur plus grand développement, et par conséquent dans tous les degrés intermédiaires.

La hernie crurale commençante est située si profondément dans le pli de la cuisse, qu'il est difficile, même chez les personnes maigres, d'en toucher le col, et qu'en portant l'extrémité du doigt dans sa circonférence, on ne parvient qu'avec beaucoup de peine à distinguer le bord tendineux de l'ouverture qui lui a livré passage. La hernie inguinale, au contraire, quelque petite qu'elle soit, a toujours une situation moins profonde : elle est à un demi-pouce environ au-dessus du pli de la cuisse ; si l'on porte le doigt autour de son col, on distingue facilement, dans sa circonférence, le bord tendineux de l'anneau inguinal ; et à la partie postérieure de la petite tumeur, on sent le

Comparaison de cette hernie avec la hernie inguinale.

_______________

(1) Institut. chirurg. cap. 118.

cordon des vaisseaux spermatiques. La hernie crurale a-t-elle acquis un volume considérable, son
col est toujours situé profondément dans le pli de
la cuisse; mais son corps et son fond ont pris une
forme ovale, et leur grand diamètre est situé transversalement dans le pli de la cuisse. Quel que soit
le volume de la hernie inguinale, elle présente toujours une tumeur de forme pyramidale, dont la
base ou le fond, loin de se diriger vers le flanc, suit
exactement la direction du cordon spermatique,
et descend directement dans le scrotum. Ajoutons
qu'outre les symptômes communs à toutes les tumeurs herniaires, la hernie crurale, parvenue à
un certain volume, en présente quelques-uns qui
lui sont propres, tels qu'un sentiment de stupeur
et de pesanteur dans la cuisse, et l'œdème de la
jambe et du pied du même côté.

Il n'est pas aussi facile, chez la femme, de distinguer la hernie crurale d'avec l'inguinale. En
effet, l'absence du cordon spermatique, et la situation de l'anneau plus près de l'arcade crurale,
peuvent facilement induire en erreur; quelquefois
même on peut croire qu'une femme a une double
hernie crurale du même côté, tandis que, de ces deux
hernies bien distinctes, quoique très-rapprochées,
l'une est inguinale, et l'autre crurale. Arnaud (1)
rapporte un exemple d'une pareille méprise. « Une
» femme, âgée de vingt-six ans, d'un tempéra-
» ment fort délicat, qui avoit eu plusieurs cou-
» ches très-laborieuses, étoit incommodée d'une

_______________

(1) Mémoires de chirurgie, tom. II, pag. 605.

» hernie crurale du côté droit qui s'étrangla. La
» tumeur, située dans le pli de la cuisse, étoit
» fort saillante en dehors, et avoit la forme d'un
» gros œuf de poule. J'ouvris le *sac*, et je n'y
» trouvai qu'une très - petite anse d'intestin , qui
» n'excédoit pas le volume de la moitié d'une pe-
» tite noix. Cette disproportion de l'intestin avec
» le volume de la tumeur excita ma curiosité : je
» prolongeai l'incision pour la découvrir davan-
» tage, et j'aperçus une autre hernie quatre fois
» plus grosse, qui se portoit du côté de l'os pubis.
» J'ouvris le sac qui l'enveloppoit , et j'y trouvai
» une anse d'intestin de deux pouces de longueur,
» qui étoit étranglée par un petit faisceau de fibres
» tendineuses, et non par le ligament de Fallope.
» J'en fis la dilatation, et je remis l'intestin dans
» le ventre ; il étoit fort rouge : cependant tout se
» passa fort bien après l'opération, et la malade
» guérit. » Ce petit faisceau de fibres tendineuses,
qui séparoit les deux hernies, et qui paroissoit bien
distinct du ligament de Fallope, étoit, si je ne me
trompe, la portion du pilier inférieur de l'anneau
inguinal qui sépare cette ouverture d'avec l'angle
interne et inférieur de l'arcade crurale : elle est
si mince chez la femme, qu'il est quelquefois difficile de distinguer la hernie crurale d'avec l'inguinale. Il n'en est pas de même chez l'homme.

§. IV. *Du tissu cellulaire sous - cutané, qui
forme la seconde enveloppe de la hernie
crurale.*

Lorsqu'on opère une hernie crurale chez

l'homme, on trouve, au-dessous des tégumens communs, un tissu cellulaire serré, parsemé de petites glandes lymphatiques, qui lui sont intimement unies. Ordinairement cette enveloppe cellulaire est assez lâche pour qu'on puisse la soulever avec les pinces, et l'inciser avec le bistouri, sans craindre de blesser les parties subjacentes. Quelquefois néanmoins, lorsqu'elle a été longtemps comprimée par la pelotte d'un bandage, on la trouve dure et adhérente à l'aponévrose *fascia-lata :* il faut alors la diviser avec beaucoup de précaution ; et s'il se rencontre quelques petites glandes lymphatiques dans le trajet de l'incision, on ne doit pas craindre de les couper pour donner à l'ouverture du sac la direction et l'étendue convenables.



Au-dessous de cette enveloppe cellulaire et glanduleuse, on en découvre une autre qui est toute aponévrotique, et qui présente néanmoins une densité inégale dans ses différens points : elle est plus dense et plus épaisse à son côté externe qu'à l'interne. Elle est formée par cette expansion de l'aponévrose *fascia-lata* qui recouvre l'anneau inguinal et l'arcade crurale, et qui, chez l'homme, se prolonge, en devenant très mince, sur le muscle crémaster, qu'elle accompagne dans le scrotum. Elle adhère d'une manière si intime au bord du ligament de Fallope (1), qu'il est impossible, par aucun

---

(1) Gunzius, Libellus de herniis, pag. 76. Intestina verò nullibi sæpiùs cutem in tumorem attollerent, si vel ligamentum tantùm ab ossibus distaret quantùm fit fasciâ-latâ resectâ, vel si ab eo nihil ad femur descenderet.

moyen, de l'en séparer sans la déchirer (1) : c'est une espèce de bride membraneuse, qui, en augmentant beaucoup la force et l'élasticité de ce ligament, le tire aussi vers la partie inférieure, le rapproche du bord de l'os des iles, et par-là le rend plus propre à résister à l'impulsion des viscères abdominaux, et à s'opposer à leur sortie. Il est aisé de se convaincre, sur le cadavre, de l'utilité de cette expansion membraneuse : si on l'incise légèrement au niveau du ligament de Fallope, on voit aussitôt l'arcade crurale se relâcher, s'éloigner spontanément du bord du bassin ; et si en même temps on essaie d'introduire le doigt, de dedans en dehors, sous ce ligament, on ne trouve plus, à beaucoup près, la même résistance qu'auparavant. Tous les praticiens savent, d'ailleurs, que rien ne facilite plus la réduction de la hernie crurale, que la flexion de la cuisse sur le bassin, parce qu'elle met dans le relâchement l'expansion aponévrotique dont nous venons de parler.

§. V. *Du sac herniaire et du tissu cellulaire qui l'enveloppe.*

Au-dessous de l'expansion membraneuse du *fascia-lata*, se présente l'enveloppe cellulaire *propre* de la hernie (2). Elle est formée par le tissu cellulaire qui revêt l'extérieur du péritoine, et qui, accompagnant les vaisseaux cruraux au-dessous du ligament de Fallope, se continue, de côté et d'autre, avec celui qui sépare les muscles de la cuisse.

---

(1) Planch. VIII, b.          (2) Idem, h. h.

14.

Ce tissu cellulaire est surtout très-abondant vers l'angle interne et inférieur de l'arcade crurale. En disséquant le cadavre qui m'a fourni le sujet de la planche VIII, je poussai de l'air dans le tissu cellulaire qui fixoit le péritoine dans la région-iléo lombaire, du côté de la hernie ; et je vis qu'il pénétroit non-seulement toute l'enveloppe cellulaire du sac, mais encore tout le tissu cellulaire qui accompagnoit les vaisseaux cruraux du même côté, au-delà du ligament de Fallope. Dans la hernie crurale récente et peu volumineuse, le tissu cellulaire qui revêt immédiatement le sac, est toujours souple et extensible : souvent même il permet au sac de rentrer dans le ventre avec les viscères. A mesure que la tumeur augmente de volume, il devient plus dense, plus serré ; et chez les sujets qui ont beaucoup d'embonpoint, il peut se charger de graisse, et prendre un aspect analogue à celui de l'épiploon. Cependant il n'acquiert jamais autant de densité que le tissu cellulaire qu'on trouve entre le muscle crémaster et le sac herniaire, dans la hernie scrotale d'un très-grand volume.

Après avoir incisé cette enveloppe cellulaire, qui est plus ou moins chargée de graisse, et plus ou moins extensible selon le volume et l'ancienneté de la hernie, on découvre le véritable sac herniaire (1), dont l'épaisseur n'excède pas ordinairement celle du péritoine sain, lors même que la hernie crurale est volumineuse et ancienne. Ici,

---

(1) Planch. VIII, g. g.

comme dans la hernie inguinale , le sac n'est réellement épaissi que lorsqu'il a contracté des adhérences intimes avec les viscères qu'il renferme.

En général la hernie crurale, quels que soient son volume et son ancienneté , n'a jamais, toutes choses égales d'ailleurs, des enveloppes aussi épaisses ni aussi compactes que celles de la hernie scrotale : 1°. parce que le muscle crémaster ne fait pas partie de ces enveloppes ; 2°. parce que la couche de tissu cellulaire qui se trouve entre la face externe du sac et l'aponévrose *fascia-lata* , n'est jamais aussi épaisse ni aussi dense que celle qui environne le sac herniaire et le cordon spermatique , dans la hernie scrotale. Aussi les chirurgiens instruits et prudens procèdent-ils avec la plus grande circonspection , lorsqu'ils opèrent une hernie crurale, l'expérience leur ayant appris que les viscères sont constamment à une moindre profondeur que dans la hernie inguinale. Celui qui, d'après les préceptes de Louis, voudroit mettre à découvert les viscères en deux coups de bistouri , l'un pour l'incision des tégumens, et l'autre pour l'ouverture du sac herniaire, commettroit, j'ose le dire, une imprudence, et exposeroit le malade à un très-grand danger.



Cette grande différence entre la profondeur de la hernie inguinale, et celle de la hernie crurale , est un fait généralement reconnu. La plupart des chirurgiens prétendent l'expliquer, en disant que, dans la dernière de ces hernies , le sac acquiert une épaisseur plus considérable que dans la première. Mais la fausseté de cette opinion n'est pas difficile à démontrer, d'après ce que nous avons dit jusqu'ici : toute la différence provient uniquement de ce que les enveloppes extérieures de la hernie crurale sont moins nombreuses que celles de la hernie inguinale et scrotale. La portion du péritoine qui forme le sac de la hernie crurale, présente, à son passage sous le ligament de Fallope, un rétrécissement (1), qui ne diffère point du col de la hernie inguinale, et qui, après avoir franchi l'arcade crurale, s'incline un peu vers le flanc. Quant au reste du sac, il a, en général, une forme ovalaire, et son grand diamètre est toujours parallèle au pli de la cuisse.

De l'épanchement séreux qui se forme dans le sac.

Il est très-rare qu'on trouve beaucoup de sérosité dans le sac de la hernie crurale, lors même qu'elle a un grand volume, et qu'elle est étranglée depuis plusieurs jours. On a fait beaucoup de conjectures pour expliquer ce fait ; mais aucune ne me paroît satisfaisante. La plus vraisemblable seroit peut-être celle qui fait dépendre la modicité de l'épanchement du peu d'étendue du sac herniaire : s'il est vrai qu'en général l'exhalation de la sérosité dans la hernie, est en raison directe de l'étendue du sac et du volume des viscères qu'il renferme, elle doit être nécessairement peu considérable dans la hernie crurale, qui est presque toujours petite, comparativement à la hernie scrotale. Ce qui paroît encore venir à l'appui de cette conjecture, c'est qu'on trouve fort peu de sérosité dans le sac des hernies inguinales d'un petit volume.

---

(1) Planch. VIII, a. g.

## §. VI. *Rapports de l'artère épigastrique avec le col de la hernie crurale, chez l'homme.*

Pour bien voir la situation de l'artère épigastrique, et ses rapports avec le cordon spermatique et le col du sac herniaire, sur un individu affecté de hernie crurale, il faut inciser transversalement l'expansion membraneuse de l'aponévrose *fascia-lata*, tout le long du ligament de Fallope. Par ce moyen l'arcade crurale se relâche; on peut facilement la soulever, agrandir l'ouverture qu'elle forme, et mettre ainsi à découvert le tissu cellulaire qui environne le col du sac herniaire.

L'artère épigastrique (1), née de l'iliaque externe, à peu de distance de l'arcade crurale, monte, en décrivant une légère courbe, sur le côté externe du col du sac herniaire, glisse obliquement en haut et en arrière vers la ligne blanche (2); et enfin, appuyée sur la convexité du grand sac péritonéal, se dirige vers le muscle droit (3), derrière lequel elle se cache. Dans son trajet elle distribue des rameaux, qui, se portant de bas en haut, vont rencontrer les rameaux inférieurs de la mammaire interne, avec lesquels ils s'anastomosent. Un peu avant de croiser la direction du cordon spermatique, elle fournit deux autres petits rameaux qui se répandent dans le tissu cellulaire du cordon spermatique, et s'anastomosent avec l'artère du même nom; ils sont

----

(1) Planch. VIII, 4.        (2) Idem, 5, 6, 7.
(3) Idem, 6, 7.

remarquables en ce qu'ils traversent, conjointement avec le cordon spermatique , la face antérieure du col du sac herniaire , comme on peut le voir sur une préparation qui est conservée dans le cabinet anatomique de Pavie. Dans la hernie inguinale , ces deux petits rameaux de l'artère épigastrique , de même que le cordon spermatique qu'ils accompagnent, se trouvent situés derrière le col du sac herniaire.

§. VII. *Rapports de l'artère et des veines spermatiques avec le col de la hernie crurale.*

L'artère spermatique (1) , entrelacée avec les veines du même nom, descend obliquement, d'arrière en avant, le long des muscles psoas et iliaque, jusqu'auprès de l'angle supérieur de l'arcade crurale ; ensuite elle se porte derrière le bord du ligament de Fallope , d'où elle monte par degrés vers l'anneau inguinal (2) , situé un pouce plus haut que l'angle interne et inférieur de l'arcade crurale, pour descendre dans l'aîne , et enfin dans le scrotum. Dans le trajet qu'elles parcourent derrière le bord du ligament de Fallope , l'artère et les veines spermatiques croisent l'artère épigastrique (3) , et traversent la face antérieure du sommet du col du sac herniaire. Le canal déférent (4) suit le même trajet, mais en sens inverse , puisqu'il remonte de l'aîne dans le ventre, derrière le grand sac péritonéal : au-delà de son entrecroisement avec l'artère épigastrique , vers le flanc, il aban-

---

(1) Planch. VIII, 9.     (2) Idem , 11 ,. 12.
(3) Idem , 5, 11, 12.     (4) Idem , 15, 16.

donne l'artère et les veines spermatiques pour descendre dans le bassin, derrière la vessie urinaire. Il résulte de la disposition de tous ces vaisseaux, que chez l'homme affecté de hernie crurale, le col du sac herniaire est placé entre l'artère épigastrique et le cordon spermatique, à une distance à peu près égale de l'une et de l'autre : le cordon spermatique embrasse sa partie supérieure en décrivant un demi-cercle, et se porte de plus en plus vers les tégumens, à mesure qu'il s'approche de l'anneau inguinal : au contraire, l'artère épigastrique, après avoir croisé le cordon spermatique, s'enfonce dans le tissu cellulaire qui environne le col du sac herniaire, et au bout d'un court trajet, se replie vers le muscle droit de l'abdomen.

Dans la planche VIII, les vaisseaux qui composent le cordon spermatique sont représentés tels qu'ils étoient dans la préparation anatomique, c'est-à-dire, un peu isolés les uns des autres, et soulevés avec une érigne (1). Ce léger artifice étoit indispensable pour mettre en évidence le trajet qu'ils parcourent en se rendant à l'anneau inguinal : dans leur situation naturelle, ils auroient été cachés par le bord inférieur de l'aponévrose de l'oblique externe. Au reste, il est aisé de rectifier par la pensée un aussi léger dérangement : la seule inspection de la gravure fait assez connoître qu'abandonnés à eux-mêmes, ces vaisseaux descendroient de quelques lignes, et se placeroient derrière le bord du ligament de Fallope.

---

(1) Planch. VIII, 11, 15.

## §. VIII. *De la formation de la hernie crurale.*

En parlant de la formation de la hernie inguinale ( Mémoire I, §. IX. ), j'ai fait observer qu'à peu de distance de l'anneau, et sur les côtés de la vessie, le péritoine, soulevé dans une certaine étendue par le ligament ombilical, forme un repli plus ou moins large qui sépare deux enfoncemens ou *fosses*, dont l'une est *supérieure*, et l'autre *inférieure*. C'est dans la première, ai-je dit, que commence ordinairement la hernie inguinale, par un petit cul-de-sac en forme d'appendice digital, qui se place sur la face antérieure du cordon spermatique, et s'engage avec lui sous le bord inférieur du muscle transverse, un peu avant l'endroit où ce cordon croise l'artère épigastrique. C'est aussi dans la fosse *supérieure* du péritoine que commence la hernie crurale : mais, au lieu de suivre le trajet du cordon spermatique, elle s'ouvre un passage un peu au-dessous de lui, et se place au côté interne des vaisseaux cruraux, qu'elle accompagne au-dehors, dans le pli de la cuisse. Maintenant il nous sera facile d'expliquer pourquoi l'artère épigastrique et le cordon spermatique n'ont pas, avec le col de la hernie crurale, les mêmes rapports qu'ils ont avec celui de la hernie inguinale. Dans cette dernière, le sac herniaire étant appuyé sur le cordon spermatique, et suivant exactement son trajet du flanc au pubis, passe avec lui au-dessus de l'artère épigastrique ; conséquemment cette artère doit se trouver à la partie postérieure de son col, de même que le cordon spermatique : au contraire, le sac de la hernie crurale, commençant à se former au-dessous du point où le cordon spermatique franchit le muscle transverse et croise l'artère épigastrique, il en résulte que l'entrecroisement de l'artère épigastrique avec le cordon spermatique se trouve placé sur la face antérieure de son col. Telle est l'origine de la hernie crurale ; telle est la marche qu'elle suit, pour l'ordinaire, dans son développement.

Quelquefois cette même hernie commence à se former dans la fosse inférieure du péritoine, c'est-à-dire entre le pubis et le ligament suspenseur de la vessie, sous le canal inguinal ; de là elle s'étend obliquement vers le flanc, et se place au côté interne des vaisseaux cruraux, avec lesquels elle paroît dans l'aîne. Je n'ai rencontré ce cas qu'une seule fois, sur le cadavre d'une femme dont la hernie étoit fort petite ; et je pense qu'il doit être très-rare, attendu que les aponévroses de l'oblique interne et du transverse offrent beaucoup de résistance à l'impulsion des viscères dans la fosse *inférieure* du péritoine, qui correspond auprès de leur insertion au pubis : elles en offrent bien moins dans le voisinage de la fosse *supérieure*.

*Très-rarement dans la fosse inférieure.*

## §. IX. *Difficulté d'éviter l'artère spermatique dans le débridement de l'arcade crurale.*

Avant Arnaud, les chirurgiens n'ignoroient point que, dans l'opération de la hernie crurale chez l'homme, l'incision du ligament de Fallope pouvoit donner lieu à une hémorrhagie interne dangereuse, et presque toujours mortelle : mais quoique l'expérience leur eût appris que cet accident étoit beaucoup plus fréquent chez l'homme que chez la femme, ils ne l'attribuoient à d'autre cause, dans les deux sexes, qu'à la lésion de l'artère épigastrique. Arnaud (1) fut le premier, à ma connoissance, qui éleva des doutes sur l'opinion généralement admise, et qui appela l'attention des chirurgiens sur ce point important de pathologie. Il démontra que le cordon spermatique, appliqué immédiatement derrière le bord du ligament de Fallope, et embrassant une partie du col du sac herniaire, est bien plus exposé à être blessé dans l'opération de la hernie crurale chez l'homme, que ne l'est l'artère épigastrique dans les deux sexes. Il fut conduit à cette intéressante découverte par l'examen du cadavre d'un jeune homme de vingt ans, qui étoit mort d'une hémorrhagie interne, une heure après avoir subi l'opération d'une hernie crurale étranglée. En recherchant la cause de cet accident, il vit que l'artère épigastrique étoit intacte, mais que l'artère spermatique avoit été coupée. Ce fait, annoncé par Garengeot dans la seconde édition de sa Splancnologie (2), fut révoqué en doute par plusieurs des plus célèbres chirurgiens du temps. Arnaud, pour toute réponse, leur proposa d'en donner la preuve et la démonstration sur le cadavre, ce qu'il fit, en effet, à

Expériences d'Arnaud à ce sujet.

_____________

(1) Mém. de chirurgie, tom. II, pag. 758.
(2) Tome II, pag. 5

l'Hôtel-Dieu de Paris, en présence de plusieurs anatomistes très-distingués. Il prouva jusqu'à l'é-
vidence qu'en incisant le ligament de Fallope chez
l'homme, de la même manière qu'on le fait chez la
femme dans l'opération de la hernie crurale, il est
impossible de ne pas blesser le cordon spermatique :
l'expérience, faite d'abord sur un cadavre qui avoit
une hernie crurale, et ensuite sur plusieurs autres qui n'en avoient point, donna absolument les
mêmes résultats dans les deux cas. Cette vérité
acquiert encore un nouveau degré d'évidence par
tout ce que je viens de dire sur les rapports du
col de la hernie crurale et du ligament de Fallope
avec les vaisseaux spermatiques. J'ajouterai que,
quelle que soit la direction qu'on donne à l'instrument lorsqu'on incise le ligament de Fallope chez
l'homme, on ne sauroit éviter une hémorrhagie
mortelle. En effet, si on dirige l'incision en haut (1),
elle atteindra le point où le cordon spermatique
croise l'artère épigastrique; et les deux artères seront
coupées. Si on la dirige obliquement vers le pubis (2), on évitera à la vérité l'artère épigastrique,
mais on ne pourra manquer de blesser l'artère
spermatique. Enfin, si on la dirige en-dehors, du
côté du flanc (3), on divisera infailliblement l'artère épigastrique, et peut-être les deux artères
ensemble, c'est-à-dire l'épigastrique et la spermatique, comme dans le premier cas. En supposant
même, ce que je regarde comme très-rare, que

---

(1) Planch. VIII, 12, 11, 5.
(2) Idem, 12, 15.        (3) Idem, 12, 10.

la hernie se soit formée au-dessus des vaisseaux cruraux, ou à leur côté externe, l'incision dirigée obliquement vers le flanc ne pourra atteindre l'artère
épigastrique, mais elle ouvrira l'artère abdominale (1); et si on la fait directement en haut, elle divisera nécessairement l'artère spermatique. Toutefois en considérant sous ce point de vue, et avec
beaucoup d'attention, toute l'étendue de l'arcade
crurale, on y trouve un endroit (2), à la vérité fort
étroit, dans lequel le cordon spermatique s'éloigne
un peu du ligament de Fallope; c'est vers l'extrémité
interne de ce ligament, tout près de son insertion
au pubis : l'anneau inguinal étant situé plus haut
que l'angle interne et inférieur de l'arcade crurale, il en résulte que, lorsque le cordon spermatique est arrivé vers l'extrémité interne de cette
arcade, il s'éloigne un peu du bord, en se portant
de bas en haut pour se rendre à l'anneau inguinal,
qui doit lui livrer passage. Mais comme, dans cet
endroit même, le cordon ne s'éloigne que peu du
bord du ligament de Fallope, l'incision prolongée
au - delà de quelques lignes, pourroit encore le
blesser : en un mot, le débridement de l'arcade
crurale directement en haut, ne seroit jamais,
ou du moins très-rarement, un moyen sûr d'éviter l'hémorrhagie.

---

(1) Planch. VIII, 8. — Cette artère est plus connue en
français sous le nom d'*iliaque antérieure*, ou de *circon-
flexe iliaque*. Note du Trad.

(2) Idem, 18, 15.

## §. X. *Réfutation des préceptes donnés par Gunzius à ce sujet.*

Gunzius (1) dit avoir observé sur les cadavres que l'artère spermatique est si éloignée de l'endroit où l'on fait le débridement de l'arcade crurale, qu'il est impossible de la blesser, à moins qu'on ne coupe en travers le ligament de Fallope, et qu'on ne prolonge encore l'incision plus avant. C'est ce qu'on pourroit dire, jusqu'à un certain point, de l'artère épigastrique ; mais quant aux vaisseaux spermatiques, je ne crains pas d'assurer que Gunzius étoit dans l'erreur, et qu'il n'avoit pas examiné avec assez de soin les rapports que ces vaisseaux ont, dans l'état naturel, avec le bord de l'arcade crurale. J'ai constamment observé sur les cadavres qui m'ont servi à ce genre de recherches, qu'il suffisoit de faire au ligament de Fallope une incision verticale de deux ou trois lignes de profondeur, dans l'endroit où l'on débride ordinairement l'arcade crurale, pour entamer le cordon spermatique : et lorsque la hernie crurale est ancienne et volumineuse, il ne reste pas même une distance de trois lignes entre le bord de l'arcade crurale et l'artère spermatique ; car cette distance diminue de plus en plus, à mesure que le sac herniaire, en se

---

(1) Libellus de herniis, pag. 78. Sed novi, qui in herniæ cruralis curatione medentes docebant, etiam a vasorum spermaticorum læsione cavere sibi debere. Quare, ut quam justus hic metus sit, invenirem, in hæc quoque vasa, quantâ potui diligentiâ inquisivi. Inveni quoque ea tantùm à loco plagæ distare, ut nisi quis hanc per totum ligamentum Fallopianum, et ultrà proferret, lædi non possint.

développant , pousse de bas en haut le ligament de Fallope , et augmente sa courbure naturelle. On sait d'ailleurs que, dans les expériences faites sur les cadavres par Arnaud (1), avec plusieurs chirurgiens célèbres , tels que Verdier , Ruffel , Bassevel et Boudou , l'artère spermatique fut toujours coupée, quoiqu'on fît l'incision du ligament de Fallope avec autant de soins et deprécautions que si on eût opéré sur des sujets vivans. Si on n'a pu éviter de blesser cette artère, lorsqu'elle étoit dans sa situation naturelle, à plus forte raison ne pourroit-on pas l'éviter en opérant sur des hommes affectés de hernie crurale, puisqu'il est bien prouvé par les notions acquises sur cette maladie , que le développement du sac tend sans cesse à rapprocher le bord du ligament de Fallope de l'artère spermatique. On seroit , en outre, bien fondé à croire que la lésion de cette artère doit être plus facile sur le sujet vivant que sur le cadavre. Il est vrai qu'une incision verticale de deux lignes de profondeur pourroit suffire quelquefois pour débrider l'arcade crurale , et faire cesser l'étranglement de la hernie , sans blesser l'artère épigastrique : mais de pareils cas font exception à la règle générale ; et comment les reconnoître au moment de l'opération ? Je ne crois pas qu'il se trouve un seul chirurgien , quelqu'habile , quelqu'exercé qu'il puisse être au manuel des opérations, qui ose , dans tous les cas de hernie crurale chez l'homme , faire au ligament de Fallope une incision de deux lignes de profondeur.

_______________

(1) Loc. cit.

## §. XI. *Des moyens proposés par divers auteurs pour prévenir l'hémorrhagie, ou pour y remédier.*

Puisqu'il est démontré que, dans l'opération de la hernie crurale chez l'homme, on ne peut inciser le ligament de Fallope à plus de deux lignes de profondeur, sans exposer le malade à une hémorrhagie mortelle, il ne reste plus que deux partis à prendre pour faire cesser l'étranglement des viscères, dans ces circonstances épineuses : il faut ou affoiblir l'arcade crurale, et vaincre sa roideur par une dilatation graduée, sans avoir recours à l'instrument tranchant; ou faire une incision différente de celle qu'on pratique dans le même cas chez la femme, c'est-à-dire, dirigée de telle manière qu'on n'ait pas à craindre de blesser l'artère spermatique.

On a proposé de lier le cordon spermatique avant le débridement de l'arcade crurale, et l'artère épigastrique immédiatement après, dans le cas où elle auroit été blessée; mais ce sont là des projets chimériques, et qu'on ne pourra jamais exécuter. La ligature du cordon spermatique entraîne nécessairement la perte du testicule : celle de l'artère épigastrique n'auroit pas des suites aussi fâcheuses; mais la situation profonde et cachée de ce vaisseau est un obstacle que n'ont pu surmonter tous les instrumens imaginés jusqu'à ce jour pour en faire la ligature. Un autre inconvénient bien plus grave, c'est qu'après l'ouverture de l'artère épigastrique, ou de l'artère spermatique, à l'intérieur du ventre, l'hémorrhagie a lieu

sans être annoncée par aucun symptôme bien positif : lorsqu'on vient à s'en apercevoir, il seroit
presque toujours trop tard pour sauver le malade,
en supposant que le chirurgien, après beaucoup
d'incisions et de tentatives douloureuses, parvînt
à lier l'une ou l'autre de ces artères, ou même
toutes les deux.

### §. XII. *Du débridement de l'aponévrose fascia-lata.*

J'ai déjà parlé, dans plusieurs endroits de cet
ouvrage, d'un prolongement du *fascia-lata*, qui
recouvre le bord inférieur de l'aponévrose de l'o-
blique externe, et adhère d'une manière très-
intime le long de l'arcade crurale, qui se trouve
par ce moyen, toujours tendue et rapprochée du
bord osseux du bassin. J'ai démontré comment
cette expansion aponévrotique, quoique très-
mince, et transparente dans quelques points, augmente cependant beaucoup la force et la solidité
du ligament de Fallope : on a vu qu'il suffit de
l'inciser légèrement sur le bord de ce ligament,
pour que l'arcade crurale se dilate et se relève par
sa propre élasticité. En pratiquant l'opération de
la hernie crurale sur des femmes, j'ai plusieurs
fois observé que cette toile aponévrotique étoit, en
grande partie, la cause de l'étranglement, et qu'a-
près l'avoir incisée, l'arcade crurale ne comprimoit plus les viscères avec autant de force. La
lecture de Gunzius, de Bertrandi et de Richter (1)

_______________

(1) Traité des hernies, pag. 248. « Les fibres aponévro-

qui déjà avoient fait la même remarque, m'en a confirmé la vérité. Aussi je pense qu'une des règles les plus importantes de l'opération de la hernie crurale, tant chez l'homme que chez la femme, doit être de faire l'incision extérieure dans la direction du ligament de Fallope, et de la prolonger assez, pour qu'en écartant les tégumens, on puisse inciser en travers l'expansion aponévrotique du *fascia-lata*, dans une étendue proportionnée au volume des viscères déplacés, et à la force de l'étranglement. Cette règle est d'autant plus facile à suivre, que la forme ovale de la hernie et sa situation transversale dans l'aîne obligent, pour ainsi dire, le chirurgien à faire l'incision des tégumens parallèle au ligament de Fallope.

*Direction qu'il faut donner à l'incision des tégumens pour bien débrider cette aponévrose.*

Au-dessous de l'expansion membraneuse du *fascia-lata*, on trouve un corps graisseux, de forme ovale, qu'on peut isoler des parties voisines, en le soulevant légèrement, et qui ressemble beaucoup à une portion d'épiploon, chez les personnes très-grasses, attendu qu'il a exactement la forme et le volume de la hernie. Souvent, en pareil cas, un jeune opérateur s'arrête tout à coup, croyant avoir ouvert, sans s'en apercevoir, le sac herniaire : mais, en supposant que la hernie soit formée par un intestin, si on presse doucement ce corps graisseux entre les doigts, on sent une résistance

---

tiques de l'aponévrose *fascia-lata*, qui s'implantent dans le ligament de Poupart, paroissent quelquefois être la seule cause de l'étranglement, en tirant le ligament en bas ; du moins a-t-on vu l'étranglement cesser sur-le-champ après la section de ces fibres. »

15.

et une certaine élasticité que n'a point la graisse ; et si on vient à l'observer de plus près, on lui reconnoît une structure différente de celle de l'épiploon. En le soulevant avec les pinces, et l'incisant couche par couche, on aperçoit au-dessous le vrai sac herniaire, que son poli et sa transparence font aisément reconnoître : c'est alors que l'opérateur doit redoubler d'attention, parce que la hernie, dépouillée de ses enveloppes extérieures, étant pour l'ordinaire très-petite, il faut une grande dextérité et une connoissance bien exacte des parties, pour séparer l'enveloppe graisseuse d'avec le sac herniaire, sans blesser les viscères. Je ne saurois trop recommander, à ce sujet, aux jeunes chirurgiens, de profiter de toutes les occasions qui se présenteront, pour faire cette opération sur les cadavres de l'un et de l'autre sexe : c'est le seul moyen de s'habituer à reconnoître promptement et à surmonter la difficulté dont je parle, qui est beaucoup plus grande qu'on ne le croit communément.

*Difficulté de séparer le sac de son enveloppe graisseuse.*

Après avoir ouvert le sac herniaire par une incision parallèle au ligament de Fallope, si une douce pression ne suffit point pour faire rentrer les viscères, qui ordinairement ont peu de volume, il faut introduire avec précaution, entr'eux et le col du sac herniaire, une sonde mince et boutonnée, qu'on fera pénétrer jusque dans le ventre, pour indiquer la direction dans laquelle les viscères auront le plus de facilité à rentrer. Sur cette sonde on dirigera le *crochet* d'Arnaud (1), de manière

*Réduction des viscères.*

---

(1) Mémoires de chirurg., tom. II, pag. 780.

à faire pénétrer son extrémité jusqu'au-delà du ligament de Fallope; et tandis que d'une main on soulèvera ce ligament, avec l'autre on fera rentrer les viscères à l'aide d'une douce pression. Si, malgré le débridement complet de l'aponévrose *fascia-lata*, l'arcade crurale ne peut être soulevée assez pour permettre la réduction des viscères, le chirurgien, tenant toujours le ligament de Fallope soulevé, fera sur son bord inférieur quatre ou cinq petites incisions perpendiculaires et très-rapprochées, qui, sans intéresser toute l'épaisseur de ce ligament, et sans exposer à blesser les vaisseaux situés derrière lui, suffiront pour l'affoiblir et le faire prêter à la distension. On verra sur-le-champ ces petites incisions s'écarter et se convertir en autant de petits sillons, et l'on continuera à dilater l'arcade crurale, jusqu'à ce qu'on soit parvenu à réduire complètement les viscères.

## §. XIII. *Procédé de Bell pour le débridement de l'arcade crurale.*

Bell (1) propose de ne faire au ligament de Fallope qu'une seule incision à peu près semblable à celles que je viens de décrire, d'élever ensuite ce ligament avec le *crochet* d'Arnaud, et de revenir à plusieurs reprises sur l'incision, en la rendant de plus en plus profonde, jusqu'à ce qu'il ne reste plus qu'une couche très-mince de l'arcade crurale entre le tranchant du bistouri et les vaisseaux spermatiques. Il prétend que, de cette

_______________

(1) A System of Surgery, tom. I, pag. 281.

manière, on peut diviser presqu'entièrement le ligament de Fallope. Je ne doute point qu'un opérateur très-exercé, et habitué aux dissections les plus délicates, ne puisse faire une pareille incision sans blesser le cordon spermatique, surtout s'il la commence vers l'angle interne et inférieur de l'arcade crurale (1), auprès de l'insertion du ligament de Fallope au pubis. Mais il faut convenir que cela est bien plus facile sur le cadavre que sur le vivant, où les parties qu'il s'agit de diviser, situées quelquefois à une grande profondeur, sont toujours plus ou moins cachées par le sang. Trouvera-t-on, d'ailleurs, beaucoup de chirurgiens doués de toute la dextérité nécessaire pour exécuter un tel procédé? L'expérience prouve que les petites incisions dont j'ai parlé ci-dessus, sont beaucoup moins difficiles à pratiquer, et qu'on peut bien plus sûrement, par ce moyen, affoiblir l'arcade crurale autant qu'il le faut pour opérer la réduction des viscères. Ce que j'en dis n'est pas fondé uniquement sur des vues théoriques ou sur des expériences faites sur les cadavres, mais sur une foule d'observations pratiques qui me sont propres. Après avoir fait ces petites incisions dans quelques opérations de hernie crurale chez l'homme, je les ai pratiquées sur un assez grand nombre de femmes, et toujours avec succès, quoique je n'y aie eu recours que dans les cas où le ligament de Fallope offroit beaucoup de résistance à la dilatation. J'ai observé que pour qu'elles produisent l'effet qu'on

---

(1) Planch. VIII, 18. 14.

en attend , il faut qu'elles intéressent principalement le bord de l'arcade crurale qui se trouve fortifié par l'expansion aponévrotique du *fascia-lata*. Ce bord, qui est le plus dur et le plus épais, est aussi celui qui offre le plus de résistance à la dilatation : aussi, pour bien faire ces petites incisions, on doit commencer par introduire le *crochet* d'Arnaud, et soulever l'arcade crurale, afin que son bord inférieur se présente, aussi bien que possible, à l'œil de l'opérateur, et au tranchant du bistouri.

## §. XIV. *Du dilatatoire de Leblanc.*

Un autre procédé très-utile pour élever et dilater l'arcade crurale, est celui qui se pratique au moyen du *dilatatoire* de Leblanc (1). Les nombreux succès que cet instrument à obtenus entre les mains de l'inventeur, de Hoin, et de plusieurs autres chirurgiens célèbres, ne permettent pas de douter de ses avantages. Mais mérite-t-il la préférence sur le *crochet* d'Arnaud ? Voici ce que mes observations m'ont appris à ce sujet : Toutes les fois que le ligament de Fallope est la cause principale de l'étranglement, le *crochet* d'Arnaud, employé seul, ou conjointement avec les petites incisions, suffira pour dilater l'arcade crurale ; et on devra le préférer à l'instrument de Leblanc, parce qu'il est plus simple, plus facile à employer, et parce qu'il élève l'arcade crurale sans exercer aucune compression sur les viscères. Au contraire, lorsqu'on aura lieu de soupçonner que le col du

*Parallèle de cet instrument avec le crochet d'Arnaud.*

_______________

(1) Précis de chirurgie, tom. II.

sac herniaire (1) est la cause immédiate de l'étranglement, il faudra employer de préférence le *dilatatoire* de Leblanc, parce que les deux branches de cet instrument, en tirant dans deux directions opposées le col du sac herniaire, le font prêter également dans tous les points de sa circonférence, et contribuent en même temps à élever l'arcade crurale. On soupçonnera que l'étranglement est causé par le col du sac herniaire, si on observe les signes dont j'ai parlé ailleurs (Mém. II. §. XII.), et si la sonde ne pénètre qu'avec beaucoup de difficulté entre les viscères étranglés et le col du sac herniaire. Alors on introduira doucement, au lieu de la sonde, l'extrémité mince du *dilatatoire* de Leblanc (2), qu'on fera pénétrer peu à peu aussi

---

(1) Mauchard, de hern. incarc.—Hujus rei evidens hoc esto specimen. Lutetiæ Parisiorum in nosocomio *Hôtel-Dieu* dicto, virum herniâ crurali mortuum, qui operationem vivus noluit admittere, aperiendo, saccum hernialem sub et à ligamento Vesalii strangulatum deprehendi. Dissecto illo ligamento, saccus ipse superiùs, quasi loro constrictus, ut digitum auricularem, extracto intestino vix ingerere licuerit, inferiùs seu in fundo amplior, partem intestini ilei continebat. Repositus hic saccus integer cum intestino suo contento non apertus in ipso quoque abdominis cavo suum strangulavisset intestinum.

(2) Leblanc, loc. cit. « Ces parties découvertes, j'intro-
» duisis l'extrémité du dilatatoire dans l'issue qui étoit fort
» serrée : l'ayant ensuite introduite plus avant et par de-
» grés, je dilatai en élevant en même temps l'arcade vers
» le haut, et les parties rentrèrent.... En élevant un peu
» vers le haut, avec la portion arrondie du dilatatoire, la
» partie la plus étroite de cette bande, et en pressant un
» peu sur les côtés, on agrandit suffisamment cette ouver-
» ture, pour y faire rentrer les parties sorties. »

avant dans le ventre qu'il sera possible : ensuite, en écartant ses branches, on dilatera par degrés le col du sac, et on élèvera l'arcade crurale, jusqu'à ce que l'étranglement n'ait plus lieu, et que les viscères puissent rentrer dans le ventre en glissant sous la convexité de l'instrument. Hoin assure (1) que lorsqu'on a dilaté comme il faut le col du sac herniaire, et que ce canal membraneux a perdu toute sa roideur, il n'est plus nécessaire de tenir l'instrument en place, mais qu'on peut le retirer, et que la réduction des viscères est ensuite très facile.

§. XV. *De la hernie crurale étranglée, avec complication d'adhérence charnue.*

Si malheureusement l'intestin se trouvoit uni aux parties latérales, ou, comme il arrive plus ordinairement, à la face antérieure du sac herniaire, par une de ces adhérences *charnues* qu'on ne peut détruire avec le bistouri sans s'exposer à de graves accidens, il se pourroit, malgré cela, que l'introduction du *dilatatoire* de Leblanc fût encore praticable ; et dans ce cas on devroit y avoir recours. Après avoir détruit l'étranglement par une ample dilatation du col du sac herniaire, on feroit rentrer la portion de l'anse intestinale qui n'auroit pas d'adhérence ; on couvriroit le reste

_________

(1) Leblanc, loc. cit. pag. 62. « J'essaie de repousser
» l'intestin ; il ne peut pas rentrer : j'introduis votre *dilata-*
» *toire*, j'en écarte avec ménagement les branches, je le re-
» tire ; ensuite je fais rentrer fort facilement dans le ventre
» l'anse d'intestin.... »

avec les côtés du sac herniaire, et on abandonneroit la réduction à la nature, en ayant soin toutefois d'appliquer jour et nuit, sur la plaie, des compresses trempées dans une décoction de mauve, comme nous l'avons indiqué en parlant de la hernie scrotale irréductible. ( Mém. II, §. XXVIII.) L'expérience a prouvé que, dès que les matières fécales ont repris leur cours naturel, l'anse d'intestin qui adhère au sac herniaire, rentre peu à peu et d'elle-même dans la cavité abdominale ; ou bien, si elle ne peut rentrer à cause de la force et de l'étendue de l'adhérence, sa surface s'exfolie, se couvre de bourgeons charnus, se réunit aux tégumens, et finit par se trouver entièrement cachée par la cicatrice.

§. XVI. *Ce qu'il faut faire lorsque l'adhérence est de nature à rendre impossible la dilatation du col du sac herniaire.*

Supposons maintenant que l'étranglement soit causé par le col du sac herniaire, et que l'adhérence dont nous venons de parler, existe à la partie postérieure de ce même col ; il est indubitable qu'on ne pourra se servir du *dilatatoire* sans meurtrir les viscères : mais, en pareil cas, doit-on regarder comme absolument impossible, d'inciser dans toute sa longueur le col du sac herniaire, sans blesser l'artère épigastrique ou le cordon spermatique, en donnant à l'incision une direction différente de celle qui se pratique ordinairement chez la femme ? J'ai examiné cette question avec beaucoup de soin sur le cadavre qui m'a

fourni le sujet de la planche VIII , et sur lequel
les vaisseaux avoient été injectés et disséqués dans
leur situation naturelle. J'ai trouvé qu'on peut ,
sans aucun danger , inciser chez l'homme le col du
sac herniaire, en donnant à l'incision une direction
tout à fait opposée à celle qui se pratique chez la
femme. Après avoir ouvert le sac herniaire, on le
tire en dehors par un de ses côtés , autant qu'il le
faut pour pouvoir introduire , entre son col et
l'intestin étranglé , une petite sonde , dont la cannelure est tournée en bas , vers l'angle interne
et inférieur de l'arcade crurale; ensuite on fait
glisser le long de la cannelure, un bistouri boutonné, dont le tranchant est pareillement dirigé
en bas, vers le point d'insertion du ligament de
Fallope au pubis. Par ce moyen, on fend dans toute
sa longueur le col du sac herniaire , à sa partie
latérale interne et inférieure , et on incise le ligament de Fallope tout près de son attache au sommet du pubis. On évite sûrement l'artère épigastrique, puisqu'elle est appuyée sur le côté opposé
du col du sac herniaire. Quant au cordon spermatique , j'ai démontré qu'il est situé sur l'extrémité de la face antérieure du col du sac herniaire ;
conséquemment il ne peut être intéressé dans l'incision faite de haut en bas , tandis qu'on l'incise
constamment dans le procédé ordinaire , parce
qu'on dirige le bistouri de bas en haut. On l'évitera
d'autant plus facilement , dans le premier cas ,
qu'il se trouve à quelque distance de l'angle interne et inférieur de l'arcade crurale : c'est en effet
dans cet endroit qu'il abandonne, comme nous

l'avons vu, le bord du ligament de Fallope, pour monter vers l'anneau inguinal. L'incision que je propose a non-seulement l'avantage de fendre, dans toute sa longueur, le col du sac herniaire, mais elle détruit encore une partie de l'insertion du ligament de Fallope au sommet du pubis (1); ce qui contribue beaucoup à relâcher l'arcade crurale, et à faciliter la réduction des viscères, de ceux au moins qui ne sont pas adhérens au sac.

Expériences qui confirment les avantages de ce procédé. Pour m'éclairer de plus en plus à ce sujet, j'ai répété plusieurs fois, sur des cadavres d'hommes non affectés de hernie, l'expérience suivante : J'introduisois sous le ligament de Fallope, au côté interne des vaisseaux cruraux, une sonde dont la cannelure étoit tournée en bas, et à l'aide d'un bistouri conduit dans cette cannelure, j'incisois obliquement en bas, à deux ou trois lignes de profondeur, l'extrémité du ligament qui s'insère au pubis. Cette seule incision suffisoit toujours pour produire un relâchement considérable de l'arcade crurale, sans exposer à blesser le cordon spermatique qui, situé à la partie supérieure, se trouvoit protégé par la convexité de la sonde. J'ai fait la même expérience sur le cadavre d'un homme mort d'une hernie crurale gangrenée : j'ai incisé, suivant le même procédé, le col du sac herniaire dans toute sa longueur, et l'attache du ligament de Fallope dans une assez grande étendue pour produire un relâchement considérable de l'arcade crurale ; et j'ai vu qu'il étoit tout aussi facile d'é-

_______________

(1) Planch. VIII, 18, 14.

viter l'artère spermatique, qu'en opérant sur des cadavres sans hernie.

Tous ces faits m'ont tellement convaincu de l'utilité et de la sûreté de l'incision que je propose, que je n'hésiterois point d'en faire une règle générale, applicable à tous les cas de hernie crurale étranglée chez l'homme, s'il ne me restoit encore quelqu'incertitude sur les suites qu'elle peut avoir sur le sujet vivant : on auroit peut-être lieu de craindre, qu'après avoir incisé l'attache du ligament de Fallope, ne fût-ce que de deux ou trois lignes, la hernie ne fût plus sujette à la récidive, que si on avoit seulement dilaté l'arcade crurale avec le *crochet* d'Arnaud ou le *dilatatoire* de Leblanc.

En attendant que de nouvelles expériences aient éclairci les doutes qui existent encore sur ce point de pratique, je crois devoir restreindre ma proposition de la manière suivante : Toutes les fois que les moyens ordinaires d'opérer la dilatation de l'arcade crurale, suffisent pour faire cesser l'étranglement et pour permettre la réduction des viscères, il faut sans doute les employer de préférence à tous les autres ; mais lorsqu'ils sont insuffisans, on doit, sans hésiter, avoir recours à l'incision du col du sac herniaire, et du ligament de Fallope, suivant le procédé que je viens d'indiquer ; procédé qui offre le double avantage de faire cesser l'étranglement dans tous les cas, et de ne point exposer le malade à une hémorrhagie mortelle.

## §. XVII. *Ce qu'il faut faire lorsque l'intestin étranglé adhère intimement à toute la circonférence du col du sac herniaire.*

Arnaud raconte qu'en opérant une femme d'une hernie crurale, il trouva l'étranglement formé par le col du sac herniaire, qui de plus adhéroit d'une manière très-intime à toute la circonférence de l'intestin étranglé. L'adhésion étoit telle, qu'il ne put parvenir à introduire une sonde entre l'intestin et le col du sac herniaire. En vain il dilata l'arcade crurale, en l'élevant avec son *crochet ;* l'étranglement ne diminua point, et la réduction de l'intestin fut toujours impossible (1). Le danger étant imminent, ce célèbre chirurgien prit une détermination qui paroîtra hardie, mais qui pouvoit seule sauver le malade dans des circonstances aussi difficiles : il ouvrit l'intestin étranglé, porta une sonde cannelée dans son intérieur, et sur cette sonde un bistouri, avec lequel il fendit, d'un seul trait, la paroi supérieure de l'intestin , le col du sac herniaire et l'arcade crurale. Aussitôt les matières fécales sortirent en grande quantité par la plaie ; les symptômes de l'étranglement cessèrent , et le succès fut des plus heureux. Assurément on pouvoit opérer de cette manière sur la femme , sans avoir à craindre une hémorrhagie mortelle; mais si pareille complication se présentoit chez un homme , l'incision en haut étant impraticable, à cause de la proximité du cordon spermatique , il ne resteroit d'autre

Procédé d'Arnaud , applicable seulement à la femme.

_____________________

(1) Dissertation on hernies.

parti à prendre que d'abandonner le malade à son malheureux sort, à moins qu'on ne trouvât quelque moyen de faire l'incision convenable, sans s'exposer à déterminer une hémorrhagie mortelle. Or, il doit être prouvé par ce que j'ai dit ci-dessus, qu'on rempliroit parfaitement toutes les indications, en donnant à l'incision du col du sac herniaire, une direction opposée à celle qu'on lui donne ordinairement chez la femme, et telle que je l'ai indiquée dans le paragraphe précédent. Ainsi donc, si dans une opération de hernie crurale, chez un homme, l'intestin se trouve étranglé fortement par le col du sac herniaire, et si en même temps il est uni par une adhérence *charnue*, à toute la circonférence de l'anneau membraneux qui forme l'étranglement, le chirurgien devra, à l'exemple d'Arnaud, fendre l'intestin à peu de distance de l'arcade crurale. Ensuite il portera dans sa cavité une sonde dont la cannelure sera tournée en bas; et du même coup de bistouri, il incisera la partie latérale interne et inférieure de l'intestin, la paroi correspondante du col du sac herniaire, et l'angle interne et inférieur de l'arcade crurale, à très-peu de distance de l'épine du pubis. Cette opération, pratiquée sur l'homme dans les circonstances que je viens d'indiquer, aura des résultats aussi heureux que ceux qu'Arnaud en a obtenus chez la femme, en faisant l'incision dans un sens opposé.

## §. XVIII. *Rapports du ligament rond de la matrice avec le col de la hernie crurale, chez la femme.*

Le ligament rond de la matrice, en traversant les muscles abdominaux, suit un trajet tout à fait semblable à celui que parcourt le cordon spermatique : il se trouve, pareillement, situé derrière le ligament de Fallope, avec la différence qu'il s'éloigne moins que le cordon spermatique de l'extrémité interne de ce ligament, parce qu'il a moins d'espace à parcourir pour se porter de là à l'anneau inguinal, cette dernière ouverture étant située plus bas chez la femme que chez l'homme. Du reste, le ligament rond, de même que le cordon spermatique, croise l'artère épigastrique avant d'arriver à l'anneau inguinal. Et comme la hernie crurale commence toujours dans l'angle interne et inférieur de l'arcade du même nom, tant chez l'homme que chez la femme, il en résulte que dans les deux sexes, l'artère épigastrique reste dans sa situation naturelle, et correspond toujours au côté externe du col de la hernie crurale ; tandis que le cordon spermatique, chez l'homme, et le ligament rond, chez la femme, passent sur l'extrémité de la face antérieure du col du sac herniaire. Aussi dans l'opération de la hernie crurale, chez la femme, l'incision du col du sac herniaire et de l'arcade crurale, dirigée en haut, vers la ligne blanche, ne sauroit blesser l'artère épigastrique qu'il importe le plus d'éviter; mais elle divise toujours, en totalité ou en partie, le ligament rond de

l'utérus, ce qui ne peut donner lieu à une hémorrhagie dangereuse : car les artères du ligament
rond sont très-petites, hors le temps de la grossesse; elles sont presqu'oblitérées chez les femmes
avancées en âge ; et en général elles sont tout à
fait capillaires dans l'extrémité du ligament qui
avoisine l'anneau. D'après cela, on ne sera plus
étonné qu'il existe un si grand nombre d'observations de hernies crurales opérées avec succès chez
la femme, en incisant directement en haut le col
du sac herniaire et l'arcade crurale, tandis qu'on
ne peut citer un seul exemple d'une pareille incision faite sans accident chez l'homme, quoique,
dans les deux sexes, on ait évité l'artère épigastrique, en opérant par ce procédé.

## §. XIX. *Du bandage le plus convenable pour la hernie crurale.*

Je suis convaincu, par de nombreuses observations, que la hernie crurale est plus sujette à la
récidive que la hernie inguinale. Lorsqu'elle reparoît, son développement est, pour l'ordinaire, très-
rapide, et dans peu de temps elle devient plus volumineuse qu'elle n'étoit avant l'opération. La
tumeur qu'elle forme est aussi large à son col qu'à
sa base; elle a une forme alongée et se trouve située
transversalement dans le pli de la cuisse, ce qui
augmente la difficulté de la maintenir réduite. Si,
comme tous les praticiens en conviennent, il est
utile à ceux qui ont subi l'opération de la hernie
étranglée, de porter un bandage, cette précaution
est surtout indispensable après la guérison de la

hernie crurale. Le bandage qui convient le mieux pour contenir cette espèce de hernie, ou pour prévenir sa récidive à la suite de l'opération, ne diffère pas beaucoup de celui qu'on emploie pour la hernie inguinale. Il doit embrasser les $\frac{10}{12}$ de la circonférence du bassin, c'est-à-dire qu'une de ses extrémités doit porter sur le muscle tenseur de l'aponévrose *fascia-lata*, et l'autre sur l'arcade crurale du côté opposé : l'utilité de cette longueur du ressort est ici encore plus évidente que dans la hernie inguinale. En effet, dans la hernie crurale, la courroie ne sauroit être d'aucun avantage, à cause de l'obliquité qu'elle doit avoir pour descendre du flanc vers le point de compression : aussi l'expérience prouve qu'elle est plus propre à faire remonter le bandage, qu'à le maintenir dans une situation convenable. Et, comme le ressort en demi-cercle ne peut trouver un point d'appui sur le pubis, sans être retenu par la courroie, il faut en conclure que cette espèce de bandage est d'une utilité très-bornée, ou même tout à fait nulle, pour contenir la hernie crurale.

Au contraire, le bandage de Camper a, par lui-même et sans le secours de la courroie, un point d'appui fixe ; il offre un bras de levier libre (1), qui presse constamment sur l'arcade crurale. Mais pour être bien adapté à la hernie crurale, ce bandage exige quelques modifications : 1°. Son *col* doit être plus court que si on le des-

______

(1) *Voyez* la petite planche qui est jointe au premier mémoire, en regard de la page 94.

tinoit à contenir une hernie inguinale, par la raison que l'arcade crurale est plus voisine du flanc que l'anneau inguinal ; 2°. cette même partie du bandage, celle qu'on nomme le *col*, doit avoir une direction oblique du flanc au pubis, précisément comme le ligament de Fallope ; 3°. la pelotte aura une longueur proportionnée à celle du col de la hernie, et une largeur telle qu'elle ne dépasse point le pli de l'aîne : pour peu qu'elle descendît plus bas, elle gêneroit la flexion de la cuisse, et dans ce mouvement le bandage seroit sujet à remonter. Enfin la plaque destinée à soutenir la pelotte, sera inclinée convenablement pour qu'elle puisse comprimer de bas en haut le bord inférieur du ventre, sans descendre au-delà du pli de la cuisse.

# QUATRIÈME MÉMOIRE.

## DES HERNIES AVEC GANGRÈNE,

**Et des moyens que la nature emploie pour rétablir la continuité du canal intestinal.**

§. Ier. *Des causes de la gangrène dans les hernies.*

LES hernies étranglées se gangrènent assez souvent par la négligence des malades, ou par leur répugnance à se soumettre à l'opération ; et peut-être plus souvent encore, par l'effet du *taxis*, exercé sans ménagement par des chirurgiens peu instruits, qui veulent, à quelque prix que ce soit, obtenir une prompte réduction des viscères (1).

(1) Ce dangereux accident est plus commun dans la hernie crurale que dans l'inguinale, ce qui tient à diverses causes dont je parlerai dans le cours de ce mémoire, et sans doute aussi à l'habitude, malheureusement trop générale, de comprimer de bas en haut les viscères déplacés, dans la première comme dans la seconde de ces hernies. Cette compression devroit être dirigée en sens contraire dans la hernie crurale, à cause de l'angle que les viscères forment avec l'arcade crurale. Voici quelle est, en pareil cas, la meilleure manière de pratiquer le *taxis* : Le malade étant couché sur le dos, les cuisses fléchies sur le bassin, et le genou du côté de la hernie tourné un peu en dedans, afin de mettre dans le plus grand relâchement possible l'apo-

La plupart ne font point de différence entre l'étranglement *aigu* ou *prompt*, et l'étranglement *chronique* ou *lent* ; dans l'un comme dans l'autre cas, les symptômes de l'étranglement ne sont pas plutôt déclarés, qu'ils commencent à manier rudement la tumeur, et à pousser les viscères de toutes leurs forces pour les faire rentrer dans le ventre : tandis qu'au contraire, lorsque l'étranglement est *aigu*, et qu'il a lieu chez un sujet jeune et vigoureux, on ne devroit jamais en venir au *taxis*, avant d'avoir mis en usage, pendant un certain temps, tous les moyens propres à diminuer les forces, à calmer le spasme, en un mot, à relâcher les parties qu'il s'agit de réduire : ces moyens sont, comme on sait, les saignées, les fomentations, les lavemens émolliens, et surtout les bains tièdes, qu'il faut mettre au premier rang après la saignée. Souvent, dans cette école de chirurgie, j'ai eu occasion de faire observer les salutaires effets d'un pareil traitement : mes élèves ont vu, plus d'une fois, des hernies qui avoient

---

névrose *fascia-lata*, on pressera doucement la tumeur avec l'extrémité des doigts, et on la poussera de haut en bas, comme si on vouloit la faire entrer dans la cuisse, jusqu'à ce qu'elle soit descendue au niveau de l'arcade crurale. Alors, tournant les doigts dans une autre direction, on poussera les viscères de bas en haut, c'est-à-dire à la manière ordinaire, jusqu'à ce qu'ils soient entièrement rentrés sous l'arcade crurale. Pendant la première partie de l'opération, le chirurgien aura le dos tourné vers la tête du malade, et pendant la seconde, il sera placé en face de lui, comme dans le procédé ordinaire.

été beaucoup tourmentées sans aucun succès, rentrer, pour ainsi dire spontanément, après une saignée, ou pendant que le malade étoit dans le bain. Si ce que je viens de dire, au sujet de l'étranglement *aigu* et du traitement qui lui convient, étoit généralement connu des chirurgiens, je pense que les opérations de hernie étranglée seroient bien moins fréquentes; et que nous ne verrions pas aussi souvent, dans notre hôpital, de pauvres malades qui viennent de divers endroits, et surtout de la campagne, avec une hernie gangrenée. Au reste, cette doctrine n'est point nouvelle; elle étoit même déjà assez bien connue dans le temps de Franco. Voici comment s'exprimoit cet auteur (1) : *Bien souvent tant plus le presse-t-on avec la main pour le réduire, tant plus s'augmentent l'inflammation et la douleur aux parties et au ventre...... Car, puisque quelque peu rentre dedans, le reste le suit facilement sans le presser guères, et quand on ne peut le réduire sans le molester par trop, faut user des bains ou fomentations.* Il n'en est pas de même de l'étranglement *lent* des hernies anciennes et volumineuses, chez les personnes foibles ou avancées en âge; car, dans ces cas, il importe beaucoup de soutenir les forces du malade : aussi doit-on s'abstenir des saignées, des bains tièdes généraux, et des autres moyens affoiblissans, qui, en produisant une atonie générale, pourroient provoquer la gangrène de l'intestin, soit pendant l'étrangle-

---

(1) Traité des hernies, chap. V, pag. 25.

ment, soit après la réduction des viscères. Il est reconnu que ces sortes d'étranglement sont presque toujours l'effet d'une accumulation de matières fécales, ou d'un développement extraordinaire de gaz dans la hernie. Or, rien n'est plus efficace pour provoquer l'action de l'intestin sur les matières qui le distendent, et pour diminuer le volume des gaz, que les applications froides sur la tumeur : elles déterminent un froncement de tout le scrotum, et des contractions du muscle crémaster, qui, seuls, suffisent quelquefois pour faire rentrer les viscères beaucoup mieux que ne pourroit le faire la main du chirurgien le plus exercé. Petit raconte à ce sujet, qu'il a vu un empirique faire rentrer sur-le-champ une hernie étranglée, en versant un seau d'eau froide sur la tumeur.

§. II. *Des symptômes de l'étranglement.*

On n'a point encore assez de connoissances positives et vraiment exactes, pour déterminer, dans tous les cas de hernies étranglées, jusqu'à quel point on peut, sans danger, différer l'opération, ou en d'autres termes, pour reconnoître quels sont les cas où il faut opérer sur-le-champ, et ceux où il est possible et même convenable de différer un peu. Je suis persuadé que, sous ce point de vue, l'art peut retirer beaucoup d'avantages de la comparaison d'un grand nombre d'observations et de remarques particulières : c'est ce qui me détermine à exposer ici le peu de notions qu'une longue expérience m'a données à ce sujet , et à indiquer les signes qui m'ont paru les moins incertains , pour distinguer les cas où l'opération est urgente, d'avec ceux où il est permis de temporiser. En général , on diffère trop d'en venir à l'opération , et c'est là , je pense, la véritable cause du peu de succès qu'en obtiennent plusieurs grands chirurgiens, tandis que d'autres , beaucoup moins habiles, réussissent presque toujours, parce qu'ils opèrent plutôt.

1°. Etranglement *chronique lent.*

Lorsque l'étranglement est lent et modéré , et qu'il intercepte le cours des matières fécales , sans diminuer beaucoup le diamètre de l'intestin, la hernie est peu douloureuse, quoique très - gonflée ; le ventre est tendu , mais peu sensible au toucher. Le malade se plaint d'un malaise général, avec sécheresse de la langue et du gosier ; il rend des vents par en haut, et il éprouve du dégoût plutôt que de véritables nausées. Ce n'est qu'au bout de vingt-quatre ou trente heures , passées dans cet état, que les vomissemens se déclarent ; ils sont accompagnés de fièvre et de sécheresse de la peau ; le pouls est tantôt dur et lent, tantôt mou et fréquent.

2°. Etranglement *aigu ou prompt.*

Lorsqu'au contraire l'étranglement a lieu chez un sujet jeune et vigoureux, et que, dès le principe, il est porté au point non-seulement d'intercepter le cours des matières fécales , mais encore de comprimer fortement les parois de l'intestin , et de rétrécir notablement sa cavité, les vomissemens se déclarent avec les premiers symptômes, ils sont accompagnés d'une agitation générale ; et lors même que l'estomac est entièrement vide , le malade fait encore de grands efforts pour vomir; il se plaint d'une vive douleur dans la hernie, et bientôt tout le ventre devient douloureux sous la plus légère pression. Ce dernier symptôme est des plus dangereux, il annonce que tout le péritoine est menacé, ou même déjà attaqué d'inflammation. Le hoquet survient; le pouls est dur, serré, fréquent; et le malade est plongé dans un abattement de corps et d'esprit, d'autant plus prononcé qu'il étoit naturellement plus fort et plus robuste.

Quelles que soient la nature et l'intensité de l'étranglement, dès que la vitalité de l'intestin étranglé est sur le point de s'éteindre, le malade se trouve soulagé : il ne ressent plus des douleurs aussi vives dans la hernie et dans tout le ventre; il n'est plus aussi tourmenté par les efforts de vomissement. Mais ce calme trompeur est suivi des symptômes les plus redoutables : le hoquet devient plus fort qu'il n'avoit encore été, signe de mort prochaine, surtout chez les vieillards; une sueur froide se répand sur toute la surface du corps, et la peau est moins chaude que celle d'un homme qui vient d'expirer; le pouls est petit, irrégulier, tremblant; la face se décompose; les fonctions cérébrales se troublent; la surface de la tumeur est d'un rouge foncé vergeté de bleu. Cette couleur de la peau du scrotum, coïncidant avec tous les autres symptômes, est un signe non équivoque du développement prochain du sphacèle; et si en même temps la tumeur cède à la pression, en faisant entendre une sorte de crépitation, on peut assurer que le sphacèle existe déjà. Je n'ignore point qu'on trouve quelquefois l'intestin livide et noir, quoique les symptômes de l'étranglement se soient développés lentement, et que l'opération ait été faite de bonne heure : je pourrois moi-même en citer des exemples dont j'ai été témoin. Mais toutes les fois qu'en pareils cas, j'ai examiné les choses attentivement, j'ai vu que cette couleur noire n'étoit pas l'effet de l'inflammation, et bien moins encore de la gangrène ; en général elle n'indique autre chose qu'une *sugillation* qui peut être déterminée par la seule compression de l'intestin : il n'est pas même nécessaire, pour qu'elle ait lieu, que cette compression ait été portée très-loin. Une preuve de ce que j'avance, c'est que l'intestin qui présente cette *sugillation*, ou, comme on le dit ordinairement, qui est noirâtre et ecchymosé, conserve néanmoins sa forme et sa consistance naturelles ; et si on le replace dans le ventre, il ne tarde pas à reprendre ses fonctions. Au contraire l'intestin qui a perdu sa vitalité, qui est véritablement frappé de gangrène et sur le point de se sphacéler, exhale, dès l'ouverture du sac herniaire, une odeur cadavéreuse. Il est tantôt flasque, affaissé sur lui-même, et très-facile à dépouiller de sa tunique externe ; tantôt noir, dur, et *hépatisé*, selon l'expression de quelques chirurgiens. Dans ces deux derniers états l'intestin n'est plus propre à être réduit.

Au reste, les fâcheux symptômes dont je viens de présenter le tableau, ne doivent pas faire regarder l'opération comme contr'indiquée : elle seroit toujours le moyen le plus sûr de sauver le malade , quand même la gangrène de l'intestin seroit déclarée. L'expérience prouve que , lorsqu'on a ouvert une issue aux matières fécales , la tension douloureuse du ventre diminue , et que les parties gangrenées se séparent avec plus de facilité.

En réfléchissant sur les phénomènes qui accompagnent les deux espèces d'étranglement décrites ci-dessus, il est aisé de s'apercevoir que les expressions, *hernie incarcérée* et *hernie étranglée ,* ne signifient pas précisément la même chose, quoique presque toujours on les emploie indistinctement. En effet, dans la hernie *incarcérée ,* il y a interruption du cours des matières fécales, sans aucune lésion considérable de la texture ni de la vitalité de l'intestin. Au contraire, dans la hernie *étranglée ,* outre que le cours des matières fécales est intercepté, il y a lésion organique des tuniques de l'intestin, avec perte de sa vitalité. L'observation clinique vient à l'appui de cette distinction : l'intestin qui n'est qu'*incarcéré* reprend ses fonctions, aussitôt qu'il a été replacé dans le ventre ; celui qui est véritablement étranglé ne revient jamais à son état naturel.

Dans le cas d'étranglement, ce n'est pas la désorganisation de l'anse d'intestin renfermée dans la hernie , qui contribue le plus à faire périr le malade ; mais c'est la distension violente , l'inflammation, et par suite la gangrène de la partie supérieure du canal intestinal , de toute cette portion qui s'étend depuis la hernie jusqu'à l'estomac. A l'ouverture du ventre des sujets qui succombent, on trouve, au-devant des autres viscères, quelques circonvolutions intestinales énormément distendues par des gaz et par des matières fécales liquides, au point qu'elles paroissent remplir toute la cavité abdominale. Leur surface est d'un rouge foncé, noirâtre dans quelques endroits, et couverte de *lymphe coagulée*. Elles cachent toutes les autres circonvolutions intestinales qui, resserrées sur elles-même, ne présentent que peu ou point de traces d'inflammation, excepté aux environs des parties étranglées. Le grand sac péritonéal est lui-même, pour l'ordinaire, beaucoup moins enflammé que la portion d'intestin qui s'étend de la hernie à l'estomac.

*Explication des phénomènes de l'étranglement.*

D'après ces résultats de l'ouverture des cadavres, on peut aisément se rendre raison des phénomènes observés pendant la maladie. L'excessive distension de la partie supérieure du canal intestinal, y détermine un accroissement d'action considérable, par un effet de la puissance conservatrice de la nature, qui tend toujours à repousser les agens de destruction ; l'intestin réagit donc fortement, mais sans aucun avantage, sur les matières qui le distendent et l'irritent : de-là, ces douleurs atroces que les malades éprouvent dans toute la circonférence du ventre, et surtout aux environs de l'ombilic, douleurs bien plus intolérables que celles qui se font sentir dans la hernie. Enfin une irritation aussi violente, ne manque jamais d'entraîner l'inflammation et la gangrène ; et ces derniers accidens contribuent, beaucoup plus que l'étranglement lui-même, à faire périr le malade. Si la rupture de l'intestin étranglé avoit lieu dès les premiers jours, et avant que la partie supérieure du canal intestinal eût éprouvé une distension et une irritation considérables, je suis persuadé que l'étranglement ne causeroit pas des accidens aussi redoutables, ni aussi souvent mortels. Lorsque l'intestin n'est étranglé que dans un tiers de sa circonférence, et que le passage des matières fécales n'est pas totalement intercepté, tous les symptômes ont bien moins d'intensité que dans le premier cas; et s'ils se terminent par la mort, c'est après un temps beaucoup plus long. La nature ne cesse de faire les plus grands efforts pour se débarrasser des matières qui distendent et irritent le canal intestinal : ne pouvant les expulser par les voies naturelles, elle les fait remonter vers l'estomac, afin de les évacuer par la bouche ; mais elle n'y parvient jamais complètement ; et l'action rétrograde du canal intestinal augmente de plus en plus l'irritation, qui finit par se communiquer à tout le système nerveux; aussi les purgatifs et les émétiques, employés dans ces circonstances, ne sont pas moins dangereux qu'inutiles.

## §. III. *De la guérison des anus contre nature.*

La terminaison la moins funeste de la gangrène de l'intestin, est la sortie des excrémens par la plaie ou l'*anus artificiel,* infirmité fâcheuse et dégoûtante, mais qui n'exclut pas toute espérance de guérison radicale, lors même que le sphacèle a détruit une portion assez considérable du canal intestinal. On connoît beaucoup d'exemples de pareilles guérisons, et néanmoins on n'a encore rien écrit qui puisse donner une idée exacte des moyens simples et admirables dont la nature se sert pour les opérer. Les chirurgiens croient généralement, qu'après la séparation des parties gangrenées, les deux orifices de l'intestin restent béans, et contractent des adhérences avec les lèvres de la plaie extérieure; qu'ensuite, à mesure que celle-ci se resserre, ils se rapprochent peu à peu, et finissent par s'aboucher d'une manière assez exacte pour que les matières fécales passent directement du bout supérieur dans l'inférieur. Mais cette théorie ne sauroit satisfaire ceux qui ont examiné attentivement, dans quelques cas de hernies gangrenées, la situation respective des deux orifices de l'intestin, et les rapports qu'ils ont avec la plaie extérieure. En effet on trouve constamment les deux bouts de l'intestin situés parallèlement à côté l'un de l'autre : le supérieur a son orifice ouvert et dirigé vers la plaie extérieure, par les matières fécales qui en sortent ; l'inférieur au contraire, ne livrant passage à rien, tend toujours à se rétrécir et à se retirer dans la cavité abdominale. Le resserrement de la plaie extérieure ne peut, en aucune manière, changer la direction de ces deux orifices, ni par conséquent les appliquer l'un sur l'autre. En supposant même qu'il y eût quelque tendance naturelle à ce rapprochement, l'orifice supérieur, plus large que dans l'état naturel, et dirigé en dehors, ne pourroit jamais s'aboucher exactement avec l'inférieur, qui est rétréci et retiré en dedans : les matières fécales ne passeroient donc jamais de l'un dans l'autre, sans se répandre, en grande partie, au-dehors, et il resteroit dans tous les cas une fistule stercoraire incurable. Telles sont les premières objections qui se sont présentées à mon esprit, en examinant les cadavres d'individus qui étoient morts avec des anus contre nature, plus ou moins anciens; et de quelques autres qui avoient survécu long-temps à la guérison de cette infirmité. Frappé de l'opposition que j'observois entre les faits et la théorie généralement admise, j'ai fait des recherches suivies sur cet objet, et j'ai vu bien clairement que la nature, en rétablissant la continuité du canal intestinal divisé par la gangrène, suit une toute autre marche que celle qu'on a supposée jusqu'à ce jour. Elle opère ces cures merveilleuses avec cette simplicité de moyens qui lui est propre, et qui est si digne de notre admiration !

§. IV. *Des moyens dont la nature se sert pour opérer ces guérisons.—Première observation.*

Le premier juin de l'année 1803, on amena à l'hôpital de Pavie un jeune homme de vingt-deux ans, affecté d'une hernie *congénitale* du côté gauche, qui étoit manifestement gangrenée. A l'ouverture de la tumeur, on trouva une petite portion d'épiploon et une anse considérable de l'iléon sphacélées; on en fit l'excision un peu au-dessous de l'anneau, après avoir fait cesser l'étranglement. Aussitôt les matières fécales sortirent en grande quantité par la plaie, et le malade fut soulagé de ses grandes douleurs. Les jours suivans, ce qui restoit de l'intestin gangrené se sépara spontanément ; la plaie prit un bon aspect. Le quatorzième jour, une petite partie des matières fécales commença à sortir par les voies naturelles. Du vingt-quatrième au vingt-cinquième, un écart dans le régime donna lieu à une forte colique avec tension douloureuse du ventre : ces accidens disparurent après une selle abondante qui fut provoquée par des lavemens réitérés. Le premier juillet, la colique se fit sentir de nouveau : la plaie alors se dilata , et il en sortit une grande quantité de matières fécales avec plusieurs vers ( ascarides lombricoïdes ). Le quarante-deuxième jour après l'opération , la plaie étoit presqu'entièrement cicatrisée : ce n'étoit que de loin en loin qu'on en voyoit encore suinter quelques gouttes de matières fécales. Le malade, se trouvant d'ailleurs bien rétabli , sortit de l'hôpital. L'année suivante, vers le milieu du mois de mars , à la suite de nombreux excès dans le régime, ayant mangé gloutonnement des écrevisses, avec leurs pattes et une partie de leur enveloppe crustacée , il fut de nouveau assailli de coliques si violentes qu'il en mourut en fort peu de temps.

A l'ouverture du cadavre, on trouva dans le ventre une grande quantité de matières fécales jaunes et fluides : l'épanchement avoit eu lieu par une crevasse de la partie supérieure de l'iléon , un peu au-dessus d'un endroit où cet intestin adhéroit au prolongement du péritoine qui avoit formé primitivement le col du sac herniaire : on voyoit encore sortir des morceaux d'é-

crevisses mal digérés. La partie supérieure de l'intestin, celle qui correspondoit à l'estomac, avoit,
en quelques endroits, un diamètre trois fois plus
grand que dans l'état naturel. La partie inférieure, au contraire, depuis le lieu de l'adhérence jusqu'au rectum, étoit fort rétrécie, et
son orifice paroissoit retiré en arrière. Ces deux
portions se réunissoient derrière l'anneau inguinal, en formant un angle aigu, qui étoit dur
et compacte à cause des adhérences de l'épiploon à l'intestin, et de l'épaississement de la
portion correspondante du mésentère. Les différentes parties qui avoient concouru à rétablir la
continuité du canal intestinal, n'étoient nullement
altérées, et ne pouvoient être confondues l'une avec
l'autre : il étoit surtout très-facile de distinguer les
restes du col du sac herniaire, les deux orifices
de l'intestin divisé, et le péritoine environnant.
Aussi je ne crains pas d'avoir commis d'erreur en
faisant sur ce cadavre les recherches dont je vais
rendre compte.

§. V. *Description des parties qui mettoient en
communication les deux extrémités de l'intestin divisé.*

Je commençai par séparer le péritoine d'avec la
paroi antérieure de l'abdomen ; et dès que je fus parvenu au niveau de l'anneau inguinal gauche, je vis
que ce sac membraneux adhéroit, d'une manière
très-intime, à l'angle du canal intestinal dont j'ai
parlé ci-dessus ; et que, dans ce même endroit, il formoit un prolongement en forme d'*entonnoir*, dont

la base correspondoit à l'intestin, et dont le sommet, traversant l'anneau inguinal, se continuoit dans l'aîne avec un petit conduit fistuleux ouvert à l'extérieur par un orifice très-étroit. On ne pouvoit douter que ce prolongement membraneux, en forme d'*entonnoir*, ne fût le même qui constituoit autrefois le col du sac herniaire ; car il faisoit suite évidemment au péritoine, et sa texture ne permettoit pas de le confondre avec le tissu cellulaire de l'aîne. Ayant ouvert par derrière la portion de l'iléon qui adhéroit à l'anneau inguinal, j'introduisis un stylet par la petite fistule de l'aîne, et je le fis pénétrer sans peine, non-seulement dans le canal membraneux en forme d'*entonnoir*, mais jusque dans la portion supérieure de l'intestin. Alors je pus juger du trajet que les matières fécales avoient suivi, pour sortir par la plaie, depuis la séparation des parties gangrenées : j'incisai sur le stylet tout le petit trajet fistuleux, de même que le prolongement membraneux formé par le col du sac herniaire, et je vis distinctement que les deux orifices de l'intestin, au lieu de se rapprocher et de s'aboucher, comme on le suppose ordinairement, étoient restés, à côté l'un de l'autre, sur la même ligne ; il s'étoit même développé entr'eux une éminence alongée et dirigée en avant, qui seule auroit pu suffire pour empêcher les matières fécales de passer directement du bout supérieur dans l'inférieur. Cependant il étoit certain que, dès le quatorzième jour après la séparation de l'anse d'intestin gangrenée, les déjections alvines avoient commencé à reprendre leur cours naturel. L'explication de ce phénomène pouvoit se déduire aisément de la disposition des parties : les matières fécales étoient versées par l'orifice supérieur de l'intestin , dans la cavité de *l'entonnoir membraneux* (1) formé par les restes du col du sac herniaire ; et de là elles se portoient , en décrivant un demi - cercle , dans l'orifice du bout inférieur. C'est dans ce petit trajet demi - circulaire , c'est-à-dire dans la cavité de *l'entonnoir membraneux ,* que s'étoient arrêtés les fragmens d'écrevisses : en interceptant toute communication entre les deux orifices de l'iléon, les matières alimentaires avoient déterminé la rupture de cet intestin , un peu au-dessus de son adhérence avec les restes du col du sac herniaire.

## §. VI. *Deuxième observation.*

J'ai observé une cicatrice du canal intestinal,

______

(1) L'*imbuto membranoso :* l'auteur semble avoir voulu consacrer cette expression ; il s'en est servi constamment pour désigner un prolongement du péritoine qui enveloppe les deux orifices de l'intestin divisé par la gangrène , et qui fait , en quelque sorte , la fonction d'*entonnoir ,* puisqu'il transmet les matières fécales de l'un de ces orifices dans l'autre. Cette expression pourra paroître malsonnante dans notre langue ; néanmoins j'ai jugé à propos de la conserver, pour éviter des périphrases qui auroient répandu de l'obscurité, ou au moins des longueurs dans la description. Après tout, la chose qu'il s'agissoit de faire connoître n'avoit jamais été décrite en français ; conséquemment elle n'avoit point encore reçu de nom; il falloit lui en donner un : j'ai mieux aimé traduire celui dont l'auteur lui-même a fait choix, que d'en créer un nouveau.

*Note du Traducteur.*

17.

tout à fait semblable à celle que je viens de décrire, sur le cadavre d'une femme qui, plusieurs années auparavant, avoit eu un anus contre nature, à la suite d'une hernie crurale gangrenée. Les déjections alvines avoient repris depuis long-temps leur cours naturel, et il ne restoit dans l'aîne qu'une très-petite ouverture fistuleuse, d'où l'on voyoit suinter, de loin en loin, quelques gouttes de matières fécales, lorsque cette femme succomba à une maladie tout à fait étrangère à son infirmité. D'après les renseignemens que je pus me procurer, il paroissoit que la hernie avoit toujours été d'un très-petit volume, et que la gangrène avoit détruit seulement une partie de la circonférence de l'intestin : aussi l'anse de l'iléon qui correspondoit à la cicatrice, et qui adhéroit aux environs de l'arcade crurale, ne formoit pas un angle aussi aigu que dans le cas rapporté précédemment. Cet angle (1) étoit néanmoins bien marqué ; et son sommet, correspondant à l'endroit où l'intestin avoit été ouvert par la gangrène, se trouvoit enveloppé dans une sorte d'*entonnoir membraneux* (2), formé par un prolongement du péritoine, lequel n'étoit autre chose qu'un reste du sac herniaire. Après la séparation des parties gangrenées, le col du sac herniaire avoit contracté des adhérences avec l'intestin, et s'étoit retiré avec lui dans la cavité abdominale, au point qu'à l'époque de la mort, il étoit à plusieurs lignes au-delà de l'arcade cru-

---

(1) Planch. IX, fig. I, c. d.
(2) Idem, e. e. b. b.

rale. Le bout supérieur (1) de l'intestin iléon étoit plus ample et plus dilaté que l'inférieur (2) : ayant injecté de l'eau dans le premier, je m'attendois à la voir passer sans difficulté dans le second, en me rappelant que toute la circonférence du canal intestinal n'avoit pas été détruite par la gangrène, et que, pendant fort long-temps après la guérison, les matières fécales étoient sorties librement par les voies naturelles. Néanmoins le liquide rencontroit un obstacle assez considérable, lorsqu'il étoit parvenu à l'angle de réunion des deux parties de l'intestin ; et pour passer de l'orifice supérieur dans l'inférieur, il étoit obligé de traverser la cavité du petit *entonnoir* membraneux : il décrivoit alors un demi-cercle derrière l'arcade crurale, à laquelle il imprimoit de légers mouvemens oscillatoires, qui se communiquoient jusqu'aux tégumens de l'aîne.

J'entrepris de séparer le péritoine d'avec la paroi antérieure de l'abdomen, comme je l'avois fait sur le sujet de l'observation précédente ; et dès que je fus parvenu au niveau du ligament de Fallope, du côté droit, je vis qu'une portion du grand sac se prolongeoit sous l'arcade crurale pour former l'*entonnoir membraneux* (3), dont la base enveloppoit l'angle de réunion des deux bouts de l'intestin, et dont le sommet très-mince, passant sous l'arcade crurale, alloit se perdre dans le tissu cellulaire sous-cutané, et dans la petite ouverture fistuleuse qui existoit

---

(1) Planch. IX, fig. 1, m.      (2) Idem, n.
(3) Idem, a. a. c. c. b. b.

encore au pli de l'aîne. Afin de bien mettre à découvert le point de réunion des deux bouts de l'intestin, je fendis, dans toute sa longueur, la petite fistule extérieure, de même que le prolongement du péritoine dont je viens de parler : je vis alors, de la manière la plus évidente, les deux orifices de l'intestin placés à côté l'un de l'autre, et réunis par le côté, en formant entr'eux un angle obtus : l'inférieur (1) étoit situé un peu plus bas et plus en dedans que le supérieur (2). Il existoit entre les deux une petite éminence en forme de *promontoire* (3), moins prononcée que celle que j'avois observée sur le sujet de l'observation précédente. Cette éminence ne suffisoit point pour empêcher toute communication directe entre les deux orifices ; car il restoit un petit espace entr'elle et la paroi postérieure de l'intestin (4). Mais cet espace étoit si étroit, qu'il ne pouvoit livrer passage à l'eau qu'on injectoit avec force par la partie supérieure de l'intestin : plutôt que de dilater cette ouverture étroite, le liquide suivoit la route que j'ai indiquée ci-dessus ; il se portoit, de l'orifice supérieur de l'intestin dans la cavité du petit *entonnoir membraneux*, et de là dans l'orifice inférieur, en décrivant un demi-cercle derrière l'arcade crurale. Les matières fécales parcouroient, pendant la vie, le même trajet, qui devenoit de plus en plus facile, à mesure que la petite fistule extérieure se rétrécissoit ; car, dans le même

---

(1) Planch. IX, fig. I, d.　　(2) Idem, c.
(3) Idem, f.　　　　　　　　(4) Idem, g.

temps , la base de l'*entonnoir membraneux* , en se retirant dans la cavité abdominale , devenoit de plus en plus propre à se prêter à la dilatation occasionnée par le passage des matières fécales.

## §. VII. *Troisième observation.*

Voyons maintenant par quels moyens la nature se prépare , en quelque sorte , à l'opération admirable dont nous venons de voir les résultats , et comment elle dispose d'avance le sac herniaire et les autres parties environnantes , pour les faire concourir de la manière la plus efficace, à rétablir la continuité du canal intestinal. L'observation suivante m'a semblé très-propre à répandre du jour sur tous ces objets.

Un homme, dont j'ai parlé ailleurs ( Mém. II , §. VII ), succomba à la violence de l'étranglement d'une hernie inguinale, formée par une très-petite portion de l'iléon, qui ne s'étoit point encore séparée du reste de l'intestin. Pendant tout le cours de la maladie, cet homme avoit eu, par intervalles, des nausées et des vomissemens ; mais ses déjections alvines n'avoient point cessé de sortir par les voies naturelles , et quelquefois même elles avoient été assez abondantes. La hernie qui , lorsque l'étranglement se déclara, égaloit le volume d'un œuf de poule, avoit tellement diminué le quatrième jour , qu'elle étoit restée fort petite , et qu'elle sembloit prête à rentrer complètement ; c'est là ce qui avoit induit en erreur le chirurgien, et l'avoit détourné de faire l'opération. Le huitième jour , les symptômes de l'étranglement étoient devenus plus intenses qu'ils n'avoient encore été. Enfin, la nuit suivante, le malade avoit rendu par haut et par bas, des matières noirâtres très fétides, mêlées de quelques vers ( ascarides lombricoïdes ), et immédiatement après il étoit mort. A l'ouverture du cadavre, la hernie dépouillée des tégumens communs, étoit d'une couleur livide, comme si elle avoit été fortement contuse. Ses enveloppes, sans en excepter le sac herniaire (1), avoient acquis une densité et une épaisseur extraordinaires, au point qu'il n'étoit plus possible de les séparer les unes des autres. L'intestin iléon n'étoit pincé que dans une partie de sa circonférence (2), et cette partie formoit une petite tumeur dure, noirâtre, intimement adhérente à la paroi postérieure du col du sac herniaire qui formoit l'étranglement. De l'eau, injectée par la partie supérieure de cet intestin, ne passoit qu'avec difficulté dans sa partie inférieure, en suivant la paroi opposée à l'étranglement (3). Il est hors de doute que, pendant la vie, le passage des matières fécales éprouvoit les mêmes difficultés ; car la partie supérieure de l'intestin (4) étoit plus large que l'inférieure (5). Ayant ouvert l'une et l'autre, selon leur longueur (6), j'aperçus, entre les deux orifices, l'éminence interne (7), déjà assez saillante, et il me parut évident, qu'après la séparation de la petite anse étranglée, cette émi-

---

(1) Planch. IX , fig. II, g. g.
(2) Idem, c. h. h.          (3) Idem , d.
(4) Idem, a.          (5) Idem, b.
(6) Idem, fig. III , c. c.
(7) Idem , d.

nence auroit rendu beaucoup plus difficile la communication directe des deux parties de l'intestin. Je distinguai aussi le sillon (1) qui auroit, à la même époque, dirigé les matières fécales, de l'orifice supérieur de l'intestin dans le petit *entonnoir* formé par les restes du sac herniaire, et de là dans l'orifice inférieur, en faisant suivre à ces matières un trajet demi-circulaire.

## §. VIII. *Expériences qui viennent à l'appui des observations précédentes.*

Lorsque j'ai trouvé, sur les cadavres, des hernies formées par une anse de l'iléon, j'ai essayé plusieurs fois de simuler l'étranglement, en pinçant tantôt un tiers et tantôt deux tiers de la circonférence de cet intestin, tandis que je faisois injecter de l'eau par sa partie inférieure. Dans ces expériences, j'ai toujours vu que, lorsque l'étranglement comprenoit les deux tiers de la circonférence de l'intestin, il opposoit un grand obstacle au passage de l'eau, ou même l'interceptoit complètement, à cause de la saillie anguleuse que formoit à l'intérieur la paroi postérieure de l'intestin. Lorsqu'au contraire l'étranglement ne comprenoit qu'un tiers, ou environ, de la circonférence de l'intestin, le liquide le traversoit avec plus ou moins de facilité, selon que l'angle, formé par la paroi postérieure de ce canal, étoit plus ou moins saillant à l'intérieur. Je pense que sur le sujet vivant et affecté de hernie, lorsque l'étranglement ne porte

_______________

(1) Planch. IX, fig. III, f. g.

que sur une partie de la circonférence du tube intestinal, ce n'est pas toujours la paroi antérieure, ou opposée au mésentère, qui se trouve exclusivement pincée ; la paroi postérieure peut l'être aussi : suivant que l'un ou l'autre de ces cas arrive, l'angle formé par les deux parties de l'intestin est plus ou moins aigu ; et cette différence influe puissamment sur la diminution plus ou moins considérable, ou la suppression totale des évacuations alvines. De là vient qu'on peut rencontrer dans la pratique, comme déjà plusieurs auteurs l'ont observé, des étranglemens accompagnés de symptômes très intenses, quoiqu'ils ne portent que sur un tiers de la circonférence de l'intestin ; dans ce dernier cas, quelquefois les matières fécales ne cessent point de sortir par les voies naturelles, et d'autres fois elles se suppriment totalement.

§. IX. *Formation de l'entonnoir membraneux qui met en communication les orifices de l'intestin divisé.*

Tous les chirurgiens savent que le sac herniaire ne participe pas toujours à la gangrène des viscères contenus dans la hernie ; et lors même qu'il y participe, comme la séparation des parties gangrenées se fait au-delà de l'anneau inguinal, il reste presque toujours, dans cet endroit, une portion du col du sac herniaire, parfaitement saine. Ainsi donc, on peut dire que, dans tous les cas, aussitôt après la séparation de l'intestin gangrené, soit qu'elle ait lieu en-delà ou en-deçà de l'anneau, les deux orifices se trouvent enveloppés dans le col du sac herniaire, qui bientôt, par l'effet de l'inflammation, contractant des adhérences avec eux, sert, pendant un certain temps, à diriger les matières fécales dans la plaie extérieure, et à empêcher qu'elles ne se répandent dans le ventre. A mesure que la plaie se resserre, la portion la plus extérieure du col du sac herniaire se rétrécit aussi; mais celle qui embrasse les orifices de l'intestin s'élargit de plus en plus, et forme alors une sorte d'*entonnoir* ou de cavité intermédiaire, qui met en communication les deux parties de l'intestin. Cette adhérence du col du sac herniaire autour des deux orifices n'empêche pas ces derniers de s'éloigner de l'anneau inguinal, et de s'enfoncer de plus en plus dans la cavité abdominale : c'est un fait certain et confirmé par un grand nombre d'observations, soit qu'on l'explique par l'action tonique et la contractilité de l'intestin lui-même et du mésentère ; soit qu'on l'attribue, avec plus de vraisemblance, à la contractilité du tissu cellulaire, qui unit le col du sac herniaire aux parois abdominales, au-delà de l'anneau. Ce phénomène peut, selon moi, se rapprocher de celui qu'on observe dans les hernies non gangrenées et irréductibles, dans lesquelles, comme je l'ai dit ailleurs ( Mém. II, §. XXVIII ), on voit, lorsque l'étranglement n'existe plus, les viscères remonter peu à peu vers l'anneau avec leurs adhérences au sac herniaire, et rentrer enfin en totalité ou en grande partie dans le ventre. Il ne faudroit pas conclure de là que la précaution de passer un fil à travers le mésentère pour le fixer auprès de l'anneau, soit indispensable lorsque l'intestin qui a été frappé de gangrène est parfaitement libre, et sans adhérence aux parties voisines. En effet, l'inflammation *adhésive*, qui commence toujours immédiatement après l'opération, fixe les parties auprès de la plaie, avant que la rétraction de l'intestin ou du mésentère ait pu les éloigner; et dans les premières vingt-quatre heures, les deux orifices de l'intestin divisé se trouvent toujours enveloppés par les restes du col du sac herniaire. Dans un cas de cette espèce où l'intestin gangrené n'avoit pas la plus légère adhérence avec le col du sac herniaire, je passai un fil à travers le mésentère, comme on le fait ordinairement: je le retirai au bout de vingt-quatre heures; et ayant porté le doigt au fond de la plaie, je trouvai les orifices de l'intestin adhérens dans toute leur circonférence. Ce fait s'est passé en présence de mes nombreux élèves, de même que plusieurs autres semblables que je pourrois citer. En ouvrant des sujets morts peu de temps après l'opération de la hernie étranglée compliquée de gangrène, j'ai souvent démontré que l'intestin adhéroit, dans tout son pourtour, au col du sac herniaire, et qu'il n'y avoit pas la plus légère trace d'épanchement des matières fécales dans le ventre, quoiqu'on n'eût point passé de fil à travers le mésentère. Assurément on ne peut nier que les orifices de l'intestin divisé se retirent et s'éloignent de l'anneau; mais ils s'en éloignent lentement, et ils entraînent toujours avec eux le col du sac herniaire, avec lequel ils contractent bientôt des adhérences.

§. **X.** *Causes qui peuvent faciliter ou retarder le rétablissement de la continuité du canal intestinal.*

La rétraction de l'intestin et du col du sac herniaire s'opère d'autant plus promptement que la hernie est plus récente et moins développée, par la raison que le tissu cellulaire, qui revêt l'extérieur du sac herniaire, conserve plus d'élasticité et de disposition à revenir sur lui-même dans les hernies petites et récentes, que dans celles qui sont volumineuses et anciennes. Quant à la communication de l'orifice supérieur de l'intestin avec l'inférieur, elle s'établit plus ou moins promptement, selon l'étendue de la portion d'intestin qui a été détruite par la gangrène. Lorsque, par exemple, l'intestin n'a été étranglé que dans un tiers de sa circonférence, et dans la paroi opposée à l'attache du mésentère, pour peu que le col du sac herniaire se retire dans le ventre, *l'entonnoir membraneux* qu'il forme, est toujours suffisant pour suppléer à la petite portion du canal intestinal, qui a été détruite par la gangrène; et en effet, l'expérience prouve que, dans ces circonstances, les déjections alvines reprennent en peu de temps leur cours naturel. Au contraire, lorsqu'une anse considérable d'intestin a été frappée de gangrène, les deux extrémités qui résultent de la division, sont placées presque parallèlement à côté l'une de l'autre, de manière qu'elles ne se touchent que par une petite partie de leur circonférence, et qu'elles forment un angle très-aigu du côté du mésentère: il se forme de plus, entre les deux orifices, une éminence, une sorte de *promontoire*, qui intercepte toute communication directe entr'eux. Alors on conçoit que, pendant long temps, les matières fécales ne peuvent sortir que par la plaie. Dans la suite, les deux orifices de l'intestin, s'éloignant peu à peu de l'anneau, entraînent avec eux le col du sac herniaire, et ce dernier commence à former l'*entonnoir membraneux*, qui doit rétablir la continuité du canal intestinal; c'est aussi à cette époque que les excrémens commencent à passer par les voies naturelles. Mais comme cet *entonnoir*, qui est le seul moyen de communication entre les deux orifices de l'intestin, est encore fort étroit, en comparaison de la plaie extérieure, les excrémens trouvent bien plus de facilité à sortir par cette dernière, qu'à s'engager dans le bout inférieur de l'intestin. Enfin, les deux orifices continuant à s'éloigner de la plaie, et la base de l'*entonnoir membraneux* devenant de plus en plus large, tandis que son sommet se rétrécit avec la plaie extérieure, il arrive une époque où la cavité intermédiaire aux deux parties de l'intestin, est assez ample pour transmettre dans l'orifice inférieur tout ce qui sort du supérieur; alors les matières fécales abandonnent le petit trajet fistuleux qui reste encore, et sortent entièrement par les voies naturelles.

§. XI. *Nécessité de l'entonnoir membraneux pour suppléer à la portion d'intestin qui a été détruite par la gangrène.*

Après avoir reconnu de la manière la plus évidente que l'*entonnoir membraneux*, dont je viens de parler, existe chez tous les sujets qui meurent plus ou moins long-temps après la guérison d'un anus contre nature, il ne sera pas difficile, je crois, de prouver que la continuité du canal intestinal ne pourroit jamais se rétablir, si les deux orifices de l'intestin divisé par la gangrène contractoient des adhérences avec le bord tendineux de l'anneau inguinal ou de l'arcade crurale, comme on le suppose généralement ; disons plus : la guérison de l'anus contre nature n'auroit jamais lieu, si les deux orifices de l'intestin, unis au col du sac herniaire, ne s'éloignoient assez de l'anneau pour permettre aux matières fécales, qui sortent du bout supérieur, de décrire un demi-cercle d'avant en arrière, et de s'introduire ainsi dans le bout inférieur. Ce fait paroît avoir échappé complètement à l'attention des chirurgiens qui se sont occupés de ce genre de recherches, tels que Morand (1) et Pipelet (2). Il est évident, d'après tout ce qui précède, que sans l'interposition de l'*entonnoir membraneux* entre les deux orifices de l'intestin et la plaie extérieure, rien ne pourroit suppléer à la portion d'intestin détruite par la gangrène. Les extrémités divisées du canal intestinal, situées parallèlement à côté l'une de l'autre, adhérentes aux bords de l'anneau inguinal et de la plaie extérieure, pourroient bien se crisper et se rétrécir, pendant que cette dernière tendroit à se cicatriser ; mais elles ne changeroient jamais de direction pour venir

---

(1) Mém. de l'acad. des sciences de Paris, an 1735.
(2) Mém. de l'acad. roy. de chir., tom. XI.

s'aboucher l'une avec l'autre. Conséquemment la continuité du canal intestinal ne se rétabliroit jamais, et, dans tous les cas de hernies gangrenées, la sortie des excrémens par la plaie seroit perpétuelle et incurable.

§. XII. *Comparaison de l'anus contre nature qui est la suite d'une hernie gangrenée, avec celui qui est le résultat d'une plaie pénétrante de l'abdomen.*

Nous voici naturellement conduits à l'examen d'une question qui ne sauroit être d'un médiocre intérêt pour la pathologie. Pourquoi est-il si fréquent de voir la continuité du canal intestinal se rétablir à la suite de la hernie inguinale ou crurale gangrenée, tandis que l'anus contre nature est toujours incurable lorsqu'il s'est formé à la suite d'une plaie pénétrante de l'abdomen avec issue de l'intestin, soit qu'une partie de ce canal ait été détruite par la gangrène, comme dans le cas rapporté par Moscati (1); soit qu'il ait été divisé en totalité ou en partie par l'instrument vulnérant, comme dans les observations qui nous ont été transmises par Stalpart-Wander-Wiel (2), Cabrole (3), Fabrice de Hilden (4), Plater (5), Harwis (6), et plusieurs autres auteurs (7)? Pour résoudre ce

---

(1) Mémoires de l'acad. roy. de chirurgie, tom. VIII.
(2) Observ. rar. Tom. II, obs. XXV.
(3) Oper. med., obs. 13.
(4) Centur. I, obs. 74.
(5) Observ. medic., lib. III, pag. 880.
(6) Ephemerid. nat. cur., an I, II, obs. VI.
(7) Je ne comprends point dans ce nombre le matelot dont

problême, il suffira de comparer une plaie du ventre compliquée d'issue et de gangrène de l'intestin, avec une hernie intestinale gangrenée, c'est-à-dire d'établir un parallèle entre les circonstances qui accompagnent ces deux maladies, et qui en constituent les principales différences. 1°. Dans la hernie, les deux extrémités de l'intestin divisé par la gangrène, sont toujours enveloppées dans les restes du sac herniaire, qui forment au-devant des deux orifices une sorte d'*entonnoir;* on ne trouve rien de semblable aux extrémités de l'intestin divisé par un instrument tranchant qui a pénétré dans l'abdomen, ou par la gangrène qui a compliqué une plaie de cette nature. 2°. Dans ces derniers cas, l'intestin ouvert contracte des adhérences avec les lèvres de la plaie extérieure; conséquemment il ne peut se retirer dans le ventre, et les excrémens, qui descendent du bout supérieur, se trouvant, pour ainsi dire, au niveau de la peau, doivent nécessairement sortir en totalité par la plaie; et c'est ce qui arrive, puisqu'on sait que ces sortes d'anus contre nature sont toujours incurables : au contraire, à la suite de la hernie gangrenée, c'est de la facilité avec laquelle l'intestin s'éloigne de la plaie en entraînant les restes du sac herniaire, que dépend la formation d'une cavité intermédiaire à ses deux orifices, et qui les met en communication. Ce qui arrive à la suite

---

parle Désault, OEuvres chirurg. tom. II, p. 370 : les détails de ce fait ne me paroissent pas exposés avec assez de clarté, surtout quant aux circonstances antérieures, pour qu'on puisse en tirer des conséquences exactes.

des plaies pénétrantes de l'abdomen avec ouverture de l'intestin, s'observe pareillement dans les hernies ventrales qui se sont formées sous la cicatrice d'une plaie de l'abdomen guérie depuis long-temps, lorsque malheureusement ces hernies ont été frappées de gangrène. En général, la hernie ombilicale et la hernie ventrale, volumineuses et anciennes, quoique pourvues d'un sac herniaire, donnent lieu presque toujours à des anus contre nature incurables, lorsqu'elles viennent à se gangrener. La raison en est que le sac de ces espèces de hernies, dans les conditions où je les suppose, ayant contracté des adhérences très-intimes avec les aponévroses et les tégumens de l'abdomen, se trouve presqu'entièrement dépourvu de ce tissu cellulaire extensible qni enveloppe les autres hernies; et par cela même, il n'est pas propre à se retirer dans le ventre, et à former au-devant des deux orifices de l'intestin cet *entonnoir membraneux* qui pourroit seul les mettre en communication.

§. XIII. *Inutilité et autres inconvéniens du fil qu'on a coutume de passer à travers le mésentère, pour fixer l'intestin auprès de la plaie.*

Il résulte de tous les faits rapportés ci-dessus, que la rétraction du col du sac herniaire et des deux orifices de l'intestin, est une condition indispensable pour le rétablissement de la continuité du canal intestinal divisé par la gangrène : aussi je pense qu'à l'avenir il n'y aura personne qui ne regarde non seulement comme inutile, mais même comme dangereux, de passer un fil à travers le mésentère, pour fixer les deux bouts de l'intestin aux lèvres de la plaie (1). Cette pratique, bien que généralement adoptée jusqu'ici, doit être à jamais proscrite de la bonne chirurgie. J'ai déjà dit ailleurs que le fil devient presque toujours inutile, à cause de l'adhérence que le col du sac herniaire a contractée avec l'intestin avant le développement de la gangrène. J'ajouterai que, même dans les cas où cette adhérence n'existe point encore lorsqu'on fait la résection des parties gangrenées, la précaution de passer un fil à travers le mésentère n'est pas moins inutile. En effet, immédiatement après l'opération, tandis que la nature achève de séparer les parties gangrenées d'avec les parties saines, celles-ci contractent toujours, et en fort peu de temps, des adhérences avec le col du sac herniaire, soit au niveau de l'anneau inguinal, soit un peu au-delà, et l'on n'a point à craindre l'épanchement des matières fécales dans le ventre. Si quelquefois ce dernier accident a eu lieu chez des sujets qui sont morts, en très-peu de jours, d'une hernie gangrenée, c'est que les matières fécales, n'ayant pu s'ouvrir assez tôt une issue à l'extérieur, avoient déterminé la rupture de l'intestin dans le ventre, au-delà de l'anneau et du sac herniaire. Si, dans quelqu'autre cas, on a trouvé sur le cadavre les deux orifices de l'intestin sans adhérence avec le col du sac herniaire, et les matières fécales épan-

---

(1) M. Paletta est un des premiers qui aient reconnu cette vérité. *Giornale di Medicina di Venezia*, tom. VIII, pag. 435.

18.

chées dans le ventre, je crois pouvoir assurer que cet épanchement n'a eu lieu qu'après la mort, lorsque le relâchement de tout l'abdomen a permis aux extrémités de l'intestin de s'éloigner du col du sac herniaire, avec lequel elles n'avoient pas encore contracté des adhérences. Rien de tout cela ne peut arriver sur le vivant, à cause de l'action alternative du diaphragme et des muscles abdominaux qui compriment tous les viscères et tendent à les pousser au-dehors.

### §. XIV. *Comparaison des plaies du canal intestinal avec celles des autres parties du corps.*

*Si quod intestinorum gracilium discinditur, non coalescit*, dit Hippocrate (1). Cet aphorisme, pris dans son véritable sens, est l'expression d'un fait incontestable. Il est bien vrai que les plaies du canal intestinal suivent, dans leur cicatrisation, une toute autre marche que les plaies simples de la peau, des muscles, en un mot de toutes les autres parties du corps. On ne voit jamais leurs lèvres s'adapter immédiatement l'une à l'autre ; ainsi, à proprement parler, elles ne se réunissent point. Leur guérison n'a lieu que par l'intermède des parties environnantes, c'est-à-dire par les adhérences qu'elles contractent avec le grand sac péritonéal qui revêt les parois de l'abdomen, ou avec les prolongemens de cette même membrane qui forment l'enveloppe extérieure de la plupart des viscères. Littre rapporte (2) qu'un aliéné se donna dix-huit coups de couteau

_______

(1) Sect. IV, aphor. XXIV.
(2) Acad. roy. des sciences de Paris, an 1705.

dans le ventre, dont huit pénétrèrent dans cette cavité, et blessèrent évidemment les intestins; il guérit néanmoins au bout de deux mois : mais dans un nouvel accès de manie, il se précipita d'une fenêtre et se tua. A l'ouverture de son corps, on trouva toutes les cicatrices du canal intestinal adhérentes à quelque point de la surface des viscères adjacens, ou des parois de l'abdomen ; on n'en vit pas une seule qui parût s'être formée par le contact immédiat des lèvres de la plaie de l'intestin.

Le péritoine, irrité par une cause quelconque, a une singulière tendance à s'enflammer autour du point d'irritation, et à contracter des adhérences avec les parties qui lui sont contiguës dans ce même point : aussi, lorsqu'une ou plusieurs circonvolutions d'intestin ont été divisées par un instrument tranchant, ou traversées par une balle, elles se réunissent toujours, dans une certaine étendue, avec les parties environnantes, qui toutes sont revêtues du péritoine (1). Ces adhérences, unique moyen dont la nature se sert pour boucher les ouvertures accidentelles du canal intestinal, sont facilitées par la pression que les muscles abdominaux et le diaphragme exercent alternativement sur les viscères, dans les mouvemens d'inspiration et d'expiration.

---

(1) Platner, Instit. chirurg. §. 694. Illud enim antè omnia tenendum est, intestinorum, ventriculi, aliorumque receptaculorum vulnera, si sanescunt, non ita glutinari atque alia vulnera. Nam neque ore ita adducuntur ut se contingant, et inter se coeant, neque vulnera superveniente carne implentur, sed pars vulnerata jungitur aliis quæ propè sunt, cum quibus mediâ cicatrice concrescit.

Les phénomènes qui accompagnent la guérison d'une plaie simple de l'intestin, ne diffèrent point de ceux que j'ai fait observer dans la réunion de ce même canal divisé par la gangrène. En effet, dans ce dernier cas, le rétablissement de la continuité du canal intestinal ne s'opère que par l'intermède du col du sac herniaire : en contractant des adhérences avec les deux orifices de l'intestin divisé, cette portion du péritoine forme une petite cavité intermédiaire qui supplée à l'anse d'intestin détruite par la gangrène.

## §. XV. *Inconvéniens d'une diète trop rigoureuse dans le traitement de l'anus contre nature.*

Le célèbre Lapeyronnie, ayant observé que le resserrement de l'anus contre nature étoit d'autant plus prompt que le malade étoit plus sobre, pensa que, dans tous les cas de cette nature, une diète rigoureuse étoit le seul moyen de prévenir une fistule stercoraire incurable. Cette opinion sembloit d'autant mieux fondée, qu'on avoit vu souvent des coliques intestinales violentes, et quelquefois mortelles, déterminées par des écarts dans le régime, pendant la suppuration de la plaie, ou, ce qui est encore plus fréquent, après l'oblitération de l'anus contre nature. Louis remarqua très-judicieusement, dans son mémoire *sur la cure des Hernies intestinales avec gangrène*, que, quelque sage et rationnel que paroisse le précepte de Lapeyronnie, il est cependant en opposition directe avec la principale indication qu'on se propose de remplir dans la cure de l'anus contre nature : il pré-

Opinion de Louis à ce sujet.

tendit qu'une diète rigoureuse, par cela même qu'elle fait resserrer promptement la plaie exté-rieure et l'ouverture de l'intestin, ne sauroit con-tribuer à une guérison parfaite; mais qu'au con-traire elle est souvent la principale cause des co-liques auxquelles sont sujets les malades dans tout le traitement, et surtout après la cicatrice de la plaie. Car, disoit-il, si la solidité et la sûreté de la guérison dépendent de la largeur du canal intes-tinal dans le lieu de la cicatrice, il est évident que, loin de tenir le malade, pendant tout le trai-tement, à une diète rigoureuse, il faut le nour-rir abondamment de substances faciles à digérer, qui entretiennent la dilatation du canal intestinal, afin que la portion de ce canal qui correspond à la plaie, soit aussi ample que possible, lorsque la fistule stercoraire viendra à se fermer complète-ment. Pour remplir cette indication, il faut joindre à une nourriture abondante et de facile digestion, tous les moyens propres à accélérer le cours des matières fécales dans le canal intestinal, tels que les lavemens réitérés, et les doux purgatifs par in-tervalles. Si, chez quelques individus, malgré l'em-ploi de tous ces moyens, le canal de communica-tion des deux orifices de l'intestin, ne pouvoit ac-quérir l'ampleur nécessaire pour permettre aux ma-tières fécales de passer librement du bout supérieur dans l'inférieur, il est hors de doute que ce qu'il y auroit de mieux à faire, en pareil cas, seroit d'en-tretenir l'anus artificiel, en continuant toutefois de prescrire une nourriture abondante et de facile di-gestion. Ce traitement seroit bien plus avantageux pour le malade, qu'une diète rigoureuse qui le feroit tomber dans le marasme, et qui l'exposeroit, si la fistule stercoraire se fermoit trop tôt, à perdre la vie dans les plus affreux tourmens. Je rapporterai bientôt des observations pratiques à l'appui de ces diverses propositions.

§. XVI. *Nécessité d'une nourriture abondante pour seconder les efforts de la nature qui tendent à rétablir la continuité du canal intestinal.*

La difficulté du passage des matières fécales de l'orifice supérieur dans l'orifice inférieur de l'intestin divisé par la gangrène, n'est pas à beaucoup près la même chez tous les individus, et ces différences dépendent, comme je l'ai prouvé ci-dessus, de deux causes ; 1°. de la rétraction plus ou moins facile du col du sac herniaire et des orifices de l'intestin ; 2°. du degré de dilatation que les excrémens font éprouver à la base de *l'entonnoir membraneux*, qui forme une cavité intermédiaire ou un canal de communication entre les deux orifices de l'intestin. Lorsque la gangrène n'a détruit qu'environ un tiers de la circouférence de l'intestin, il y a tout lieu d'espérer qu'en très-peu de temps les matières fécales déprimeront l'éminence en forme de *promontoire* (1), qui résulte de la courbure anguleuse de ce canal, et qu'elles reprendront leur cours naturel le long de la paroi opposée à l'ouverture. Mais dans les cas où une anse

_______________

(1) Planch. IX, fig. III, d ; fig. I, f.

d'intestin toute entière a été détruite, outre que l'éminence interne est plus saillante, elle est aussi beaucoup plus dure et plus difficile à déprimer, parce qu'elle est formée par les bords des deux orifices de l'intestin, situés parallèlement à côté l'un de l'autre, et réunis dans un point de leur circonférence, en formant un angle rentrant très-aigu du côté de leur attache au mésentère. Alors, pour que les matières alvines reprennent leur cours naturel, il faut nécessairement que les deux orifices de l'intestin s'éloignent assez de la plaie pour permettre une dilatation considérable de la base de *l'entonnoir membraneux* formé par le col du sac herniaire. Dans ces cas, qui malheureusement sont les plus ordinaires, on conçoit que la guérison doit être plus longue et plus difficile que dans ceux que j'ai supposés précédemment ; c'est alors qu'il est surtout indispensable de prescrire aux malades une nourriture abondante, de bonne qualité, et de facile digestion . par ce moyen le canal intestinal renfermera toujours une grande quantité de matières fécales, qui, poussées avec force dans *l'entonnoir membraneux*, dilateront peu à peu sa cavité ; le trajet demi-circulaire qu'elles parcourront pour se porter de l'orifice supérieur de l'intestin dans l'inférieur, en s'élargissant graduellement, deviendra de moins en moins anguleux ; et enfin, il arrivera une époque où ce trajet sera tellement large, que les matières fécales, ne trouvant plus aucun obstacle à le parcourir, abandonneront totalement la plaie extérieure.

### §. XVII. *Observations pratiques à l'appui de la doctrine précédemment établie.*

Je pourrois citer beaucoup d'observations pratiques à l'appui de ce que je viens d'avancer sur le traitement des anus contre nature ; mais je me bornerai à en rapporter quelques-unes qui suffiront, je pense, pour éclaircir et confirmer ce point de doctrine.

Une femme (1) fut opérée, à l'âge de cinquante-six ans, d'une hernie formée par une anse d'intestin longue de cinq à six pouces, qu'on trouva gangrenée, et dont on fit l'excision. Les matières fécales sortirent pendant si long-temps par la plaie, qu'on avoit perdu toute espérance de guérison : en conséquence, on croyoit ne pouvoir mieux faire que d'entretenir l'anus contre nature ; mais la malade commit une erreur de régime qui lui devint salutaire ; car, dès qu'elle eut pris un léger purgatif, composé de manne et de casse, qu'on lui prescrivit à cette occasion, les excrémens, qui, depuis quatre mois, ne sortoient que par la plaie, commencèrent à reprendre leur cours naturel, et, dans l'espace de quinze jours, l'anus contre nature fut cicatrisé.

Un homme (2) avoit été opéré, depuis plusieurs

---

(1) Pipelet, Acad. roy. de chirurg., tom. II, pag. 262.

(2) Mauchart, *De epiploo-enterocele crurali dissert.* Cùm foramen ulceris atque intestini magis ac magis se contraheret arctiùs, et aliquot septimanarum spatio nonnisi fluidiora transmitteret, remanentibus crassioribus fæcibus, su-

semaines, d'une hernie crurale gangrenée, et avoit toujours rendu, depuis la même époque, ses matières fécales par la plaie. Cette ouverture s'étant fermée, les symptômes de l'étranglement reparurent avec la même intensité qu'avant l'opération, quoique le malade eût toujours été soumis à une diète rigoureuse. Il fit usage de clystères, d'abord émolliens, ensuite stimulans, et bientôt les matières fécales reprirent leur cours naturel; tous les accidens cessèrent, et la plaie ne se rouvrit point. Cet homme survécut vingt-deux ans à sa guérison. et, au bout de ce temps, il mourut d'une maladie tout à fait étrangère à la première. A l'ouverture de son corps, on trouva que les deux orifices de l'intestin autrefois divisé par la

---

pervenit nova abdominis tensio flatulenta, quamvis nonnisi fluida et juscula hauriret patiens : imò cùm et angustum hoc orificium cicatrice penitùs occluderetur, pristina denuò ludi tragœdia, redire vomitus et inflammatio et tensio abdominis dolorifica cœperunt. Sub novis hisce angustiis injecit D. Warner intestino recto per anum clismata aliquot, mediante vescicâ bubulâ, dein syringâ, quâ per vices impulit copiosè fortiterque in anum mox oleosa emollientia, mox stimulantia, donec càdem vià copiosæ fæces alvinæ excernerentur, et vomitus æquè ac abdominis molesta inflatio cessarent, atque æger successivè naturali per anum excretione fæcum constanter gauderet per viginti duo ferè annos. — In cadavere duo intestini ileon, quod olim magnam substantiæ et longitudinis jacturam fecerat e putredine sphacelosâ extrema tam arctè per cicatricem coalita, mediantibus peritonæi processibus reperta sunt, ut sufficiens atque liber fæcum commeatus permanserit ad anum, licèt intestini diameter aliquantisper naturali angustior in loco coalitûs fuerit.

gangrène, communiquoient ensemble par l'intermède d'un prolongement du péritoine, qui vraisemblablement n'étoit autre chose que l'*entonnoir
membraneux* qui se forme toujours, en pareils
cas, avec les restes du col du sac herniaire. Quoique l'intestin fût notablement rétréci dans l'endroit de la cicatrice, il laissoit néanmoins un passage assez libre aux matières fécales.

Petit (1) a recueilli une observation fort analogue
à la précédente, sur un anus contre nature, à la
suite d'une hernie gangrenée. La plaie s'étant resserrée trop tôt, les symptômes de l'étranglement
commençoient à reparoître, malgré la diète rigoureuse à laquelle le malade étoit soumis. On prescrivit des lavemens réitérés, et dès lors les matières fécales, abandonnant peu à peu l'ouverture
extérieure, reprirent complètement leur cours
naturel.

Un homme de la campagne (2), âgé de trente-
cinq ans, étoit affecté, depuis sa dix-huitième
année, d'une hernie inguinale du côté gauche,
qui s'étrangla et se gangrena. La guérison fut entièrement abandonnée à la nature. Aussitôt après
la séparation des parties gangrenées, le malade
ne voulut s'assujétir à aucun régime; mais, au
contraire, il se livra à son appétit, et il mangeoit
tellement qu'il falloit, pour ainsi dire, renouveler

_______

(1) OEuvres posthumes, tom. II, pag. 403.
(2) Bulletin des sciences médic., publié au nom de la
société médicale d'émulation de Paris, 1807.—Et société
médicale de Londres, an 1805.

l'appareil à chaque instant. On lui représenta que s'il continuoit de pareils excès, il ne guériroit jamais de sa fistule stercoraire ; il n'eut aucun égard à ces avis, et, enfin, on prit le parti de l'abandonner à son intempérance. Pendant six semaines, la plaie n'offrit aucun changement sensible ; mais au bout de ce temps, elle commença à se resserrer. Vers la huitième semaine, le malade commença à rendre, par les voies naturelles, d'abord une certaine quantité de *mucus*, et ensuite des matières fécales. Ces évacuations devinrent de plus en plus abondantes, la plaie continua à se resserrer, et elle finit par se cicatriser complètement. Après sa guérison le malade ne fut pas même sujet à des coliques.

A ces observations il seroit facile d'en ajouter un grand nombre d'autres : combien d'individus ont conservé leur anus contre nature tant qu'ils ont été soumis à une diète rigoureuse, qui, après leur sortie de l'hôpital, ayant repris l'exerccie de leur profession et l'usage d'une nourriture abondante, ont commencé dès lors à rendre les matières fécales par les voies naturelles, et enfin ont guéri complètement, sans le secours de l'art, de la plus dégoûtante des infirmités !

§. XVIII. *Des précautions qu'exige la guérison de l'anus contre nature.*

Le traitement de l'anus contre nature exige, de la part du chirurgien, beaucoup de circonspection et de prudence ; car, s'il est bien reconnu qu'un resserrement trop prompt de la plaie expose le malade à des coliques fréquentes, et quelquefois mortelles, il n'est pas moins vrai que, lorsque toutes les circonstances sont favorables pour permettre une guérison complète, entretenir plus long-temps la fistule stercoraire, seroit prolonger, sans nécessité, une infirmité fâcheuse, qui peut seule rendre un homme malheureux pour le reste de ses jours. Si donc, après avoir prescrit pendant plusieurs semaines une nourriture abondante et de facile digestion, l'usage non interrompu des clystères un peu stimulans, et quelques légers purgatifs de temps en temps, on voit les matières fécales reprendre graduellement les voies naturelles, et abandonner peu à peu la fistule, sans que le malade éprouve de coliques fréquentes ou très-vives; on aura tout lieu de croire que la base de l'*entonnoir membraneux*, formé par les restes du col du sac herniaire, est assez dilatée pour permettre une libre communication entre les deux orifices de l'intestin divisé. Alors on pourra, sans danger, laisser fermer la plaie extérieure : mais on ne doit jamais faire aucune compression sur la fistule, pour en accélérer la guérison. L'expérience m'a appris que les malades ne peuvent supporter cette pression, quelque modérée qu'elle soit, attendu qu'en poussant d'avant en arrière l'orifice extérieure de la fistule, on rétrécit la base de l'*entonnoir membraneux*, c'est-à-dire de la cavité intermédiaire aux deux orifices de l'intestin. On sait d'ailleurs que, dans les terminaisons les plus heureuses de l'anus contre-nature, quelque soin qu'on prenne pour obtenir une cicatrice parfaite,

Signes qui indiquent le rétablissement de la continuité du canal intestinal.

il reste presque toujours, pendant plusieurs années, un très-petit orifice fistuleux, d'où suinte, par intervalle, une gouttelette de matières fécales, ce qui n'est pas même une incommodité pour le malade. En réfléchissant sur l'utilité de ce petit émonctoire que la nature se ménage presque toujours, je n'hésite point d'avancer que, lors même que toutes les circonstances peuvent faire espérer une guérison parfaite, il ne convient pas de laisser fermer complètement le petit trou fistuleux qui reste au centre de la cicatrice de l'anus contre nature. On ne pourroit le laisser fermer sans danger que long-temps après que les matières fécales ont commencé à sortir exclusivement par les voies naturelles. Mais, même dans ce dernier cas, je crois qu'il est toujours prudent d'entretenir une petite ouverture, au moyen d'une bougie de gomme élastique très-mince, et d'une longueur convenable pour qu'elle n'incommode point le malade: cette bougie, qu'on peut mettre et retirer à volonté, seroit d'un grand secours, si, par accident, des matières fécales, mal digérées, venoient à engorger la petite cavité intermédiaire aux deux orifices de l'intestin divisé, ce qui ne manqueroit pas de déterminer les symptômes de l'étranglement.

Si, malgré un régime convenable et l'emploi sagement dirigé des lavemens et des purgatifs, les matières fécales continuent à sortir en totalité ou en grande partie par la plaie, plusieurs semaines après l'opération; si, à mesure que la plaie se resserre, le malade éprouve des coliques fortes et fréquentes, il est hors de doute que les orifices de l'intestin divisé ne se sont pas encore assez éloignés de l'anneau inguinal ou de l'arcade crurale, et qu'ils n'ont pas entraîné avec eux une portion assez considérable du col du sac herniaire, pour former la petite cavité demi-circulaire, qui doit mettre en communication les deux parties du canal in-testinal. Dans ce cas, le chirurgien commet-troit une grande faute, s'il n'entretenoit, par tous les moyens qui sont en son pouvoir, la dilatation de l'anus contre nature, au degré nécessaire pour que l'excrétion des matières fécales n'éprouve au-cun obstacle. Si l'ouverture étoit déjà trop resser-rée, il se serviroit, pour la dilater, d'un morceau d'éponge préparée; ensuite il l'entretiendroit au degré de dilatation convenable avec un gros bour-donnet de charpie, ou avec un cylindre de gomme élastique. Quel que soit le corps dont on se serve pour dilater la fistule, le malade en sera d'abord incommodé; mais bientôt il s'y accoutumera, pourvu que ce corps ne soit pas trop long.

L'introduction d'une tente dans la fistule ster-coraire ne servira pas seulement à entretenir la di-latation de cette ouverture; mais elle aura, de plus, le double avantage de retenir assez long-temps les matières alimentaires pour que l'ab-sorption des parties nutritives puisse avoir lieu, et de prévenir le renversement de l'intestin, ac-cident contre lequel on doit toujours être en garde.

Moyens de le dilater et de l'entrete-nir.

## §. XIX. *Du renversement de l'intestin dans l'anus contre nature.*

Cette fâcheuse complication peut avoir lieu non-seulement lorsque les matières fécales sortent entièrement par l'anus artificiel, mais encore lorsqu'une partie de leur excrétion se fait par les voies naturelles : l'histoire suivante en est une preuve.

*Dominique Paoli*, âgé de vingt-cinq ans, fut opéré par moi d'une hernie scrotale du côté gauche, étranglée, et déjà gangrenée. Dès que j'eus incisé l'anse d'intestin grêle sphacelée, après avoir fait cesser l'étranglement, il sortit par la plaie une grande quantité de matières fécales liquides, mêlées de plusieurs vers (ascarides lombricoïdes), ce qui soulagea beaucoup le malade. Bientôt la nature opéra la séparation des parties gangrenées; les deux orifices de l'intestin divisé et le col du sac herniaire ne tardèrent pas de remonter au-delà de l'anneau, et tout alla chaque jour de mieux en mieux. Au bout de quelques semaines, les matières fécales reprirent leur cours naturel; la plaie se resserra, et il ne resta plus, au centre de la cicatrice, qu'une très-petite ouverture, d'où l'on voyoit suinter de temps en temps quelques gouttelettes de matières fécales jaunes. C'est dans cet état que le malade sortit de l'hôpital. Sa guérison se soutint assez bien durant trois années, puisqu'il supporta les travaux de la campagne et l'usage d'une nourriture grossière, sans éprouver de douleurs de ventre considérables, ni aucun dérangement notable des excrétions alvines. Après ce

Observation particulière à ce sujet.

temps, il fut pris d'une forte toux qui le fatigua continuellement pendant plusieurs mois ; en même temps la petite ouverture du centre de la cicatrice commença à s'élargir, et à donner issue à une quantité de matières fécales plus considérable qu'auparavant ; bientôt elle fut surmontée d'un petit tubercule rouge, qui peu à peu se développa jusqu'au point de former une tumeur longue de deux pouces et demi, et d'une largeur égale à celle de l'intestin grêle. A mesure que cette tumeur rouge devenoit plus volumineuse et plus saillante, les selles étoient de plus en plus rares, et enfin elles se supprimèrent totalement : alors le malade revint à l'hôpital. Je fis rentrer sans difficulté toute la portion d'intestin renversée ; je portai ensuite dans le trajet fistuleux un bourdonnet de toile, de l'épaisseur du doigt, et d'un pouce et demi de longueur, que je dirigeai vers le flanc gauche. Quelques heures après, je ne fus pas peu surpris d'apprendre que le malade avoit eu plusieurs déjections alvines par les voies naturelles, sans douleurs de ventre bien remarquables, malgré la présence du bourdonnet dans la fistule. Je continuai l'usage du même moyen pendant une semaine, après laquelle je substituai au bourdonnet une simple boulette de charpie, appliquée légèrement sur l'orifice de la fistule, dans l'espérance que cette plaie, abandonnée à elle-même, se resserreroit de nouveau, et que le renversement de l'intestin n'auroit plus lieu ; mais il en arriva tout autrement. Quoique le malade gardât le lit, qu'il prît tous les jours trois ou quatre clystères, tantôt

émolliens tantôt un peu irritans, et de temps
à autre un léger purgatif, quoiqu'il ne fût plus
tourmenté par la toux, la fistule ne se resserra
point, les selles devinrent de plus en plus rares,
et l'intestin se renversa de nouveau. Après en
avoir fait la réduction, j'eus recours une seconde fois, pour le contenir, à l'introduction d'un
gros bourdonnet, long d'un pouce et un quart; et
aussitôt les matières fécales reprirent leur cours
naturel, ou du moins il n'en sortit plus que fort
peu par la plaie. Dès lors je reconnus qu'il étoit indispensable, pour ce malade, de porter continuellement le bourdonnet, puisque c'étoit le seul moyen
de s'opposer au renversement de l'intestin, et de
détourner les matières fécales de la fistule, en les
dirigeant vers le rectum.

J'ai essayé, à cette occasion, plusieurs instrumens qui m'avoient semblé devoir être très-com-
modes pour maintenir le bourdonnet; mais le
malade n'a pu en supporter aucun : lorsqu'il étoit
debout ou qu'il marchoit, il en étoit toujours incommodé, quoiqu'ils ne produisissent qu'une
pression modérée. Le moyen qui a le mieux réussi
est une compresse soutenue par un bandage en T.
A l'aide de ce simple appareil, le jeune homme
dont je viens de parler continue de porter, depuis
deux ans, un bourdonnet dans la fistule, ce qui
ne l'empêche point de vaquer à ses affaires.

Il résulte de ce fait, 1°. que le renversement de
l'intestin peut avoir lieu, quoique les deux orifices
de l'intestin divisé communiquent librement ensemble par l'intermède de *l'entonnoir membra-*

Moyen de prévenir cet accident.

19.

*neux ;* 2°. que le même accident peut arriver plusieurs années après la guérison de l'anus artificiel, lorsqu'il ne reste plus qu'un petit trou fistuleux au centre de la cicatrice; 3°. que, dans le cas où le renversement de l'intestin a lieu après que la continuité du canal intestinal est bien rétablie, il suffit d'opérer la réduction de cette portion renversée, et de la maintenir réduite au moyen d'une grosse tente de charpie ou de linge, pour que les matières fécales reprennent leur cours naturel; 4°. qu'après la réduction de l'intestin renversé, si la fistule n'a aucune disposition à se resserrer, et que le renversement se reproduise, le seul parti qui reste à prendre c'est de tenir constamment une tente à l'intérieur de la fistule, au moyen du bandage indiqué ci-dessus.

§. XX. *De l'engorgement de la cavité intermédiaire aux deux orifices de l'intestin divisé.*

Soit que l'anus artificiel se resserre trop promptement, soit que des alimens mal digérés ou des vers engorgent la petite cavité demi-circulaire qui met en communication les deux orifices de l'intestin, le malade retombe dans les mêmes tourmens qu'il éprouva autrefois, lorsque sa hernie s'étrangla : il est pris de vives douleurs aux environs de la fistule stercoraire, de tension douloureuse du ventre, de vomissemens et de hoquet, avec prostration des forces et irrégularité du pouls; s'il n'est promptement secouru, il ne tarde pas de périr par l'effet de la rupture de l'intestin et de l'épanchement des matières fécales dans le ventre. La rupture se fait toujours dans la partie supérieure de l'intestin qui se trouve distendue par les matières fécales, et plus particulièrement auprès de l'adhérence de cette même partie avec la base de *l'entonnoir membraneux*. Je suis convaincu, par l'expérience, que, le plus souvent, dans ces malheureuses circonstances, on perd un temps précieux à administrer des remèdes, qui sont tous inutiles, à l'exception des lavemens réitérés. Les purgatifs seroient sans doute, de tous les médicamens, ceux dont on devroit attendre les plus heureux effets, si, dans tous les cas de cette espèce, on pouvoit savoir, avec quelque certitude, quel est le degré de résistance que les matières fécales éprouvent dans leur passage à travers la cavité de *l'entonnoir* membraneux; mais c'est précisément ce qu'on ignore. De-là vient que, le plus souvent, lorsqu'on fait prendre un purgatif, il est rejeté par la bouche, et que d'autres fois, loin de provoquer la sortie des matières fécales par les voies naturelles ou par la fistule, il contribue plutôt à accélérer la rupture de l'intestin et l'épanchement de ces matières dans le ventre. Le seul moyen de sauver le malade d'un danger aussi pressant, est d'ouvrir le plutôt possible une issue aux matières fécales. Si la fistule n'est pas extrêmement rétrécie, et qu'elle puisse encore admettre une petite plume à écrire, on doit y introduire avec précaution un tuyau de gomme élastique, et le faire pénétrer jusque dans le bout supérieur de l'intestin, ce qui n'est pas difficile, car le tuyau se dirige presque spontanément de ce côté: par ce moyen on donne issue à une grande quantité de matières fécales liquides, et il survient une prompte diminution de tous les symptômes. Ensuite on dilate la fistule avec l'éponge préparée, et on la tient à ce degré de dilatation par le moyen d'un gros bourdonnet de linge ou de charpie, jusqu'à ce que les substances mal digérées ou les vers qui engorgent la cavité de l'*entonnoir membraneux*, aient été complètement évacués.

2°. Fendre dans toute sa longueur le trajet fistuleux.

Si, lorsque les symptômes de l'étranglement sont portés au plus haut degré d'intensité, la fistule est déjà resserrée au point de permettre à peine l'introduction d'une sonde cannelée, il ne reste d'autre parti à prendre que d'inciser, sur cet instrument, le trajet fistuleux dans toute sa longueur, jusques à la petite cavité formée par la base de l'*entonnoir membraneux*; ensuite, si les matières fécales ne sortent pas encore librement, on peut employer le tuyau de gomme élastique, et les autres moyens propres à opérer la dilatation. L'incision du trajet fistuleux n'est pas dangereuse, pourvu qu'elle soit faite par une main exercée. Il n'est pas nécessaire qu'elle soit très-profonde, attendu que la cicatrice extérieure n'est pas ordinairement à une grande distance de l'*entonnoir membraneux*, et que la petite ouverture qui se trouve toujours dans son centre, conduit la sonde précisément à l'endroit où sont arrêtées les matières fécales. Cette espèce de *gastrotomie* est bien différente, soit par son objet soit par son exécution, de celle qu'on a autrefois proposée;

c'est la seule qui mérite d'être comptée parmi les opérations de la chirurgie, parce qu'elle est fondée sur des principes solides, et parce que son exécution est aussi sûre que facile. Elle a été pratiquée avec succès par M. Renaud (1), dans un cas qu'il me paroît utile de rapporter ici.

Un homme, âgé de vingt-cinq ans, avoit, depuis trois ans, une hernie inguinale du côté gauche, qui s'étrangla tout à coup, dans le mois de septembre 1772, et qui fut dès lors accompagnée des symptômes les plus violens. M. Renaud ne fut appelé que le troisième jour après l'accident. Il trouva le malade dans un état de prostration extrême, ayant le pouls petit, *convulsif*, un hoquet fréquent, des vomissemens de matières fécales, enfin tous les signes d'une mort prochaine, ce qui le détermina à entreprendre de suite l'opération. Il mit à découvert une anse d'intestin longue de six à sept pouces, et une portion d'épiploon qui paroissoit prête à se gangrener, et qu'il excisa sur-le-champ sans en faire la ligature. Deux heures après la réduction des viscères et l'application de l'appareil, le malade eut une selle : il éprouva encore néanmoins quelques douleurs de ventre qui disparurent le lendemain, par l'effet d'un léger purgatif. Le quinzième jour après l'opération, tout paroissant dans le meilleur état, il survint tout à coup des coliques assez vives ; à la levée de l'appareil, on trouva la plaie couverte de matières fécales, parmi lesquelles étoient deux vers. M. Renaud prescrivit

---

(1) **Journal de médecine**, juin 1787, pag. 547.

une boisson anthelmentique, et un lavement de deux en deux jours. Le vingt-troisième jour après la sortie des matières fécales, la plaie étoit déjà considérablement rétrécie. Le vingt-sixième, un purgatif détermina plusieurs selles ; et dès ce moment les déjections alvines reprirent leur cours naturel. Le trentième jour la plaie se trouva cicatrisée. Un mois après cette guérison apparente, les selles redevinrent rares et difficiles, et il se forma dans l'aîne droite, au-dessus de la cicatrice, une petite tuméfaction douloureuse, dont M. Renaud reconnut bientôt la véritable nature. Après avoir employé sans succès les saignées, les cataplasmes et les lavemens, il se détermina à inciser cette tumeur, afin d'ouvrir une issue aux matières fécales arrêtées dans l'intestin, au-dessus de la cicatrice. L'opération étoit d'autant plus urgente, que déjà les vomissemens avoient reparu ; le pouls étoit petit, et une sueur froide couvroit toute la surface du corps. Après l'incision de la cicatrice et de la portion correspondante des muscles abdominaux, à l'instant où la pointe du bistouri pénétra dans l'intestin engorgé (*ou plutôt dans la cavité intermédiaire aux deux orifices de l'intestin divisé*), les matières fécales jaillirent avec tant d'abondance et de force, qu'elles éteignirent une chandelle, et que l'opérateur en fut, pour ainsi dire, couvert de la tête aux pieds. L'ouverture de l'intestin, (*c'est-à-dire de l'entonnoir membraneux formé par les restes du col du sac herniaire*), ayant été assez dilatée pour permettre l'introduction du doigt, on parvint à en extraire une boule de matières fécales durcies, de la grosseur d'une noix, au centre de laquelle on trouva un noyau de prune et plusieurs pepins de pommes cuites. Deux jours après cette opération, on prescrivit un purgatif qui détermina d'abondantes évacuations, par la plaie seulement. Le sixième jour, les déjections alvines commencèrent à reprendre leur cours naturel, et à sortir en moindre quantité par la plaie : un second purgatif augmenta encore leur direction vers le rectum. Il ne survint plus d'accident, et, le vingt-unième jour, la plaie fut complètement cicatrisée.

§. XXI. *De l'infiltration des matières fécales, et des fistules stercoraires qui se forment aux environs de l'anus artificiel.*

Un autre accident qui peut résulter du resserrement prématuré de l'anus artificiel, c'est l'infiltration des matières fécales entre les aponévroses des muscles de l'abdomen, et particulièrement entre l'aponévrose de *l'oblique externe* et les tégumens de l'aîne. Il en résulte nécessairement des abcès et de nombreuses fistules stercoraires, qui, s'ouvrant aux environs des régions inguinale et iliaque, produisent une abondante suppuration, minent les forces du malade, et finissent par le conduire au tombeau, comme le prouve l'observation suivante.

*François Ferraria*, âgé de vingt ans, étoit incommodé d'une hernie inguinale congénitale du côté droit, qui s'étrangla et se gangrena. A l'ouverture du sac herniaire, on trouva une portion d'épiploon dont on fit l'excision au voisinage de

Observation particulière.

l'anneau, et une anse d'intestin grêle livide, mais non encore gangrenée, qui fut replacée dans le ventre : aussitôt le hoquet et le vomissement cessèrent. Deux heures après l'opération, le malade eut plusieurs déjections alvines noires et très-fétides. Dans la nuit du troisième jour, ces évacuations se supprimèrent, et le ventre se gonfla. Le jour suivant, la portion d'intestin livide, qui avoit été repoussée derrière l'anneau, s'ouvrit spontanément ; et quoiqu'on n'eût point passé de fil à travers le mésentère pour l'empêcher de s'éloigner, il sortit par la plaie une grande quantité de matières fécales, parmi lesquelles on trouva un gros ver (ascaride lombricoïde). Tout alla bien jusqu'au vingtième jour après l'opération, et la plaie faisoit de grands progrès vers la guérison. Mais à cette époque la sortie des matières fécales par les voies naturelles fut plus rare et plus difficile ; le ventre devint douloureux, et il se forma auprès de la crête de l'os des iles un abcès, dont l'ouverture donna issue à des matières fécales mêlées de pus. Peu de temps après, un nouveau gonflement douloureux se manifesta un peu au-dessus du pubis : en le comprimant, on faisoit sortir du pus et des matières fécales par la fistule stercoraire située au-dessus. Des alimens de mauvaise qualité dont le malade fit usage, arrêtèrent complètement les évacuations alvines ; alors il se forma au-dessus du pubis un troisième abcès qui donna lieu à une troisième fistule stercoraire. Entre cette dernière et les précédentes, on vit s'élever successivement plusieurs petites tumeurs semblables à des fu-

roncles, qui, s'étant gangrenées à leur tour, donnèrent issue à une grande quantité de matières
fécales, dans lesquelles on distinguoit des pepins
de poires. Malgré un bon régime et l'usage non
interrompu des remèdes fortifians, le malade s'af-
foiblit de plus en plus, et tomba dans le marasme.
Il fut pris d'une fièvre très-vive, accompagnée de
frissons et de douleurs intolérables au trochanter
droit ; enfin, il mourut après quatre mois de souffrances continuelles. A l'ouverture de son corps,
je trouvai que les deux orifices de l'intestin, disposés parallèlement entr'eux, étoient entourés par
les restes du col du sac herniaire, qui formoient une
sorte d'*entonnoir membraneux*, dont la base étoit
courte et peu spacieuse, et dont le sommet, correspondant sous les tégumens de l'aîne, s'ouvroit dans
une cavité noirâtre, assez grande pour contenir une
noix. De cette dernière cavité naissoient autant de
canaux qu'il y avoit d'ouvertures fistuleuses dans
les régions inguinale et iliaque.

Il étoit facile de voir, chez ce sujet, pourquoi
les matières fécales avoient trouvé plus de facilité
à sortir par la plaie qu'à reprendre leur cours naturel : c'est que la rétraction du col du sac herniaire ayant été fort peu considérable, la base
de l'*entonnoir membraneux* n'avoit pu acquérir
assez d'ampleur pour transmettre toutes les matières fécales du bout supérieur dans le bout inférieur de l'intestin. Dans cet état des choses, la
plaie s'étant resserrée très-promptement, il devoit nécessairement en résulter la rupture du bout
supérieur de l'intestin au-dessus de l'*entonnoir*

Réflexions sur le fait précédent.

*membraneux*, ou l'infiltration des matières fécales
entre les aponévroses des muscles abdominaux et
les tégumens de l'aîne : c'est précisément ce dernier accident qui arriva. Le chirurgien auroit pu
y remédier, si, dès l'apparition du premier abcès
stercoraire, il se fût hâté de dilater l'anus contre
nature, soit avec l'instrument tranchant, soit
avec l'éponge préparée, ou par ces deux moyens
réunis. C'est une précaution qu'on ne doit jamais
omettre toutes les fois qu'il se forme un abcès aux
environs de l'anus contre nature, lorsque, d'ailleurs, le resserrement trop prompt de la plaie, la
rareté des évacuations alvines et la tension du
ventre, ne permettent pas de douter que cet abcès
ne soit formé par les matières fécales.

§. XXII. *Des différens moyens qui ont été proposés pour réunir un intestin divisé.*

Maintenant, si nous comparons l'opération de
Ramdhor (1) avec les procédés simples et efficaces
que la nature emploie pour rétablir la continuité
du canal intestinal, à la suite des hernies gangrenées,
nous serons forcés de convenir que sur ce point,
comme sur beaucoup d'autres, l'art est resté fort
au-dessous de la nature.

Et d'abord, l'invagination de l'intestin est impraticable dans un grand nombre de cas de hernies
gangrenées, à cause des adhérences que la portion
saine de l'intestin a contractées avec le col du sac
herniaire, pendant la période inflammatoire de l'é-



______________

(1) Mœbius, Obs. med. miscellan. obs. XVIII.

tranglement. En second lieu, il est fort rare qu'on puisse, sans inconvénient, tirer hors du ventre une portion assez considérable du canal intestinal, pour introduire, avec toutes les précautions requises, le bout supérieur dans l'inférieur : on ne peut le faire sans manier long-temps et d'un emanière plus ou moins rude l'intestin déjà irrité, ce qui, joint aux piqûres de l'aiguille et aux tiraillemens produits par les fils, est une cause plus que suffisante pour déterminer une inflammation mortelle. Le danger sera encore bien plus grand si, d'après les expériences des chirurgiens modernes, on coud les deux extrémités de l'intestin sur un morceau de trachée-artère de veau (1), ou sur un petit cylindre creux fait avec du suif, de la colle de poisson, une carte roulée et vernissée, ou toute autre substance. Quel que soit le corps étranger qu'on introduise à l'intérieur de l'intestin, il peut, en gênant le cours des matières fécales, déterminer des accidens inflammatoires violens, et faire périr le malade dans les tourmens les plus affreux (2). Les journaux littéraires parlent de quelques expériences qui ont été

2°. Des autres espèces de suture.

---

(1) L'introduction d'un morceau de trachée-artère dans l'intestin ne devroit pas, ce me semble, être comprise dans l'énumération des procédés modernes, puisque c'est le moyen qui a été proposé le plus anciennement pour réunir les plaies du canal intestinal : c'est celui qu'on attribue aux quatre maîtres qui vivoient sur la fin du treizième siècle, par conséquent bien long-temps avant Ramdhor.

Note du Traducteur.

(2) Annales de littérat. médicale étrangère, avril 1809, pag. 326.

faites sur des chiens par les docteurs Thomson d'Edimbourg , et Smith de Philadelphie , pour prouver que les deux extrémités d'un intestin divisé peuvent être réunies par une suture, et replacées ensuite dans le ventre sans aucun danger pour la vie de l'animal (1). On ajoute qu'il n'est pas à craindre que les ligatures, en se détachant, tombent dans la cavité abdominale, mais que , par une de ces opérations de la nature qu'on ne sauroit expliquer, les fils sont rendus avec les matières fécales, après la guérison. Au reste, on ne dit point de quelle manière les sutures ont été faites, et comment on est parvenu à rapprocher exactement l'un de l'autre les orifices de l'intestin divisé, ce qui est très-difficile , particulièrement sur les chiens. De quelque manière qu'on s'y prenne, je doute fort qu'il soit possible de réunir, par une suture , les extrémités d'un intestin divisé par la gangrène dans une hernie , ou du moins de le faire avec quelque probabilité de succès. De telles expériences , lors même qu'elles réussissent le mieux , prouvent seulement qu'on peut faire avec succès, sur les animaux, des opérations qui seroient le plus souvent inutiles ou mortelles chez l'homme.

On voit , au contraire, tous les jours, dans les circonstances que je viens de supposer, la nature rétablir la continuité du canal intestinal par des moyens aussi simples que doux. Elle se prépare, pour ainsi dire, à ce travail, avant que la

---

(1) *Voyez* aussi les expériences faites à ce sujet par M. Boyer. Mém. de la soc. de médec. de Paris, tom. I.

gangrène se déclare , en faisant naître des adhérences entre l'intestin étranglé et le col du sac
herniaire. Après la séparation des parties gangrenées , elle fait rentrer dans le ventre les extrémités
de l'intestin divisé ; et avec les restes du sac herniaire, elle forme une sorte d'*entonnoir* qui sert,
dans les premiers temps , à diriger les matières fécales au-dehors, et dans la suite à les transmettre
de l'orifice supérieur de l'intestin dans l'inférieur,
en leur faisant décrire, d'avant en arrière, un petit trajet demi-circulaire. Pour deux ou trois
exemples de réussite complète de l'opération de
Ramdhor, on pourroit citer aujourd'hui une multitude presqu'innombrable de guérisons opérées par les seules forces de la nature : aussi, dans
l'état actuel de la science , devons-nous féliciter les
malades qui , dans ces circonstances malheureuses ,
tombent entre les mains de chirurgiens incapables
d'entreprendre une opération , et peu empressés
d'obtenir la cicatrisation de la plaie.

On croira peut-être que l'opération de Ramdhor
doit être mieux indiquée dans certains cas de plaie
pénétrante de l'abdomen , par exemple lorsque
l'intestin a été complètement divisé par l'instrument vulnérant, ou par la gangrène qui résulte
de sa trop longue exposition au contact de l'air. En
vérité, il seroit bien à souhaiter qu'une opération
quelconque pùt offrir quelque ressource dans ces
circonstances , d'autant plus malheureuses qu'elles
ne laissent pas à la nature les moyens de rétablir
la continuité du canal intestinal, comme à la suite
des hernies gangrenées. Mais je doute qu'en pa-

reils cas, l'opération de Ramdhor offrît beaucoup
de probabilité de succès : car la section complète
de l'intestin est presque toujours le résultat d'une
plaie énorme qui, ayant intéressé plusieurs viscères, ne laisse que peu ou point d'espérance de
sauver la vie du malade. Si l'on suppose que l'intestin n'a point été divisé par l'instrument vulnérant,
mais qu'il est sorti par la plaie, et qu'il a été
frappé de gangrène par suite de son exposition au
contact de l'air, il faut observer que, dans ce
cas, il aura contracté des adhérences avec les
lèvres de la plaie, même avant la séparation de
la partie gangrenée; conséquemment on ne pourra
le tirer assez hors du ventre pour pratiquer l'*invagination* : entreprendre alors cette opération,
seroit faire courir au malade des chances bien
plus terribles que celle d'un anus contre nature
incurable.

## §. XXIII. *Du traitement des plaies pénétrantes de l'abdomen avec lésion de l'intestin.*

C'est peu d'avoir prouvé que l'opération de
Ramdhor est impraticable lorsque l'intestin a été
complètement divisé : je vais encore plus loin,
et je ne crains point d'affirmer que, dans tous
les cas de plaie pénétrante de l'abdomen avec
lésion de l'intestin, soit que ce canal ait été ouvert
en long ou en travers, la suture est toujours
une opération non-seulement inutile, mais encore dangereuse et mortelle. En effet, de quelque
manière qu'on la pratique, on ne peut éviter les
graves accidens qui doivent résulter des piqûres,

quoique peu nombreuses , et du passage des fils à travers les tuniques de l'intestin , organe doué d'une sensibilité exquise , dont l'enveloppe extérieure est très - disposée à s'enflammer , et à communiquer promptement l'inflammation à tous les autres viscères abdominaux. Une expérience de plusieurs siècles a malheureusement prouvé que , dans le plus grand nombre des cas où la suture de l'intestin a été pratiquée à l'occasion d'une plaie pénétrante de l'abdomen , les malades sont morts dans les plus affreux tourmens : si quelquesuns ont échappé aux dangers de cette opération , c'est que chez eux les points de suture s'étant promptement déchirés , les fils ont été entraînés au-dehors par les matières fécales , qui ont continué à sortir par la plaie jusqu'à sa cicatrisation complète.

Tous les chirurgiens versés dans la pratique , et ceux particulièrement qui se trouvent dans les grands hôpitaux , ont vu plusieurs fois des plaies de la région iliaque droite ou gauche , avec ouverture du gros intestin. Or , dans ces cas , ils ont pu observer qu'après la cessation des symptômes inflammatoires locaux et généraux , la plaie donne encore issue , pendant un certain temps , aux matières fécales , mais qu'ensuite elle se resserre , et que les déjections alvines reprennent peu à peu leur cours naturel. Ces plaies guérissent presque toujours complètement , parce que d'une part l'adhérence du gros intestin aux parois de l'abdomen s'oppose à l'épanchement des matières fécales dans la cavité péritonéale , et de l'autre l'ampleur de ce même intestin fait que

Des plaies du gros intestin.

les matières fécales trouvent toujours un passage facile, malgré le resserrement progressif, et quelquefois assez prompt, de l'ouverture extérieure.



D'après cela, si, dans le cas de plaie pénétrante de l'abdomen avec lésion de l'intestin grêle, il étoit au pouvoir du chirurgien, comme il l'est en effet, de replacer l'intestin dans le ventre de telle manière que son ouverture correspondît exactement à la plaie des parois abdominales, il est hors de doute que la portion d'intestin blessée contracteroit bientôt des adhérences avec le péritoine qui revêt les environs de l'orifice interne de la plaie des parois abdominales : conséquemment les matières fécales sortiroient avec facilité par la plaie extérieure, et enfin, au bout d'un certain temps, il arriveroit, comme dans les plaies du gros intestin, que l'anus contre nature se resserrant progressivement, les déjections alvines reprendroient tout à fait leur cours naturel. L'étroitesse de l'intestin grêle n'opposeroit pas un obstacle insurmontable au passage des matières fécales, attendu qu'elles sont, d'ordinaire, assez fluides dans cette partie du canal intestinal; et d'ailleurs, n'est-il pas prouvé par l'expérience qu'elles reprennent leur cours naturel après la guérison des anus contre nature, lors même que la gangrène a détruit une anse considérable de l'intestin grêle, et que les deux extrémités forment par leur réunion un angle très-aigu ? Dans tous les cas, le malade conserveroit la vie ; et le pire de tout ce qui pourroit lui arriver seroit d'avoir, pour le reste de ses jours, une fistule stercoraire.

Fort de ces principes, qui se déduisent naturel-lement de la comparaison des plaies du gros intes-tin avec celles de l'intestin grêle, j'admets, sans hésiter, la possibilité de guérir ces dernières sans avoir recours à la suture. Il ne me seroit pas dif-ficile de citer des exemples de pareilles guérisons : j'en ai vu un, entr'autres, tout récemment, qui mérite de trouver place ici. L'intestin grêle fai-sant saillie au-dehors, par une plaie pénétrante de l'abdomen, un chirurgien de campagne le perça en se servant maladroitement de la pointe d'un fuseau pour le faire rentrer dans le ventre. Ce-pendant les matières fécales ne s'épanchèrent point dans la cavité péritonéale, mais elles sortirent pendant long - temps par la plaie ; et l'ouverture de l'intestin correspondit toujours parfaitement à celle des parois abdominales, quoiqu'on n'eût point employé de suture, ni de fil passé à tra-vers le mésentère, pour l'assujétir dans cet en-droit. Dans la suite, les matières fécales reprirent peu à peu leur cours naturel ; en même temps la plaie se rétrécit graduellement, et elle finit par se cicatriser. Le jeune homme qui est le sujet de cette observation, jouit aujourd'hui d'une très-bonne santé : il n'éprouve aucune incommodité qui puisse faire soupçonner un obstacle dans le cours des ma-tières fécales.

La pression continuelle exercée par les muscles abdominaux et le diaphragme sur tous les vis-cères, fait que l'intestin ouvert, au lieu de s'éloi-gner de la plaie extérieure, tend au contraire à s'y introduire, et à contracter des adhérences avec ses bords. Si cependant un chirurgien trop timide n'osoit se confier entièrement, sur ce point, à la sage prévoyance de la nature, il pourroit sans inconvénient, je pense, passer un fil à travers le mésentère, derrière la portion d'intestin ouverte, comme on le fait ordinairement, et sans nécessité, dans les cas de hernies gangrenées. Quarante-huit heures, ou environ, suffisent pour que l'intestin contracte des adhérences, par l'intermède du péritoine, avec les lèvres internes de la plaie : ce temps écoulé, l'anse de fil qu'on a passée à travers le mésentère, devient complètement inutile; on peut la retirer sans craindre l'épanchement des matières fécales dans le ventre. En même temps on ne doit négliger aucun des remèdes, tant internes qu'externes, qui peuvent calmer les douleurs, modérer l'énergie de la circulation, et réduire l'inflammation au degré nécessaire pour former l'adhérence. Il faut, de plus, entretenir l'ouverture de la plaie extérieure avec les mêmes précautions et d'après les mêmes indications que nous avons fait connoître, en parlant du traitement de l'anus contre nature. Le but principal de ces précautions est de faire en sorte que la plaie ne se resserre qu'en proportion de la quantité des selles, et de la facilité du passage des matières fécales dans la partie inférieure du canal intestinal.

Comparaison des plaies pénétrantes de l'abdomen avec celles de la poitrine.

C'est ici le lieu de faire observer que la conduite du chirurgien, dans le traitement des plaies pénétrantes de l'abdomen avec lésion de l'intestin grêle, doit être tout à fait opposée à celle qu'il convient de tenir dans le traitement des plaies pénétrantes de la poitrine avec lésion du poumon. Dans celles-ci, la physiologie, d'accord avec l'expérience, nous enseigne qu'il ne faut rien négliger pour obtenir la réunion immédiate de la plaie, comme on le dit, *par première intention*, en ayant soin de modérer l'énergie de la circulation par des saignées réitérées, et par tous les remèdes *antiphlogistiques*, afin de prévenir ou de modérer, autant que possible, l'hémorrhagie interne. Si, malgré tous ces moyens, le sang s'épanche entre la plèvre et le poumon, il comprime également tous les points de ce viscère, s'oppose à ses mouvemens, et par-là contribue à arrêter l'hémorrhagie. Après la cicatrisation de la plaie du poumon, si le sang épanché n'est pas en trop grande quantité, il est repris peu à peu par les vaisseaux absorbans : dans le cas contraire, il forme une tumeur sous la cicatrice extérieure, et se fait jour au-dehors (1); ou bien enfin on est obligé d'en venir à faire une contr'ouverture à la partie inférieure de la poitrine.

On se conduit d'une toute autre manière lorsqu'on a à traiter une plaie pénétrante de l'abdomen, avec issue et lésion de l'intestin ; car ; dans ce cas, la principale indication, celle d'où dépend le salut du malade, consiste à entretenir ouverte la plaie extérieure, afin que les matières fécales trouvent une issue facile : bientôt l'intestin ouvert contractant des adhérences avec les lèvres internes

---

(1) Discours sur les principales maladies observées à l'Hôtel-Dieu de Lyon, pendant neuf années, etc. ; par M. Petit, pag. 299.

de la plaie de l'abdomen, on n'a plus à craindre l'épanchement de ces matières dans la cavité péritonéale. Ensuite, à mesure que les déjections alvines reprennent leur cours naturel, on permet à la plaie extérieure de se rétrécir et de se fermer complètement.

## §. XXIV. *De la rupture de l'intestin dans la hernie.*

Je terminerai ce mémoire par rapporter l'observation d'une hernie inguinale, dans laquelle l'intestin se rompit sans autre cause qu'un violent effort (1). Cet accident, que je regarde comme très-rare, fut d'ailleurs accompagné de plusieurs circonstances très-remarquables, et qu'il m'a paru utile de faire connoître.

Observation particulière.

Un soldat de la légion Italienne, nommé *Piziani*, âgé de vingt-six ans, en tirant avec beaucoup d'efforts la chaîne du pont-levis de la forteresse de Longone, sentit reparoître une hernie inguinale du côté droit qu'il avoit eue dans son enfance, et de laquelle il se croyoit guéri depuis plusieurs années. L'accident arriva le soir, et le malade ne fut transporté à l'hôpital que le lendemain matin. Le scrotum étoit alors excessivement distendu, et son poids ne laissoit aucun doute sur la nature des parties qu'il renfermoit. Cependant la régularité de sa surface, et un certain son qu'il rendoit en le percutant légèrement,

---

(1) Cette observation m'a été communiquée par M. Lavérine, chirurgien-major des troupes françaises.

firent soupçonner qu'il y avoit, outre l'intestin, une certaine quantité d'air mêlée à un liquide. L'anneau paroissoit très-peu dilaté, et l'on avoit peine à concevoir comment il avoit pu donner passage, en si peu de temps, à des parties aussi volumineuses que celles qui formoient la hernie. Le malade ne se plaignoit pas de fortes douleurs ; il avoit dormi un peu ; son pouls étoit plus développé et plus fort qu'il ne l'est d'ordinaire chez les sujets affectés de hernie étranglée. Quelques vomissemens avoient eu lieu immédiatement après l'accident ; mais bientôt ils avoient cessé, et le malade n'éprouvoit plus que quelques nausées de temps en temps. Les urines étoient supprimées, ou plutôt leur excrétion étoit extrêmement gênée par le volume de la tumeur, qui comprimoit le canal de l'urèthre : elles ne sortoient que par un jet très-fin qui se dirigeoit vers le pubis. Dans cet état des choses, il parut inutile de tenter la réduction des viscères. On saigna le malade, on lui fit avaler de deux en deux heures une once d'huile, et on enveloppa la tumeur avec des compresses imbibées de la *fomentation froide* de Schmucker. Tous ces moyens n'eurent aucun succès ; il fallut en venir à l'opération, le deuxième jour après l'accident. Le sac herniaire ayant été découvert avec précaution, on fit une petite ouverture à sa partie supérieure : aussitôt il en sortit une bouffée de gaz, qui fut suivie d'un jet de matières fécales trèsfétides, indice certain de l'ouverture du canal intestinal ; cependant il n'y avoit pas la plus légère trace de gangrène. Le chirurgien ouvrit le sac herniaire dans toute sa longueur; et après avoir lavé avec de l'eau tiède toute la masse intestinale, qui comprenoit au moins quatre pieds de l'iléon, et une portion du colon, il aperçut à ce dernier intestin une crevasse de forme arrondie, dans laquelle on pouvoit introduire le pouce, et dont les bords étoient renversés en dehors; en même temps il vit à nu le testicule, et il reconnut que la hernie étoit *congénitale*. Il eut beaucoup de peine à débrider l'anneau, à cause du grand volume des viscères déplacés; et il ne parvint point sans quelques difficultés à faire rentrer toute l'anse de l'intestin grêle. Il réduisit aussi le colon; mais auparavant il passa un fil ciré à travers les bords de la crevasse de cet intestin, afin de la resserrer, et de la fixer contre l'anneau inguinal. Après l'opération, on mit en usage tous les moyens que l'art indique pour rétablir le cours naturel des matières fécales; mais ce fut en vain. Le ventre devint tendu et douloureux, le vomissement reparut, et le malade succomba le sixième jour après l'accident, et le quatrième après l'opération. A l'ouverture de son corps, on reconnut une inflammation de tous les viscères de l'abdomen. La portion de l'intestin grêle, qui avoit concouru à former la hernie, étoit sphacélée, tandis que le colon, même au voisinage de sa déchirure, n'avoit que le degré d'inflammation nécessaire pour contracter des adhérences avec les parties adjacentes. La crevasse ne s'étoit point éloignée de l'anneau inguinal, mais au contraire elle avoit déjà

quelques adhérences avec les bords de cette ouverture aponévrotique. Le testicule et le cordon
spermatique paroissoient sur le point de tomber en
gangrène.

Jusqu'ici j'ai exposé ce fait tel qu'il m'a été
communiqué ; voici maintenant les réflexions
qu'il m'a suggérées. Puisqu'il est hors de doute
que la hernie étoit *congénitale*, on doit présumer
que, dans le temps où elle avoit paru guérie,
la tunique vaginale étoit restée très - ample, et
n'avoit pas cessé de communiquer avec la cavité
abdominale. C'est ainsi qu'on peut expliquer comment un paquet énorme d'intestins avoit pu descendre en un instant dans le scrotum. Pour ce
qui est de la rupture du colon ( ou peut-être du
cœcum ), il n'est guère possible, à mon avis, d'en
déterminer la cause avec quelque certitude, attendu que l'intestin n'étoit ni rétréci ni distendu ,
et qu'on n'y voyoit aucune trace de gangrène.
Il me paroît toutefois probable que, dans le moment de l'effort, des matières fécales dures, accumulées en grande quantité dans le cœcum et le
commencement du colon, étant poussées avec force
à travers l'ouverture étroite de l'anneau inguinal
et du col de la tunique vaginale, déchirèrent les
parois de l'intestin. Il est à regretter que l'opération
n'ait pas été faite tout de suite après l'accident, et
que la surface extérieure des viscères déplacés ait
été pendant deux jours en contact avec les matières
fécales, ce qui a dû contribuer plus que toute autre cause au développement de l'inflammation et
de la gangrène. L'opération étoit ici urgente dès

les premiers accidens; car on sait que, dans les hernies qui ont reparu après avoir été long-temps réduites, l'étranglement produit par le col du sac herniaire ou de la tunique vaginale, est beaucoup plus prompt et plus dangereux que dans les cas ordinaires. J'aurois encore désiré qu'on ne passât point de fil à travers les bords de la crevasse de l'intestin pour la resserrer et la fixer contre l'anneau, 1°. parce que la suture, de quelque manière qu'on la pratique, ne peut qu'ajouter à l'irritation, déjà trop considérable, de l'intestin divisé; 2°. parce qu'elle est toujours inutile et souvent dangereuse. En effet, si les matières fécales ne reprennent pas promptement leur cours naturel, les points de suture seront déchirés; et s'ils résistent, ils gêneront la sortie des matières fécales par la plaie, ce qui entretiendra la tension douloureuse du ventre. Lorsqu'au contraire rien ne s'oppose à la sortie des excrémens par la plaie, la tension du ventre et les autres symptômes d'irritation cessent promptement; l'intestin se fixe de lui-même contre l'anneau par les adhérences qu'il y contracte; et si c'est le cœcum ou le colon qui est ouvert, les matières fécales ont beaucoup de tendance à abandonner la plaie et à reprendre leur cours naturel. La cicatrice d'une simple crevasse ne sauroit rétrécir assez le gros intestin pour gêner le passage des excrémens, et donner lieu à un anus contre nature incurable.

# CINQUIÈME MÉMOIRE.

## DE LA HERNIE OMBILICALE, ET DE CELLE DE LA LIGNE BLANCHE DE L'ABDOMEN.

§. I<sup>er</sup>. *Des différentes ouvertures qui donnent passage à la hernie ombilicale, chez le fœtus et chez l'adulte.*

La hernie ombilicale proprement dite, celle qui sort précisément par l'anneau ombilical, est une maladie propre à l'enfance. Elle commence très-rarement dans un âge plus avancé ; et si quelquefois on l'a observée sur des adultes, ou même sur des vieillards, il est probable qu'elle existoit chez ces individus dès la plus tendre enfance, mais qu'elle n'avoit pas été aperçue tant qu'elle avoit eu un fort petit volume, et qu'elle n'avoit causé aucune incommodité. On peut dire la même chose de l'*hydromphale* causée par l'ascite, et de la petite tumeur que la vessie urinaire forme quelquefois à l'ombilic lorsqu'elle est énormément distendue par l'urine. Il est certain que, chez les personnes adultes, et particulièrement chez les femmes, dans les derniers temps de la grossesse, la hernie qui se développe dans la région ombilicale, ne sort pas précisément par l'anneau ombilical, mais bien par les environs de cette ouverture, c'est-à-dire par l'un ou l'autre côté, par-dessus, ou par-dessous. Quelquefois on trouve sur la même femme deux hernies aux environs de l'ombilic, qui ne sortent ni l'une ni l'autre par l'anneau ombilical (1). En général, les femmes qui ont eu un grand nombre d'enfans, ont la ligne blanche très-large, très-mince, et éraillée dans plusieurs endroits ; mais il est rare, même dans ces derniers cas, qu'on trouve l'anneau ombilical dilaté ; ce qui prouve que, chez les personnes bien constituées dès l'enfance, l'ombilic est le point le plus solide de toute la ligne blanche.

§. II. *Description de la ligne blanche et de l'anneau ombilical chez le fœtus.*

Avant la séparation du cordon ombilical, et dans le temps qui s'écoule depuis cette séparation jusqu'à ce que la plaie qui en résulte soit parfaitement cicatrisée, l'anneau ombilical est le point le plus foible de toute la ligne blanche ; c'est celui qui cède le plus facilement à l'impulsion des viscères. Au contraire, dès que la cicatrice est tout à fait consolidée, l'ombilic offre plus de résistance que tout le reste de la ligne blanche, et que toutes les autres ouvertures aponévrotiques de l'abdomen. Dans l'embryon de deux mois, les muscles des parois abdominales, et surtout les muscles droits, ont l'apparence d'une mucosité jaunâtre ; ce n'est qu'au quatrième mois qu'ils offrent les premières traces de la structure fibreuse, dans leur moitié inférieure, c'est-à-dire depuis l'ombilic jusqu'au pubis ; car,

---

(1) Monteggia, Istituz. chirurg. part. III, sez. II, §. 659.

dans leur moitié supérieure, ils sont encore entièrement muqueux, au point qu'on les distingue à
peine des parties environnantes ; ils sont, de plus,
écartés l'un de l'autre, à cause du grand volume du
foie qui, à cette époque, distend toute la partie supérieure de l'abdomen, et particulièrement la région
ombilicale : dans cette dernière région, la paroi antérieure de l'abdomen est si mince, qu'elle semble
formée uniquement par le feuillet du péritoine qui
s'élève de la racine du cordon ombilical. A mesure
que les muscles abdominaux se développent, et que
leurs aponévroses prennent plus de consistance,
toute la ligne blanche s'affaisse, et le sac que forme
le péritoine au-devant de l'ombilic diminue de plus
en plus, en se portant vers l'intérieur du ventre.
Cependant il est encore assez apparent au septième
mois : si, sur le cadavre d'un fœtus de ce terme, on
porte le doigt à l'intérieur du ventre tout le long
de la ligne blanche, on sent, lorsqu'on arrive à
l'ombilic, que ce point offre moins de résistance
que tous les autres ; il suffit de le comprimer légèrement d'arrière en avant avec le doigt ou l'extrémité
d'une grosse sonde pour enfoncer le péritoine dans
l'anneau ombilical; et si en même temps on tire doucement le cordon en dehors, le petit enfoncement
augmente, et devient plus profond, en prenant
la forme d'un *entonnoir*, dont la base correspond à
l'intérieur du ventre, et le sommet dans le cordon
ombilical. Cet enfoncement conique du péritoine
ne diffère point d'un petit sac herniaire. Lorsqu'on
sépare le péritoine des environs de l'anneau ombilical, on observe que le tissu cellulaire subjacent,

le même qui unit ensemble les vaisseaux ombilicaux et l'ouraque, est souple et très-extensible, de sorte qu'en tirant légèrement le cordon, on alonge facilement les vaisseaux qui le constituent, ou plutôt on les tire du dedans au-dehors du ventre. Les bords de l'anneau ombilical sont plus minces et plus souples que tout le reste de la ligne blanche. Il résulte d'une telle disposition et de la laxité du tissu cellulaire du cordon, que les vaisseaux ombilicaux ne peuvent être comprimés dans leur passage à travers les parois abdominales, condition indispensable au développement du fœtus, et pour l'accomplissement de laquelle la nature a disposé toutes les parties avec une prévoyance admirable.

## §. III. *Etat de l'anneau ombilical, quelques mois après la naissance.*

Si l'on examine l'anneau ombilical environ deux mois après la cicatrisation de la petite plaie qui résulte de la séparation du cordon, on trouve cette ouverture dans un état tout à fait opposé à celui que je viens de décrire. En promenant le bout du doigt le long de la ligne blanche, du côté du ventre, on ne sent plus, dans l'endroit correspondant à l'anneau, une petite fosse ; mais à sa place on rencontre un petit tubercule, dur, et adhérent d'une manière très-intime au péritoine, de même que toutes les parties qui constituoient le faisceau des vaisseaux ombilicaux. Les extrémités de ces vaisseaux converties en autant de ligamens, sont unies les unes aux autres et fixées à la circonférence de l'anneau ombilical par un tissu cellulaire dense et

compacte, qui paroît mêlé de fibres aponévrotiques.
Aussi le petit tubercule qui résulte de l'union du
péritoine avec les restes des vaisseaux ombilicaux,
ne peut que très-difficilement s'éloigner de l'anneau,
soit qu'on essaie de le tirer en dedans ou en dehors.
Il se confond en avant avec la cicatrice extérieure,
qui présente un peu plus d'épaisseur et de dureté
que la peau environnante. Avec le temps, cette cicatrice devient de plus en plus profonde, et finit
par adhérer immédiatement à l'anneau ombilical,
ce qui est dû en partie à la rétraction ultérieure des
ligamens ombilicaux et de la cicatrice elle-même,
et en partie à la graisse qui s'accumule dans la circonférence.

§. IV. *Disposition des ligamens ombilicaux et
de l'ouraque dans la cicatrice de l'ombilic.*

L'anneau ombilical, deux mois après la naissance, et à plus forte raison chez l'adulte, n'est
pas seulement bouché en dedans par le péritoine,
et en dehors par les tégumens, comme les autres ouvertures aponévrotiques de l'abdomen ; mais il est,
de plus, fermé dans son centre par les trois ligamens
ombilicaux et par l'ouraque. Ces ligamens forment
un triangle dont le sommet est implanté dans la
cicatrice des tégumens de l'ombilic, et dont la base
correspond au foie, aux deux régions iléo-lom-
baires et au fond de la vessie. Il résulte de leur
réunion une sorte de bride solide et élastique, qui
pourroit seule opposer une grande résistance à la
sortie des viscères par l'anneau ombilical : l'arcade
crurale et l'anneau inguinal ne présentent rien

d'analogue. Outre cela, les bords de l'anneau ombilical, qui sont minces et flasques chez le fœtus de sept mois, acquièrent une épaisseur et une élasticité remarquables deux mois après la naissance. L'ouverture elle-même devient proportionnément de plus en plus étroite ; enfin elle contracte des adhérences intimes avec les ligamens qui résultent des extrémités oblitérées des vaisseaux ombilicaux.

Il est donc évident que le fœtus, en approchant du terme de la naissance, et l'enfant, en avançant en âge, sont de moins en moins exposés à la hernie ombilicale. Mais cet ordre naturel peut être troublé par diverses causes, dont les unes, comme je le dirai, exercent leur influence sur le fœtus encore renfermé dans le sein de la mère, et dont les autres commencent à agir sur lui peu de temps après la naissance.

Les changemens qu'éprouve l'anneau ombilical depuis les premiers mois de la conception jusqu'à l'époque de la naissance, sont tout à fait opposés à ceux qu'on observe dans l'anneau inguinal, chez le fœtus mâle. En effet, nous venons de voir que, durant ces premiers temps de la vie, l'anneau ombilical se resserre et se rétrécit de plus en plus : au contraire, l'anneau inguinal se développe et s'élargit progressivement pour donner passage au testicule, aux vaisseaux spermatiques et au muscle crémaster.

## §. V. *Division de la hernie ombilicale en deux espèces.*

La hernie ombilicale, considérée par rapport à l'époque de sa formation, se divise en deux espèces bien distinctes ; elle est *congénitale* ou *accidentelle*.

On nomme *congénitale* celle qui se forme avant la naissance : elle sort par l'anneau ombilical, et se prolonge, en se développant, dans le tissu spongieux qui unit ensemble les vaisseaux du cordon ombilical. Elle peut commencer à toutes les époques de la gestation ; car on l'observe dans l'embryon (1), dans le fœtus qui n'a pas encore acquis tout son développement (2), et dans le fœtus à terme (3). Elle offre, en général, une apparence qui lui est propre : à sa base, où les tégumens du ventre la recouvrent, elle est opaque (4) ; elle est, au contraire, transparente (5) dans tout le reste de son étendue où elle n'est enveloppée que par le tissu spongieux du cordon ombilical. Ce cordon lui-même (6) semble naître et se détacher du sommet de la tumeur. La transparence de l'enveloppe extérieure permet de distinguer le sac herniaire renfermé dans l'espace triangulaire que forment, par leur écartement, les vaisseaux du cordon ombilical : la veine ( 7 ) est toujours au-dessus, et les deux artères au-dessous, ou sur un côté (8) ; car quelquefois le sac herniaire, en s'enfonçant dans le tissu spongieux du cordon, rejette, vers l'un ou l'autre côté, les deux artères. La même déviation peut avoir lieu lorsqu'une des

De la hernie ombilicale congénitale.

---

(1) Planch. X, fig. III.

(2) Idem, fig. I.

(3) Idem, fig. IV.

(4) Idem, fig. I, a. a.

(5) Idem, fig. I, b. b.

(6) Idem, fig. I, h.

(7) Idem, fig. I, e. e.

(8) Idem, fig. I, f.

artères ombilicales manque , comme dans le cas représenté par la figure ci-jointe (1). La portion de la hernie qui se trouve comprise dans l'écartement des vaisseaux ombilicaux est recouverte de deux enveloppes bien distinctes l'une de l'autre : l'extérieure est formée , comme je l'ai dit, par le tissu spongieux du cordon ombilical , et l'intérieure par un prolongement du péritoine qui constitue le vrai sac herniaire.

La première de ces enveloppes (2) semble d'abord fort mince, à cause de sa transparence ; mais, en l'examinant avec attention, on voit qu'elle est formée par un tissu dense et solide, qui paroît être une continuation de la peau du ventre, plutôt qu'un prolongement du *chorion* et de l'*amnios*. Cette conjecture devient encore plus vraisemblable, lorsqu'on soumet à une longue macération le cordon ombilical avec la portion des tégumens du ventre à laquelle il est uni : on voit alors que la peau, pénétrée et ramollie par le liquide, acquiert une transparence assez analogue à celle du tissu spongieux qui unit les vaisseaux du cordon ombilical.

______

(1) Planch. X, fig. IV, d. e ; fig. I, f. Je remarquai, chez ce sujet , que l'artère ombilicale étoit plus développée qu'elle ne l'est ordinairement. Au reste , ce n'est pas la première fois qu'on a vu une des artères ombilicales manquer complètement. Cette variété anatomique avoit été indiquée par Bavinus , *Theat. anat.* lib. I, cap. XI ; par Hebenstreit , *Pathol. funiculi umbilicalis* , pag. 13 ; par Rœderer , *Dissert. de fœtu perfecto* ; par Haller , *Opusc. pathol.* , observ. XXXV ; par Wrisberg, *Descript. anatom. embryonis*, observ. IV, p. 51.

(2) Idem, fig. I, b. b.

La seconde enveloppe de la hernie ombilicale (1) est un véritable sac herniaire formé par le péritoine, qui enveloppe immédiatement les viscères déplacés. Ce sac est mince, mais consistant et élastique comme tout le reste du péritoine. Entre les deux enveloppes dont je viens de parler, on trouve une couche d'une substance mucilagineuse, semblable à de l'*albumine*.

Le sac herniaire renferme tantôt un petit peloton d'intestins grêles (2), tantôt une portion du foie (3) ; et quelquefois, lorsque la hernie a un très - grand volume, on y trouve le foie, la rate, et une portion du gros intestin ou de l'intestin grêle. Chez le fœtus qui m'a fourni le sujet de la figure I, planche X, je trouvai dans le sac herniaire une portion du grand lobe du foie qui se prolongeoit en forme de cône entre les vaisseaux ombilicaux. Il ne faut pas croire cependant que toute la masse du foie eut été déplacée, ce qui vraisemblablement n'arrive jamais, à cause des fortes adhérences qui unissent ce viscère au diaphragme ; mais la hernie étoit formée uniquement par la portion du foie qui correspondoit derrière l'ombilic : on n'en sera point étonné, si on se rappelle que, dans les premiers temps de la vie, le foie occupe à lui seul la plus grande partie de la cavité abdominale, et se prolonge jusqu'à l'ombilic. Sur un autre fœtus (4), qui étoit pareillement affecté d'une hernie ombilicale *congé-*

---

(1) Planch. X, fig. I, c. c.
(2) Idem, fig. III, b ; fig. IV, b.
(3) Idem, fig. I, d.  (4) Idem, fig. IV, b.

*nitale*, je trouvai une portion considérable de l'intestin *jejunum* pelotonnée, et adhérente au péritoine vers l'entrée du sac herniaire. Mery (1) et Ruysch (2) ont publié chacun une planche représentant la hernie ombilicale *congénitale*. Le premier crut que cette espèce de hernie étoit dépourvue du véritable sac herniaire formé par le péritoine, et il regarda comme une continuation du *chorion* et de l'*amnios* la double enveloppe transparente de la tumeur. Ruysch se borna à dire que lorsqu'une hernie se forme avant la naissance, soit à l'ombilic soit dans les environs, les muscles et la peau de cette région manquent, et sont remplacés par une membrane mince et transparente, à travers laquelle on aperçoit les viscères, ce qui est entièrement faux. Ni l'un ni l'autre de ces auteurs n'a parlé de la situation que prennent les vaisseaux ombilicaux lorsqu'ils ont été écartés et comprimés par la hernie ; c'est ce changement de situation que j'ai tâché de démontrer et d'expliquer ci-dessus.

## §. VI. *Des causes de la hernie ombilicale congénitale.*

Les enfans qui naissent avec une hernie ombilicale, vivent, pour l'ordinaire, fort peu de temps, soit parce qu'ils ont presque toujours d'autres vices de conformation dont les suites sont plus dangereuses, tels que le *spina bifida*, le développement incomplet des os de la tête, la

______

(1) Mém. de l'Acad. roy. des sciences de Paris, an 1716.
(2) Observ. anatom. chirurg., obs. 71, fig. 79.

foiblesse des muscles abdominaux, un gonflement énorme des viscères du bas-ventre, et particulièrement du foie ; soit parce que les parties qui
forment la hernie sont, dans la plupart de ces
cas, irréductibles, à cause des fortes adhérences
qu'elles ont contractées avec le col du sac herniaire (1). La principale cause de cette maladie
est, selon toute apparence, la lenteur ou l'imperfection du développement des muscles abdominaux,
coïncidant avec un volume considérable des viscères du bas-ventre (2), et particulièrement du
foie. Comme l'anneau ombilical est, chez le fœtus,
le point le plus foible de toutes les parois abdominales, on conçoit que, dans les circonstances
que je viens de supposer, les viscères doivent
facilement s'engager dans cette ouverture, et de
là s'enfoncer progressivement dans le tissu spongieux qui unit ensemble les vaisseaux du cordon
ombilical. A ces causes prédisposantes, il faudroit peut - être ajouter la tension permanente,
et le tiraillement du cordon ombilical, entortillé
autour du cou ou de toute autre partie du
corps du fœtus. Car j'ai démontré ci - dessus que
lorsqu'on tire, même légèrement, le cordon ombilical de l'embryon, le péritoine s'enfonce tou-

_______________

(1) Ruysch, *loc. cit.* Hunc affectum sæpiùs a me visum
at nunquam curatum memini. Omnes enim ab utero ad tu-
mulum delati fuere 5 , 6 , 7 , 8, aut 9 die. Cura pallia-
tiva instituenda solo emplastro diapompholigos aut simili ,
quod nullam obtinet tenacitatem , ne nimis parti teneræ
adhærens viscerum eruptioni occasionem præbeat.

(2) Albinus, Acad. annot. lib. I, cap. XIX. Venter om-
nibus tumidulus umbilicum versùs eminens.

jours plus ou moins dans l'anneau ombilical, en formant un godet, ou plutôt une petite cavité en forme d'entonnoir, qui ne diffère point d'un petit sac herniaire, et qui invite, pour ainsi dire, les viscères à se porter au-dehors.

Enfin un accouchement long et laborieux peut contribuer, sinon à déterminer la maladie, du moins à lui faire prendre beaucoup d'accroissement lorsqu'elle existe déjà. C'est, en effet, sur des enfans dont la naissance avoit été le fruit de couches laborieuses, qu'on a vu ces hernies ombilicales d'un volume énorme qui renfermoient le foie, la rate, l'estomac, et une partie de l'intestin grêle.

§. VII. *De la hernie ombilicale accidentelle ou postérieure à la naissance.*

Les hernies de cette espèce commencent à se manifester chez les enfans après la chute du cordon ombilical. Elles offrent, en général, les particularités suivantes. La tumeur est tantôt ronde, tantôt cylindrique, et tantôt conique à base circulaire. On n'y aperçoit aucune trace de la cicatrice de l'ombilic, si ce n'est qu'à son sommet ou sur un de ses côtés, une petite portion de la peau est plus pâle et plus mince que toute celle des environs. Au-dessous des tégumens communs, on trouve une autre enveloppe (1), formée par le tissu cellulaire, et par cette toile aponévrotique mince qui est étendue à la surface des muscles abdominaux. En

______

(1) Planch. X, fig. II, a a. a. a.

incisant cette seconde enveloppe, on découvre le sac herniaire proprement dit (1) : il est mince, demi-transparent, en un mot tout à fait semblable au reste du péritoine, comme le sac des autres hernies. Il renferme, le plus ordinairement, une anse d'intestin (2), et jamais ou presque jamais l'épiploon. Les extrémités oblitérées des vaisseaux ombilicaux conservent leur situation naturelle, lorsque la hernie est d'un petit volume : mais lorsqu'elle est volumineuse, ces extrémités ligamenteuses sont rejetées vers l'un ou l'autre côté ; et au lieu d'adhérer intimement à la cicatrice extérieure de l'ombilic, comme dans l'état sain, elles n'y tiennent plus que par quelques filamens, ou plutôt par quelques franges ligamenteuses qui se voient sur le sac herniaire ; on ne peut les suivre que quelques lignes au-delà du bord aponévrotique de l'anneau ombilical. Le sac herniaire existe toujours dans la hernie ombilicale, quels que soient le volume et l'ancienneté de la tumeur. Si, en examinant des hernies de cette espèce anciennes et volumineuses, quelques chirurgiens ont cru que le sac herniaire n'y existoit point, ou qu'il avoit été déchiré par le choc des viscères (3), leur erreur est venue de ce qu'ils ne l'ont pas cherché avec assez de soin, surtout dans les points d'adhérence des viscères. Pour moi, je l'ai toujours trouvé, même dans les hernies ombilicales du plus grand volume ; et j'ai vu que dans quelques endroits il étoit adhé-

---

(1) Planch. X, fig. II, b. b.     (2) Idem, c. c.
(3) Richter, Element. di chirurg. tom. V, pag. 807.

rent et comme confondu avec la surface des viscères (1). C'est ordinairement à l'endroit correspondant au sommet de la tumeur , que ces adhérences sont les plus fortes , à cause du poids
des viscères et de la pression qu'exercent les vê-
temens.

Le col du sac de la hernie ombilicale est toujours
court et de forme arrondie. Il est , de plus , fort
étroit en proportion du volume de la tumeur , et
intimement adhérent au bord aponévrotique de
l'anneau ombilical. Ce bord lui-même acquiert une
épaisseur et une dureté considérables dans les hernies volumineuses et anciennes : plusieurs fois ,
ayant essayé de le dilater avec l'instrument de Leblanc, j'ai éprouvé une assez grande résistance.

Comme l'épiploon est fort court chez les enfans, il ne fait presque jamais partie de la hernie ombilicale. Mais, dans la même espèce de
hernie chez les adultes , il n'est pas très-rare de
trouver réunies une portion d'épiploon et une
anse d'intestin, du colon transverse par exemple. On y a même trouvé le cœcum (2) qui renfermoit des matières fécales très-dures. Lorsque
l'épiploon fait partie de la hernie ombilicale, chez
les adultes , il occupe presque toujours le fond
du sac, où il s'épaissit et acquiert un volume considérable ; quelquefois il forme une sorte de capsule dans laquelle l'intestin est renfermé (3) ; et

______

(1) Planch. X , fig. VI, a. a. a.
(2) Sandifort , Observ. patholog.
(3) Planch. X , fig. VI , d.

comme, avec le temps, il devient presque toujours irréductible à cause des adhérences très-étendues qu'il contracte avec le sac herniaire, il en résulte que lorsque de pareilles hernies viennent malheureusement à s'étrangler, on ne peut mettre à découvert l'intestin sans fendre l'épiploon qui le recouvre. Si, dès l'ouverture du sac herniaire, une anse d'intestin se présente la première, et se trouve située au-devant d'une portion d'épiploon, on peut de suite affirmer que, poussée par un violent effort, cette anse d'intestin a déchiré la capsule formée par l'épiploon, dans laquelle elle étoit primitivement renfermée. Arnaud (1) pensoit, d'après une longue expérience, que cet accident étoit une des causes les plus fréquentes de l'étranglement de la hernie ombilicale, chez les adultes. Quoi qu'il en soit, si l'on réfléchit sur la grande disproportion qui s'observe constamment entre le volume de la hernie ombilicale et l'étroitesse de son col, on ne pourra s'empêcher de regarder cette dernière circonstance comme la véritable cause des incommodités habituelles que détermine cette espèce de hernie, lorsqu'elle est négligée : les matières fécales et les vents éprouvent toujours quelque difficulté à s'introduire dans l'anse d'intestin qui forme la hernie, et à retourner dans le ventre par l'ouverture étroite du col du sac herniaire. Pour peu que cette difficulté vienne à être augmentée par l'accumulation des matières fécales, par le développement d'une grande quantité d'air dans la tumeur, ou

--------

(1) Mém. de chirurg. tom. II, pag. 586.

par le spasme du canal intestinal, le malade sera menacé d'étranglement. Outre cela, le voisinage de l'estomac ne contribue pas peu à rendre les symptômes d'irritation sympathique plus graves et plus fréquens dans la hernie ombilicale, qu'ils ne le sont communément dans les hernies inguinales et crurales.

L'intestin et l'épiploon ne sont pas les seules parties qui puissent former la hernie ombilicale : on a vu la vessie urinaire, distendue outre mesure par l'urine, s'élever jusqu'à l'anneau ombilical, s'engager dans cette ouverture, et s'ouvrir par-là une issue à l'extérieur. Ce fait, sur lequel on ne sauroit avoir aucun doute, est rapporté par Cabrole (1). Une fille vint au monde, dit cet auteur, avec l'orifice externe de l'urèthre bouché par une membrane. Quelque temps après, il lui survint une hernie ombilicale qui s'ouvrit, et donna lieu à une fistule urinaire. A l'âge de dix-huit ans, l'ombilic formoit une saillie d'environ quatre travers de doigt. On incisa la petite membrane qui bouchoit le canal de l'urèthre, et qui avoit l'épaisseur d'un *teston* (2); ensuite on introduisit dans la vessie une canule, au moyen de laquelle les urines reprirent leur cours naturel. La fistule urinaire se ferma, et la tumeur de l'ombilic disparut entièrement. Il est hors de doute que cette her-

---

(1) Obs. XX.

(2) Petite pièce d'argent qui valoit, du temps de Cabrole, de dix à treize sous.

*Note du Traducteur.*

nie de vessie devoit être dépourvue de sac herniaire, comme celle que le même viscère forme quelquefois à travers l'anneau inguinal.

### §. VIII. *Causes de la hernie ombilicale postérieure à la naissance.*

La formation de la hernie ombilicale, chez les enfans, suppose un concours de plusieurs circonstances fâcheuses, qui sont 1°. le resserrement incomplet de l'anneau ombilical ; 2°. la compression que le ventre a soufferte à l'époque de la naissance, à cause de son grand volume qui ne se trouvoit pas en rapport avec l'ouverture du col de la matrice ; 3°. le défaut d'adhérence des extrémités des vaisseaux ombilicaux avec la cicatrice de la peau, et avec les bords de l'anneau ombilical ; 4°. la foiblesse et la laxité des tégumens qui forment la cicatrice de l'ombilic ; 5°. le gonflement du ventre persistant après la naissance. Si, lorsque ces causes prédisposantes existent, réunies ou séparées, la sage-femme néglige d'exercer une pression convenable sur l'ombilic, après la chute du cordon, les cris continuels de l'enfant, les épreintes que lui causent de fréquentes coliques, et la mauvaise habitude que l'on a de le serrer dans ses langes, sont des raisons plus que suffisantes pour que les viscères s'engagent dans l'anneau ombilical qui est, à cette époque, le point le plus foible des parois abdominales. En pénétrant dans cette ouverture, les viscères séparent la cicatrice des tégumens d'avec les extrémités oblitérées des vaisseaux ombilicaux ; ensuite ils distendent progressivement cette cicatrice, au point qu'elle perd tout à fait son froncement naturel, et quelle se confond avec le reste des tégumens de la hernie; alors elle ne conserve plus aucune apparence de cicatrice.

### §. IX. *Du développement irrégulier de la hernie ombilicale.*

Dans la plupart des hernies ombilicales postérieures à la naissance, le sac herniaire s'insinue dans l'espace triangulaire que laissent entr'eux les trois ligamens ombilicaux, en poussant d'arrière en avant le point d'adhérence de ces mêmes ligamens avec la cicatrice extérieure de l'ombilic. On trouve cependant quelquefois, lorsque la hernie est volumineuse, les ligamens qui résultent de l'oblitération des artères ombilicales appliqués tous deux sur un même côté du sac herniaire, auquel ils adhèrent. Dans quelques cas, plus rares, l'adhérence qui existe entre les ligamens ombilicaux et la cicatrice extérieure, ne cède pas également dans tous les points à l'impulsion des viscères. Alors la hernie prend une forme toute particulière : elle est ronde à sa base, aplatie à son sommet, et bosselée sur les côtés. En disséquant une hernie de cette espèce, j'observai que l'ouverture de son col (1) étoit circulaire, et que son corps étoit partagé intérieurement en trois cavités (2), qui paroissoient formées par les extrémités des ligamens ombilicaux, et qui communiquoient entr'elles. Une de ces

---

(1) Planch. X , fig. V, b.   (2) Idem , fig. V, d. e. f.

petites loges renfermoit une anse d'intestin ; les deux autres étoient occupées par une petite portion d'épiploon.

## §. X. *Des hernies de la ligne blanche.*

Ces hernies se forment quelquefois à si peu de distance de l'anneau ombilical, que les chirurgiens peu instruits les confondent avec la véritable hernie ombilicale. Elles peuvent avoir lieu au-dessus ou au dessous de l'ombilic. Le premier cas est toutefois plus fréquent que le second, et en voici, je pense, la raison : la moitié supérieure de la *ligne blanche*, celle qui s'étend depuis le cartilage xyphoïde jusqu'à l'ombilic, est naturellement plus large et moins solide que la moitié inférieure, attendu que les muscles droits se rapprochent de plus en plus en descendant de l'ombilic au pubis. Il est certain que chez les femmes enceintes, la partie supérieure de la *ligne blanche* prête bien plus que l'inférieure au développement de l'utérus, qui refoule en haut, vers le diaphragme, tous les viscères abdominaux. Si, après avoir disséqué soigneusement cette partie de la *ligne blanche*, sur le cadavre d'une femme qui a eu plusieurs enfans, on l'examine avec attention en la plaçant entre l'œil et la lumière, on voit qu'elle est d'une épaisseur très-irrégulière, mince et transparente dans quelques points, éraillée dans d'autres, et disposée à se fendre, soit en long soit en travers. Cette dernière circonstance me paroît surtout remarquable, parce qu'en examinant de près les hernies dont il est ici question, on voit que l'ouverture de la *ligne blanche* qui leur livre passage est toujours une *fente* longitudinale ou transversale. Le sac herniaire renferme une anse d'intestin et une portion d'épiploon , ou plus ordinairement l'épiploon seul. Chez quelques sujets , la *ligne blanche* est tellement disposée à se fendre et à s'érailler , qu'on voit se former successivement plusieurs hernies dans l'intervalle qui sépare le cartilage xyphoïde d'avec l'ombilic. Il n'est pas même nécessaire, lorsque pareille disposition existe, que les viscères soient poussés avec beaucoup de force contre la paroi antérieure de l'abdomen , pour former des hernies , puisqu'on voit quelquefois la graisse qui s'amasse sous le péritoine, percer la *ligne blanche*, et former sous la peau des tumeurs qui peuvent être prises pour des hernies épiploïques.

Quant à cette petite hernie , qu'on regarde comme formée par l'estomac, et sur laquelle Hoin et Garengeot ont tant écrit , sans que ni l'un ni l'autre en ait rapporté , du moins à ma connoissance, un seul exemple constaté par l'ouverture du cadavre , il n'est rien moins que prouvé qu'elle soit formée exclusivement par l'estomac : je ne vois pas pourquoi les autres viscères , et particulièrement l'épiploon et le colon transverse, ne pourroient pas aussi y avoir part. Elle ne diffère, à mon avis, des autres hernies de la *ligne blanche*, que parce qu'elle est située au côté gauche du cartilage xyphoïde , situation qui doit influer beaucoup sur les accidens qui l'accompagnent. En effet, quels que soient les viscères qui la forment , elle détermine des symptômes d'irritation sympathique de l'estomac, bien plus intenses que ceux qui accompagnent ordinairement les hernies ombilicales, celles de la partie inférieure de la *ligne blanche*, en un mot, toutes les hernies qui sont à une plus grande distance de l'estomac.

## §. XI. *Description générale des hernies de la ligne blanche.*

La tumeur a toujours une forme ovale, aplatie. Au-dessous des tégumens qui constituent son enveloppe extérieure, on découvre une seconde enveloppe formée par un tissu cellulaire serré, et par cette toile aponévrotique mince qui est étendue à la surface des muscles abdominaux (1). Vient ensuite le vrai sac herniaire formé par le péritoine (2), dans lequel on trouve l'intestin et l'épiploon, ou plus ordinairement l'épiploon seul, qui présente, dans l'endroit de sa sortie du ventre, un pédicule mince. Le col du sac a une forme ovalaire, comme la fente de la *ligne blanche* qui lui a livré passage (3) ; il est toujours étroit relativement au volume de la tumeur. Lorsque celle-ci égaloit le volume d'une grosse pomme, sur les sujets qui ont servi à mes recherches, l'ouverture du col du sac, mesurée du côté du ventre, n'avoit jamais plus de sept lignes dans son grand diamètre.

---

(1) Planch. X, fig. V, g.   (2) Idem, fig. V, h.
(3) Idem, fig. V, f.

§. XII. *Moyens de distinguer la hernie ombilicale proprement dite d'avec les hernies de la ligne blanche qui se développent aux environs de l'ombilic.*

D'après ce qui précède, on peut établir les caractères distinctifs de la hernie ombilicale proprement dite, et de celle qui sort par la *ligne blanche*, à très-peu de distance de l'anneau ombilical.

La première, soit qu'on l'observe chez l'enfant ou chez l'adulte, présente un col ou *pédicule* arrondi, autour duquel on sent, avec l'extrémité du doigt, le bord aponévrotique de l'anneau ombilical. Son corps conserve toujours, quel que soit son volume, une forme à peu près sphérique. On n'aperçoit ni à son sommet ni sur ses côtés aucun froncement de la peau, ni rien qui ressemble à la cicatrice de l'ombilic : seulement dans quelques points de la surface de la tumeur, la peau est un peu plus pâle et plus mince que partout ailleurs.

La hernie de la *ligne blanche*, au contraire, a un col ou pédicule de forme ovalaire, comme la fente qui lui a livré passage. Le corps de la tumeur est aussi constamment ovale. Si on porte le doigt profondément autour de son col, on distingue les bords de l'ouverture de la *ligne blanche* ; et si la hernie est située très-près de l'anneau ombilical, on aperçoit sur l'un ou l'autre de ses côtés, la cicatrice de l'ombilic, qui conserve sa rugosité et toutes ses apparences naturelles, indice certain que les viscères ne sont point sortis par l'anneau ombilical.

## §. XIII. *Des hernies graisseuses de la ligne blanche.*

J'ai déjà dit que quelquefois une petite portion de la graisse qui se trouve naturellement au-dessous du péritoine, se durcit, s'ouvre peu à peu une issue à travers un écartement des fibres de la *ligne blanche*, et forme sous la peau une tumeur qui peut être prise pour une hernie épiploïque. Petit a révoqué en doute ce fait de pathologie chirurgicale : « Pour moi, dit-il (1),
» je n'ai jamais vu cette hernie. Selon les au-
» teurs, c'est une tumeur graisseuse qui paroît
» à la partie supérieure de la *ligne blanche*, au
» côté droit du cartilage xyphoïde. La graisse qui
» la forme est, à ce que disent ceux qui l'ont
» vue, une augmentation de la membrane adi-
» peuse et cellulaire qui accompagne la veine om-
» bilicale devenant le ligament du foie. » L'existence
de ces tumeurs graisseuses qui traversent la *ligne
blanche*, est prouvée jusqu'à l'évidence par les observations de Morgagni (2), de Klinkosch (3),
et d'un grand nombre d'auteurs ; et de plus, il
est bien reconnu qu'elles peuvent se former dans
tout autre point de la *ligne blanche* que celui
qui correspond à la veine ombilicale. En disséquant
le cadavre d'un homme de cinquante ans, très-
émacié, j'observai deux tumeurs de cette nature,

---

(1) OEuvres posthumes, tom. II, pag. 215.
(2) De sed. et caus. morb. epist. XLIII, 10 ; epist. L, 24.
(3) Dissert. med. select. Pragenses, V. I, pag. 189.

dont une étoit située immédiatement au-dessous du cartilage xyphoïde , et l'autre environ deux pouces au-dessus de l'ombilic. La première avoit le volume d'une petite noix , et la seconde égaloit un gros œuf de pigeon. Je crus d'abord que c'étoient deux hernies de la *ligne blanche ,* formées par l'épiploon ; mais après avoir incisé les tégumens, je ne trouvai dans l'une et l'autre qu'une substance graisseuse dure, complètement dépourvue de sac herniaire, et portée sur un pédicule qui, traversant une fente de la *ligne blanche ,* alloit se fixer sur la face externe du péritoine. Le pédicule de la tumeur inférieure étoit réellement une continuation du tissu cellulaire qui enveloppoit le ligament suspenseur du foie. M. Fardeau a recueilli, dans ces derniers temps, une observation analogue, qu'il a communiquée à la Société de Médecine de Paris (1).



D'après toutes les recherches que j'ai faites sur ces tumeurs, je crois pouvoir avancer qu'en général elles sont plus dures au toucher que les petites épiplocèles de la *ligne blanche.* Toutefois , lorsque ces dernières sont irréductibles et complètement indolentes , surtout lorsqu'elles ne sont accompagnées d'aucun symptôme d'irritation sympathique de l'estomac, il me paroît fort difficile de les distinguer au toucher, d'avec les petites tumeurs graisseuses dont il est ici question. Heureusement celles-ci ne sont pas douloureuses, et

---

(1) Recueil périodique de la société de médecine de Paris , tom. XVIII.

n'incommodent point, à raison de leur petit volume. Mais il peut arriver qu'une personne, ayant depuis long-temps une petite tumeur graisseuse de la *ligne blanche*, éprouve, par toute autre cause, une violente colique accompagnée de nausées, de propension au vomissement, et de suppression des évacuations alvines. Dans ces circonstances, un chirurgien est quelquefois induit en erreur, et prenant la petite tumeur pour une véritable hernie de la *ligne blanche*, il soumet le malade à une opération qui n'a aucun rapport avec la cause de ses souffrances. Je suis moi-même tombé dans une pareille méprise. On amena, il y a quelques années, dans cette école de chirurgie pratique, une femme âgée de cinquante-cinq ans, assez grasse, mais ayant la fibre molle, et éprouvant depuis long-temps des symptômes d'hystérie. Cette femme avoit été prise, la nuit précédente, d'une colique intestinale très-violente, qu'on attribuoit à l'étranglement d'une hernie : on remarquoit, en effet, un peu au-dessous de l'ombilic, au côté gauche de la *ligne blanche*, une tumeur du volume d'une grosse noix, sans aucun changement de couleur à la peau. La malade avoit le ventre tendu, et douloureux au toucher, les extrémités froides, le pouls petit et concentré. Elle avoit, de plus, des nausées, de la propension au vomissement, et ses déjections alvines étoient supprimées. Quoique sujette depuis long-temps aux douleurs de ventre, elle disoit n'en avoir jamais souffert d'aussi violentes que celles qu'elle éprouvoit depuis la veille ; elle les attribuoit à l'usage im-

modéré d'alimens farineux et de légumes mal cuits.
Il lui sembloit, en outre, et ces sortes d'illusions
ne sont point rares dans les grandes souffrances,
que depuis l'invasion des coliques, la petite tumeur
avoit sensiblement augmenté de volume, et étoit
devenue douloureuse. Persuadé que c'étoit une
véritable hernie de la *ligne blanche*, et sachant par expérience que les hernies de cette espèce, de même que celles de l'ombilic, sont très-
promptes à se gangrener, je procédai sur - le-
champ à l'opération. Mais après l'incision des
tégumens, je ne trouvai pas la plus légère trace
de sac herniaire; toute la tumeur consistoit en
une petite masse de graisse durcie, et portée
sur un pédicule qui traversoit la *ligne blanche :*
je l'emportai d'un coup de ciseaux, et je demeurai
alors bien convaincu de la véritable nature de la
maladie. Les bains tièdes, les clystères émolliens,
les fomentations, et l'usage de l'huile de ricin à petites doses souvent répétées, rétablirent les évacuations alvines, et la colique disparut en peu de temps.
La petite incision fut promptement cicatrisée.

§. XIV. *Comparaison de la hernie ombilicale*
*avec celles de la ligne blanche, sous le rap-*
*port des symptômes et du traitement.*

La distinction que nous établissons entre la hernie ombilicale proprement dite et celles de la *ligne*
*blanche,* n'est pas sans utilité pour la pratique. En
effet, les dernières, lorsqu'elles sont abandonnées à
elles-mêmes, font des progrès bien plus lents que la
première. Leur petitesse est cause que souvent elles

échappent à l'observation, surtout chez les personnes qui ont beaucoup d'embonpoint, et lorsqu'elles ont leur siége à côté du cartilage xyphoïde : cependant elles déterminent des maux d'estomac, des coliques habituelles, surtout après le repas ; et malheureusement pour le malade, il peut être tourmenté fort long-temps par ces incommodités avant qu'on en découvre la véritable cause.

La hernie ombilicale est reconnoissable, dès les premiers temps de sa formation, par les changemens qu'elle détermine dans la cicatrice de l'ombilic, et par la rapidité de son accroissement.

Au reste, ces deux espèces de hernies exigent les mêmes moyens curatifs; mais celles de la *ligne blanche* sont, toutes choses égales d'ailleurs, plus difficiles à guérir que celles de l'ombilic, ce qui vient probablement de ce que l'anneau ombilical a une tendance naturelle à se resserrer, lorsqu'on tient la hernie exactement réduite, tandis que les ouvertures accidentelles de la *ligne blanche* ne présentent pas le même avantage.

## §. XV. *Du traitement de la hernie ombilicale des enfans.*

Le traitement, de même que celui de toutes les hernies en général, consiste principalement à réduire, le plutôt possible, les parties déplacées, et à les maintenir réduites à l'aide d'une compression méthodique. C'est ce qu'on exécute facilement, et presque toujours avec succès, pour les hernies ombilicales qui surviennent peu de temps après la naissance; parce que, d'une part, l'intestin qui forme ces hernies est ordinairement sans adhérence dans le sac herniaire ; et de l'autre, l'anneau ombilical conserve toujours une certaine tendance à se resserrer, surtout si on exerce sur cette ouverture une compression méthodique, et si on a soin de tenir l'enfant couché sur le dos pendant la plus grande partie de la journée. Chez les enfans en bas âge, la hernie ombilicale est parfaitement bien contenue par le moyen d'un bandage de toile ou de futaine, dont la pelotte, convexe, et du volume de la moitié d'une noix muscade, doit être élevée un peu au-dessus du niveau du ventre, à l'aide d'une ou plusieurs compresses, tellement disposées, que la compression porte exactement sur l'ombilic et sur la colonne vertébrale, en agissant le moins possible sur les côtés du ventre. L'expérience a depuis long-temps prononcé en faveur de l'opinion de Richter, qui regarde un *compresseur* convexe, tel qu'un bouton demi-sphérique, ou la moitié d'une noix muscade, comme préférable à une pelotte plane, quelque plausibles que puissent paroître les raisons de ceux qui prétendent le contraire. Le bouton convexe repousse profondément les viscères, et applique exactement la peau sur les bords de l'anneau ombilical, sans toutefois pénétrer dans cette ouverture, ni s'opposer à son resserrement, comme quelques personnes voudroient le faire croire.

Ainsi donc, après avoir réduit complètement la hernie, on placera dans le creux de l'ombilic un morceau de toile fine, sur lequel on appliquera un bouton convexe, que l'on fixera au moyen de quelques bandelettes agglutinatives croisées en X. Du centre du bouton, sort un fil que l'on fera passer à travers une ou plusieurs compresses, fixées à une bande circulaire. Cette bande, faite d'une double toile ou de futaine, large dans son milieu d'environ cinq travers de doigt, se rétrécit de plus en plus de côté et d'autre, au point qu'elle n'a plus que deux travers de doigt vers ses extrémités. On lui fera faire le tour du ventre, en serrant modérément, et on ramènera ses deux extrémités en avant sur la compresse à laquelle on les fixera, au moyen de deux rubans qui se trouvent de chaque côté. Afin que cette sorte de ceinture ne soit point sujette à se plisser dans sa partie la plus large, qui correspond à la région ombilicale, il convient de garnir cette partie, dans une certaine étendue, avec une peau fine et mince, comme celle dont on se sert pour faire les gants.

Lorsqu'on applique ce bandage à des enfans plus âgés, et qui marchent seuls, on peut y ajouter des *scapulaires*, et même au besoin, des *sous-cuisses*, afin que le point de compression ne soit pas sujet à varier, et corresponde toujours exactement à l'ombilic. On peut encore lui donner un certain degré d'élasticité, afin qu'il se prête aux variations de volume du ventre, en substituant à la bande de futaine une ceinture faite, dans un tiers de son étendue, avec deux de ces liens qui renferment de petits ressorts à boudin, et qui servent à faire les *bretelles élastiques*.

## §. XVI. *De l'opération de la hernie ombilicale par la ligature.*

Les soins assidus qu'exige le bandage, soit sous le rapport de la propreté, soit pour entretenir toujours le degré de pression convenable, rendent son emploi difficile chez les enfans de la classe indigente ; c'est là, je pense, ce qui avoit porté Desault à remettre en pratique l'opération de la hernie ombilicale par la ligature, telle à peu près qu'elle est décrite par Celse, opération qui, depuis long-temps, et pour bonnes raisons, avoit été complètement abandonnée. Celse l'a décrite avec assez de détails (1) : il dit que tantôt il faut lier simplement la tumeur, et tantôt traverser sa base avec une aiguille enfilée pour l'embrasser dans une double ligature, à peu près comme on étrangleroit un *staphylome*. Mais ensuite il rapporte, parmi les causes qui contr'indiquent cette opération, tant de circonstances relatives à l'âge, à la constitution, aux maladies de la peau, etc., qu'il semble regarder comme assez rares les cas où on peut la pratiquer avec succès. Les mêmes réflexions ont été faites par plusieurs anciens auteurs de chirurgie, notamment par Fabrice d'Aquapendente. Desault lui-même a mis quelques restrictions à l'emploi de la ligature, puisqu'il dit, avec sa candeur ordinaire, que ce moyen ne guérit point radicalement la hernie ombilicale chez les enfans parvenus à l'âge de quatre ans ; qu'il est indispensable,

______
(1) Lib. VII, cap. 14.

comme l'enseigne Celse, d'employer l'aiguille et la double ligature pour les hernies ombilicales dont la base est fort large ; qu'enfin on ne peut, même chez les enfans les plus jeunes, obtenir une guérison radicale par la ligature, si l'on ne fait immédiatement après cette opération, et pendant deux ou trois mois, une compression méthodique sur l'ombilic, par le moyen du bandage. C'est peut-être à l'omission de ce dernier moyen qu'il faut attribuer la récidive de la hernie ombilicale, chez plusieurs enfans opérés par Desault (1). J'ai observé avec beaucoup de soin les effets immédiats et les suites plus ou moins éloignées de la ligature de la hernie ombilicale, soit simple, soit faite avec l'aiguille et le double fil ; et après un nombre assez considérable d'observations de ce genre, je crois pouvoir assurer que cette opération, de quelque manière qu'on la pratique, n'est pas toujours exempte d'accidens graves et quelquefois assez dangereux. Je puis encore ajouter qu'elle ne procure jamais une guérison vraiment radicale, si la cicatrice qui en résulte dans la région ombilicale n'est soumise pendant quelques mois à une compression méthodique et non interrompue. Il n'est point aussi rare que le prétendent quelques chi-



---

(1) Nosograph. chirurg. par M. Richerand, tom. II, pag. 453. « Desault avoit remis en vigueur la ligature tombée en désuétude. Il s'abusoit sur sa valeur ; et il n'est pas difficile d'en connoître la cause. Tous les enfans qu'il opéroit à l'Hôtel-Dieu sortoient guéris, et n'y revenoient plus : on regardoit alors comme radicale une guérison momentanée. »

rurgiens, de voir survenir après la ligature de la tumeur, une fièvre d'irritation des plus intenses, accompagnée de souffrances très-vives, qui déterminent des cris continuels et quelquefois des convulsions. L'ulcère qui résulte de la chute de la tumeur est toujours assez large et difficile à guérir. Il devient de temps en temps baveux et douloureux, sans cause connue, et lors même qu'on ne le panse qu'à sec.

Dans ces derniers temps, un chirurgien célèbre (1) a fait observer que la veine ombilicale et le ligament suspenseur du foie, se trouvant compris dans la ligature de la hernie ombilicale, l'inflammation qui survient dans ces parties pourroit peut-être, dans certains cas, se transmettre de proche en proche jusqu'au foie, et mettre dans un grand danger la vie de l'enfant. Lorsque des symptômes d'irritation violente se manifestent à la suite de la ligature, on les attribue ordinairement à quelques circonstances individuelles, telles qu'une extrême sensibilité, ou une disposition particulière au spasme; d'après cela, on croit devoir les regarder comme des exceptions qui n'excluent point la règle générale, et ne prouvent rien contre l'utilité de l'opération. Mais par quels moyens le chirurgien pourra-t-il reconnoître l'existence ou la non-existence de ces dispositions individuelles chez les enfans qu'il doit opérer? Assurément, ceux chez qui j'ai eu occasion d'observer les accidens dont j'ai parlé ci-dessus, jouissoient, avant l'o-

---

(1) M. Paletta, Memor. dell' Istituto, tom. II, part. I.

pération, d'une santé parfaite sous tous les rapports.

Quel que soit le procédé qu'on adopte pour faire la ligature de la hernie ombilicale, il est évident qu'on ne peut étrangler la tumeur qu'un peu en-deçà de l'anneau aponévrotique de l'ombilic, d'où il résulte que les tégumens doivent toujours rester proéminens et relâchés dans une certaine étendue, au-devant et dans la circonférence de cette ouverture. Aussi, après la chute de la portion étranglée, il reste nécessairement, au-dessous de la cicatrice, une portion du sac herniaire et des tégumens flasques qui le recouvroient; et comme la cicatrice elle-même n'acquiert jamais une assez grande solidité pour résister à l'impulsion des viscères qui tendent à s'introduire dans ce qui reste du sac herniaire, la hernie reparoît tôt ou tard, et dans peu de temps elle devient plus volumineuse qu'elle n'étoit avant l'opération. Si le sujet est une petite fille, on a, de plus, à craindre que la première grossesse ne donne lieu à la récidive de la hernie; car on sait que, pendant la gestation, la cicatrice extérieure de l'ombilic, considérablement distendue, est très-disposée à se déchirer. Pott (1) a vu des accidens terribles causés par la rupture d'une cicatrice de l'ombilic, pendant une grossesse. Il est vrai que, suivant lui, cette cicatrice n'étoit point le résultat d'une hernie, mais bien d'un abcès dans la région ombilicale qui avoit été ouvert, anciennement, avec le bistouri; néan-

_______________

(1) Chirurg. works, tom. II, pag. 169.

moins il ne seroit peut-être pas impossible d'élever quelques doutes sur cette conjecture. Enfin, après la chute de la tumeur, il reste toujours entre l'anneau aponévrotique de l'ombilic et les tégumens, une petite cavité formée par le col du sac herniaire, cavité dans laquelle les viscères recommencent à s'engager après l'opération, ce qui empêche le resserrement complet de l'anneau ombilical. On trouve, en quelque sorte, la démonstration de ce que je viens d'avancer, dans l'ancienne manière d'opérer la hernie inguinale non étranglée, par la ligature du sac herniaire et du cordon spermatique. On sait que la plupart des hernies opérées par ce procédé barbare, étoient sujettes à se reproduire, par la raison, vraisemblablement, que la cicatrice n'étoit pas assez solide pour résister à l'impulsion des viscères qui s'engageoient dans la portion restante du col du sac herniaire. De même, après l'opération ordinaire de la hernie inguinale étranglée, quoique la cicatrice se forme très-près de l'anneau, il n'y a aucun chirurgien prudent qui ne conseille au malade de porter un bandage pour le reste de ses jours, l'observation ayant prouvé que la hernie est encore sujette à revenir.

Une expérience de plusieurs siècles a mis hors de doute que la compression seule est un moyen très-efficace pour guérir radicalement la hernie ombilicale chez les très-jeunes enfans. Elle n'entraîne aucun danger ; et pourvu qu'on l'exécute avec les précautions convenables, il est bien rare qu'il soit nécessaire de la continuer plus de deux ou trois mois pour obtenir une guérison complète. D'un autre côté, s'il est bien prouvé, par tout ce que je viens de dire, que la ligature ne procure jamais de guérison parfaite sans la compression, il est clair qu'elle ne peut être d'aucun avantage pour les enfans des pauvres, puisqu'elle ne les dispense pas du bandage. On peut dire qu'en général elle n'abrége pas le traitement ; car dans les cas les plus heureux, l'ulcère qui en résulte n'est pas cicatrisé avant un mois, et il faut ensuite employer encore deux mois à faire une compression exacte à l'aide du bandage, pour assurer la guérison. Or, nous avons déjà dit que trois mois suffisent ordinairement pour obtenir une guérison radicale par le seul emploi du bandage compressif (1).

_______________

(1) Les opinions que l'auteur a émises, et qu'il a si habilement développées dans ce paragraphe, ont été reproduites, du moins en grande partie, et appuyées de quelques nouvelles observations, dans un mémoire *sur la hernie ombilicale des enfans*, qui vient d'être publié par M. Girard (*Journal général de médecine, Tome XLI, Cahier de juillet* 1811), en réponse à un autre mémoire de M. Martin le jeune, dont le but est tout à fait opposé, puisqu'il tend à prouver les avantages de la double ligature de l'exomphale, de celle qui se pratique en traversant avec une aiguille la base de la tumeur. L'un et l'autre mémoire ayant été lus à la société de médecine de Lyon, dans le mois de mai dernier (1811), plusieurs membres de cette compagnie, MM. Thenance, Buytouzac, Belay, Sailly, Laudun, etc. rapportèrent successivement des observations propres à constater l'efficacité de la compression seule pour la cure de la hernie ombilicale des enfans. M. Cartier déclara avoir vu plusieurs enfans opérés par Desault qui n'avoient pas été guéris de leur hernie ; il ajouta que *puisque la cicatrice n'empéche pas toujours la récidive de la her... ing...*

§. XVII. *Des moyens de contenir la hernie ombilicale chez les adultes.*

Lorsqu'il s'agit de maintenir réduite une hernie ombilicale , ou , ce qui est bien plus fréquent chez les adultes , une hernie de la ligne blanche aux environs de l'anneau ombilical , l'expérience a

---

*nale ou crurale chez les sujets qui en ont été opérés , on ne doit pas , à plus forte raison , compter sur une guérison radicale après l'opération de la hernie de l'ombilic , chez les enfans.* Enfin, aucun membre de la société ne parlant en faveur de la méthode proposée, ou plutôt renouvelée par M. Martin le jeune, les conclusions de M. Girard furent adoptées , et l'on convint unanimement que la ligature de l'exomphale devoit être proscrite comme une opération inutile et dangereuse. Peu de temps après, les deux mémoires, ayant été lus à la société de médecine de Paris, donnèrent lieu à une nouvelle discussion sur le même sujet, à laquelle plusieurs praticiens distingués prirent part, et dont le résultat fut que l'opération de la ligature doit être rejetée : « 1°. parce que la guérison des hernies ombilicales » s'opère très-souvent par les seules forces de la nature ; » 2°. parce que la compression seule , ou aidée des moyens » toniques , réussit constamment ; 3°. parce que cette opé- » ration mérite le triple reproche d'être douloureuse et » non exempte de dangers, si l'on est assez malheureux pour » comprendre une portion d'intestin dans la ligature ; de » ne pas réussir ordinairement sans être aidée de la com- » pression ; et d'être parfois pratiquée inutilement, comme » Desault lui-même en rapporte des exemples. »
Il est aisé d'apercevoir une très - grande conformité entre ces conclusions et ce qui est dit dans le paragraphe qui a donné lieu à cette note. Cependant ni M. Girard , ni les membres de la société de médecine de Lyon et de celle de Paris,

prouvé que les bandages élastiques méritent la préférence sur tous les autres. On a imaginé plusieurs bandages de cette espèce ; mais outre qu'ils sont tous plus ou moins compliqués, et d'un entretien assez dispendieux, la plupart ne remplissent pas exactement leur objet, attendu qu'ils compriment non-seulement l'ombilic, mais encore toute la circonférence du ventre. Celui que je vais décrire m'a paru le moins imparfait, et en même temps le plus économique.

---

qui ont ajouté des remarques à son mémoire, n'ont fait mention en aucune manière de M. Scarpa. Je ne prétends point toutefois leur faire un reproche de cette omission, qui est sans doute involontaire. Quoiqu'il existât à Lyon, comme à Paris, plusieurs exemplaires de l'ouvrage de M. Scarpa, ce que je puis assurer d'après une lettre particulière de cet illustre professeur, il est possible que les sociétés de médecine n'en eussent pas connoissance, attendu qu'on lit, en général, fort peu les ouvrages de sciences écrits en langue étrangère. D'un autre côté, la majorité des bons chirurgiens a, depuis long-temps, reconnu l'insuffisance de la ligature pour la guérison radicale de la hernie de l'ombilic ; Sabatier, Lassus, et M. Richerand, ont manifesté cette opinion dans leurs ouvrages : il ne seroit donc pas très-étonnant que plusieurs habiles praticiens, écrivant aujourd'hui sur ce sujet, eussent fait les mêmes raisonnemens, et fussent arrivés aux mêmes conclusions, sans s'être communiqué leur travail. Cette supposition me paroît même assez vraisemblable. Quoi qu'il en soit, il est juste de faire savoir au public que M. Scarpa a le premier donné une démonstration complète du point de pratique dont il est ici question, et qu'il a une antériorité de plus d'un an sur les chirurgiens de Lyon.
(Note du Traducteur.)

On prend une plaque de métal, longue d'un peu plus de trois pouces, large de vingt-quatre à trente lignes, et légèrement recourbée, pour qu'elle puisse s'adapter à la convexité du ventre. Au centre de cette plaque, on fixe une pelotte d'une grosseur proportionnée au volume de la hernie, et renfermant un ressort à boudin qui ne soit ni trop dur ni trop souple. Après avoir fait la réduction de la hernie, on applique cette plaque sur le ventre, de telle manière, que la pelotte corresponde exactement à l'anneau ombilical, et on la fixe au moyen d'une ceinture élastique large d'environ trois pouces, qui, faisant tout le tour du ventre, se termine aux deux côtés de la plaque, et puisse être alongée ou raccourcie à volonté. Cette ceinture se fait avec deux de ces liens qui servent à construire les bretelles élastiques, disposés parallèlement, et renfermés dans une gaîne de peau très-souple, ou de toile, qui les maintienne toujours à une égale distance l'un de l'autre, sans cependant leur adhérer. Tel est le bandage que j'ai employé très-souvent avec succès. Comme il se prête à toutes les variations de volume du ventre, il n'est pas sujet à se déranger. Il me paroît, en outre, préférable à tout autre par sa légèreté, par la simplicité de sa construction, par la facilité de son application, et enfin, par sa solidité. Si dans quelques cas particuliers, il avoit de la tendance à se porter en haut ou en bas, il seroit facile de prévenir ces déplacemens, en y ajoutant des *scapulaires* ou des *sous-cuisses ;* mais je n'ai point encore rencontré de cas où il fût nécessaire de recourir à ces moyens auxiliaires pour lui donner toute la solidité qu'on désire. Ce bandage est celui qui convient le mieux pour toutes les hernies de l'ombilic ou de la ligne blanche qui n'ont pas un grand volume, et qui peuvent être contenues sans une très-forte pression. Mais lorsque ces mêmes hernies ont un volume considérable, le bandage que je viens de décrire ne suffit pas pour les contenir, et l'on doit employer, de préférence, un bandage à ressort en demi-cercle, semblable à celui dont on se sert ordinairement pour contenir la hernie inguinale, avec quelques modifications qui sont nécessitées et pour ainsi dire indiquées par la forme des parties sur lesquelles on doit l'appliquer. Ces modifications consistent principalement à augmenter la largeur de l'extrémité postérieure qui prend son point d'appui sur le dos (1), et à donner à tout le reste du ressort l'inclinaison nécessaire pour qu'il porte bien à plat sur l'épine et sur le sommet de l'os des îles. Il faut, en outre, que l'extrémité antérieure, celle qui soutient la pelotte, soit dirigée selon la position de la hernie, et que la force du *levier* soit proportionnée au degré de pression nécessaire pour maintenir les viscères réduits. Je n'emploie jamais d'autre bandage pour les personnes qui n'ont pas le ventre d'un volume énorme, et je réussis toujours, par ce moyen, à contenir les hernies ombilicales et celles de la ligne blanche, lors même qu'elles ont un volume considérable, pourvu qu'elles ne soient pas irréductibles.

Bandage pour les hernies ombilicales volumineuses.

_______________

(1) *Voyez* le premier mémoire, §. XXII.

Tous les bons auteurs qui ont écrit sur les moyens de contenir la hernie ombilicale volumineuse et encore réductible, ont conseillé, pour les adultes, un brayer élastique semblable à celui dont on se sert pour contenir la hernie inguinale: cependant on voit très-peu de chirurgiens de nos jours qui emploient ce bandage pour la hernie ombilicale, lorsque la petite machine décrite ci-dessus est insuffisante. Quant à moi, je puis assurer qu'il réussit parfaitement bien.

On n'est pas encore d'accord sur la forme qu'il convient de donner à la pelotte, tant pour les adultes que pour les enfans. Les uns la veulent convexe, d'autres conique, et d'autres enfin plane. Je n'ai pas encore rencontré un seul cas de hernie ombilicale dans lequel la pelotte plane eût pu convenir. Dans toutes les hernies de cette espèce que j'ai vues jusqu'à présent, il m'a toujours paru indispensable d'employer une pelotte un peu conique pour repousser complètement les viscères dans le ventre, et pour mettre en contact la peau avec l'anneau ombilical, ou avec la fente de la *ligne blanche* qui a donné passage aux viscères. Dans la hernie de la *ligne blanche* qui sort d'un côté ou de l'autre de l'anneau ombilical, la cicatrice extérieure de l'ombilic, restée intacte, forme toujours une saillie qui ne permettroit pas à une pelotte plane ou très-peu convexe d'exercer une compression assez exacte pour faire rentrer complètement les viscères. Une pelotte plane pourroit tout au plus convenir pour contenir une hernie de la *ligne blanche* située un peu au-dessus ou au-dessous de l'ombilic ; ou bien encore on pourroit s'en servir, après la guérison, pour aplanir les tégumens et le tissu cellulaire qui a contracté des adhérences avec les bords de l'anneau ombilical ou de la fente de la *ligne blanche;* précaution qui n'est pas inutile pour prévenir ou éloigner la récidive de la hernie.

§. XVIII. *Corset pour contenir les hernies de la partie supérieure de la ligne blanche.*

On éprouve de grandes difficultés lorsqu'on veut appliquer le bandage élastique en demi-cercle à ces hernies qui paroissent à la partie supérieure de la *ligne blanche,* à peu de distance de l'appendice xyphoïde, et qu'on appelle à cause de cela, *hernies de l'estomac.* Quelque doux que soit le ressort, les malades ne peuvent le supporter, parce qu'il gêne les mouvemens de la poitrine, et par conséquent la respiration. Pour contenir ces hernies, qui sont, en général, fort petites et faciles à réduire, je crois, d'après l'expérience, qu'on peut substituer avec avantage au ressort en demi-cercle, un corset de toile forte, qui embrasse la poitrine et le ventre, et qui est garni de baleines dans les parties latérales et postérieure. Des côtés de ce corset partent deux bandes de toile, larges de quatre travers de doigt, dont une est fendue vers son milieu dans une certaine étendue. Après avoir fait la réduction de la petite hernie, on applique sur l'ouverture qui lui livroit passage, une pelotte en forme de bouton, et sur cette pelotte une compresse qu'on assujétit avec des bandelettes agglutinatives, de la manière que j'ai indiquée en parlant de la hernie ombilicale des nouveau-nés. Ensuite, prenant les deux bandes de toile qui sont fixées par une extrémité aux côtés du corset, on les passe l'une dans l'autre, et on les tire en sens contraire comme les deux chefs d'un bandage *unissant*, jusqu'à ce qu'elles exercent une pression suffisante sur la petite pelotte. On fixe les extrémités de ces bandes sur les côtés du corset; et par le moyen de quelques points de couture, on réunit le milieu du bandage à la compresse qui est appliquée directement sur la hernie.

§. XIX. *Du bandage d'Arnaud pour les épiplocèles ombilicales qui ne peuvent être réduites par le taxis.*

En général, c'est une erreur de croire que les petites hernies épiploïques soient plus faciles à réduire et à contenir que celles d'un plus grand volume ; cette erreur est surtout très-facile à prouver à l'égard des petites hernies épiploïques de la *ligne blanche* et de l'ombilic. En effet, dans celles-ci la portion d'épiploon déplacée, quoique peu considérable, est très-volumineuse relativement à l'ouverture aponévrotique qui lui a livré passage , et au col du sac herniaire qui est toujours très - étroit ; disproportion qui oppose un grand obstacle à la réduction. Au contraire, dans les hernies volumineuses de cette espèce, le col du sac herniaire est proportionnément plus large, et il y a moins de différence entre le volume des parties déplacées et l'ouverture qui leur a livré passage : aussi la réduction est - elle plus facile, à moins qu'il n'existe des adhérences entre l'épiploon et le col du sac herniaire, ce qui est malheureusement assez fréquent.

Lorsque la réduction est impossible, soit par l'étroitesse de l'anneau ombilical, soit à cause des adhérences que l'épiploon a contractées avec le col du sac herniaire, le meilleur moyen de remédier à ces complications, ou d'empêcher qu'elles ne fassent de nouveaux progrès, consiste à employer un bandage élastique à pelotte concave, qui exerce sur toute la tumeur une douce pression sans causer la moindre gêne au malade. Il faut, pour cela, que la concavité de la pelotte soit un peu plus grande que ne semble l'exiger la tumeur, et qu'elle soit doublée d'un coussinet bien doux, dont on augmentera peu à peu l'épaisseur, à mesure que le volume de la hernie diminuera. L'observation suivante fera connoître, avec plus de détail, quelle doit être, en pareils cas, la conduite du chirurgien.

« Une dame de qualité (1) fut attaquée d'une
» hernie de l'épiploon, à un travers de doigt de
» l'ombilic, dans les douleurs d'un accouchement
» fort laborieux. La tumeur augmenta pendant
» dix-huit mois, et parvint à la grosseur d'une
» balle du jeu de paume, de deux pouces de
» diamètre; elle en avoit toute la forme et la
» dureté. La base en étoit si étroite, que quel-
» ques personnes prirent cette grosseur pour une
» *tumeur humorale enkystée*. M. Maréchal, pre-
» mier chirurgien du roi, et M. Perat, premier
» chirurgien de la reine, ne se trompèrent pas

______
(1) Arnaud, Mém. de chirurgie, tom. II, pag. 518.

» sur la nature de la maladie. Ils donnèrent à
» cette dame tous les soins qu'exigeoient son cas
» et sa condition ; rien ne réussit : la tumeur
» n'augmenta ni ne diminua dans l'espace de six
» semaines. Ces Messieurs me firent l'honneur de
» m'appeler en consultation. Je jugeai comme eux
» que c'étoit une épiplocèle : elle n'étoit accom-
» pagnée d'aucun accident ; elle étoit même in-
» sensible au toucher, et la peau n'avoit pas changé
» de couleur. Mon avis fut de contenir cette her-
» nie de manière qu'elle n'eût pas occasion d'aug-
» menter, et d'empêcher l'intestin de sortir. Je
» construisis une platine de forme ovale, dont le
» petit diamètre avoit six pouces de hauteur ; le
» grand en avoit dix. Le centre de cette platine,
» embouti suivant la grosseur de la hernie, en
» recevoit tout le volume ; le reste fut figuré sui-
» vant la forme du ventre où elle devoit être
» fixée. Elle étoit un peu concave à son bord in-
» férieur pour s'adapter à la convexité du ventre,
» et plate à son bord supérieur pour s'appliquer
» avec justesse à l'aplatissement de la région épi-
» gastrique. Les deux ailes tout à fait concaves
» s'ajustèrent parfaitement à la convexité des par-
» ties latérales de l'abdomen. Toute la partie du
» bandage, excédant sa cavité propre à recevoir la
» tumeur, servoit de point fixe à la totalité de la
» platine, de façon qu'elle ne pouvoit varier dans
» aucun sens, et que l'épiplocèle étoit constam-
» ment renfermée dans la partie concave du ban-
» dage. Le tout fut garni avec soin et soutenu
» par une ceinture.

» Trois jours après l'usage de ce bandage, je
» trouvai contre mon espérance la tumeur dimi-
» nuée de moitié. Je remplis la cavité avec de la
» charpie très-mollette. Je visitai ensuite la ma-
» lade pendant quatre jours pour augmenter la
» charpie à mesure que la tumeur diminuoit. Le
» septième jour après la première application de
» cet appareil, la descente se trouva entièrement
» réduite. Je substituai un bandage convexe au
» premier ; la malade le porta avec soin. Elle eut
» plusieurs enfans depuis cet accident, sans en avoir
» jamais été incommodée. Enfin, elle fut tout à fait
» guérie deux ans après l'application du bandage. »

§. XX. *Du suspensoire de Fabrice de Hilden
pour les hernies ombilicales anciennes et
volumineuses.*

La ceinture concave d'Arnaud, dont on vient de
lire la description, réussit presque toujours, lorsqu'elle est appliquée avec les précautions convenables, pour réduire les épiplocèles ombilicales d'un
médiocre volume. Mais elle n'a pas le même succès
lorsqu'il s'agit de réduire des hernies de cette espèce anciennes et volumineuses. Ces hernies ombilicales, dont le fond est large et le col très-mince,
qui sont inclinées de haut en bas, et comme pen-
dantes, ne sauroient être bien contenues si le
bandage ne prend son point d'appui au-dessus du
col de la tumeur. Aussi j'ai observé que, dans pareils cas, le *suspensoire* de Fabrice de Hilden (1)

(1) Centur. III, obs. 64. *Voyez* aussi la fig. VII de la
planche X, et la planche au trait qui y correspond.

avec quelques modifications est, de beaucoup, préférable à la ceinture concave d'Arnaud, et à tous les bandages connus jusqu'à ce jour. Ce suspensoire consiste en un corset de toile forte et double, qui ne descend que jusqu'à l'union du cartilage de la première fausse côte avec le sternum. De la partie postérieure de ce corset, c'est-à-dire des endroits correspondant aux omoplates, partent deux bandes de toile larges de deux travers de doigt, qui descendent l'une de chaque côté, passent sous les aisselles, et viennent, jusque vers le milieu du ventre, se fixer par le moyen de deux boucles aux côtés d'un petit sac fait d'une double toile piquée, et dont la forme et la capacité sont telles qu'il embrasse exactement toute la hernie. Ce suspensoire, dont le poids se trouve supporté par les épaules, peut être élevé ou abaissé à volonté, à l'aide des deux boucles. Au lieu de le faire avec de la toile piquée, on peut aussi le construire avec de la peau. Il faut, pour cela, couper plusieurs bandes de peau qui se terminent en pointe par les deux extrémités, à peu près comme des tranches de melon, et les coudre ensemble selon leur longueur. Il en résulte un sac en forme de nacelle, auquel on donne plus ou moins de profondeur selon le volume de la hernie. Ce bandage ayant son point d'appui entre les épaules, et non dans la région lombaire comme la ceinture concave d'Arnaud, on conçoit qu'il doit être situé de la manière la plus favorable pour soutenir la tumeur sans incommoder le malade. Il faut encore observer que, lorsqu'on le relève par le moyen des boucles, on agit précisément dans la direction convenable, pour opérer la réduction des viscères, au cas qu'ils se trouvent disposés à rentrer, sinon en totalité, du moins en partie.

## §. XXI. *De l'étranglement de l'exomphale et des hernies de la ligne blanche.*

La hernie ombilicale et celles de la *ligne blanche* sont moins sujettes à l'étranglement que les hernies inguinale et fémorale. Mais lorsqu'elles viennent malheureusement à s'étrangler, les symptômes ont plus d'intensité et la gangrène se déclare plus promptement que dans toute autre espèce de hernie. Si l'on en vient à l'opération, elle a, très-souvent, une issue malheureuse, parce qu'on la fait presque toujours trop tard. C'est un fait de pratique constaté par l'expérience des plus célèbres chirurgiens de tous les temps. *Il est certain*, disoit Dionis (1), *que de cette opération il en périt plus qu'il n'en réchappe ;* aussi, ajoutoit-il, ceux qui ont le malheur d'être incommodés d'une exomphale devroient plutôt se passer de chemise que de bandage. Heister (2) dit à peu près la même chose.

Lorsque l'épiploon seul est étranglé dans l'exomphale ou dans la hernie de la *ligne blanche*, l'observation prouve que les accidens ne sont guère moins intenses que si l'intestin l'étoit aussi. Il y a cepen-

---

(1) Cours d'opérations, pag. 98, édit. de 1777, avec les notes de Lafaye.

(2) Instit. chirurg. Tom. II, cap. 94.

dant cette différence, que lorsque l'épiploon seul est étranglé, il n'y a ordinairement que des nausées, et si le vomissement s'y joint, il est moins fréquent et moins fort que quand l'intestin lui-même est étranglé; les selles, dans le premier cas, ne se suppriment presque jamais entièrement. La proximité de l'estomac est sans doute cause que l'étranglement de l'épiploon, dans la hernie ombilicale, détermine des symptômes d'irritation sympathique bien plus intenses que l'étranglement du même viscère dans une hernie inguinale ou crurale.

L'opération est toujours ici non-seulement nécessaire, mais même très-urgente. Elle ne diffère pas essentiellement de celle qui se pratique pour les hernies inguinales ou crurales étranglées; mais elle exige, en général, une plus grande circonspection à cause des rapports, je dirois presque de l'intimité que les tégumens ont avec le sac herniaire, et des adhérences qui existent très-souvent entre ce dernier et l'épiploon qu'il renferme. Une autre circonstance qui exige beaucoup d'attention, c'est la situation de l'intestin, qui souvent se trouve recouvert et enveloppé par l'épiploon.

Cette espèce de hernie est-elle ancienne et volumineuse lorsqu'elle vient à s'étrangler; les intestins qui la forment peuvent avoir acquis un tel volume, qu'il ne soit plus possible de les faire rentrer dans le ventre, et qu'il ne convienne pas même de le tenter. Alors, ce qu'on peut faire de mieux, en supposant qu'il n'y ait aucun indice de gangrène, c'est de fendre l'anneau ombilical et de faire cesser l'étranglement, sans ouvrir le sac herniaire, ainsi que je l'ai déjà conseillé en parlant des hernies inguinales volumineuses et irréductibles. Pour exécuter l'opération de cette manière, on commence par faire une incision demi-circulaire aux tégumens, sur le côté externe du col de la hernie ombilicale; on fend avec précaution l'enveloppe aponévrotique qui se trouve au-dessous. Ensuite on fait pénétrer entre le col du sac herniaire et l'anneau ombilical une sonde cannelée, sur laquelle on incise plus ou moins, selon l'exigence du cas, le bord dur et aponévrotique de cette dernière ouverture. Si l'on ne pouvoit qu'avec beaucoup d'efforts introduire la sonde entre le col du sac herniaire et les bords de l'anneau inguinal, il seroit prudent d'y renoncer. On placeroit l'ongle du doigt indicateur de la main gauche entre le col du sac herniaire et le bord de l'ouverture aponévrotique, et l'on inciseroit légèrement cette dernière sans toucher au sac herniaire. Cela fait, on essaieroit de réduire, à l'aide d'une douce pression la portion d'intestin ou d'épiploon qui est descendue en dernier lieu. Si, par l'effet des adhérences que les viscères auroient contractées entr'eux ou avec le sac herniaire, ils étoient tout à fait irréductibles, on les laisseroit au dehors, après avoir fait à l'anneau une incision assez considérable pour permettre aux matières fécales de parcourir librement la portion d'intestin déplacée, en un mot, après avoir fait cesser l'étranglement de la manière la plus complète. Si on ne pouvoit absolument débrider comme il faut, sans intéresser le col du sac herniaire, il seroit encore temps de l'ouvrir avec précaution dans le lieu même où on auroit déjà incisé l'anneau ombilical. L'opération, telle que je viens de la décrire, seroit toujours bien moins dangereuse que si on mettoit à découvert un énorme paquet d'intestins qu'on ne pourroit réduire, ou qu'on ne pourroit contenir dans le ventre, en supposant que la réduction fût encore possible.

§. XXII. *De l'incision des tégumens et du col du sac herniaire.*

Il n'est pas nécessaire, pour mettre à découvert entièrement le corps et le col du sac de l'exomphale ou de la hernie de la *ligne blanche*, de faire une incision cruciale ou en T; l'incision longitudinale est toujours suffisante, et l'on doit la faire avec beaucoup de précautions, parce que, comme je l'ai dit, le sac herniaire est toujours mince et, très-voisin de la peau, à laquelle il adhère même assez souvent. A l'ouverture du sac, l'épiploon se présente ordinairement ( je suppose toujours qu'on opère sur un adulte), à moins que, dans un violent effort, il n'ait été déchiré et traversé d'outre en outre par l'intestin ; car, dans ce dernier cas, c'est l'intestin qui se présentera le premier.

Les adhérences de l'épiploon au sac herniaire rendent souvent très-difficile l'introduction de la sonde dans le ventre, attendu que, dans les points d'adhérence, l'épiploon acquiert, pour l'ordinaire, une épaisseur et une dureté considérables. Cependant, si l'on sonde avec précaution toute la circonférence du col de la hernie, on finit par trouver quelque point par où l'instrument peut pénétrer. On le pousse alors doucement jusqu'à ce que, parvenu dans la cavité abdominale, il puisse être tourné librement dans tous les sens. Cette précaution est surtout indispensable lorsque la violence des symptômes de l'étranglement donne lieu de croire qu'une petite anse d'intestin est cachée dans les replis de l'épiploon. Alors le chirurgien ne doit pas craindre de fendre l'épiploon pour mettre à découvert exactement toute l'anse d'intestin étranglée. Cela fait, il essaiera d'introduire entre le col du sac herniaire et les viscères étranglés, l'extrémité du *dilatatoire* de Leblanc; et s'il y parvient, il ne lui sera pas difficile d'opérer, avec cet instrument, une dilatation suffisante pour faire rentrer les viscères. Mais si le col du sac herniaire est tellement resserré qu'on ne puisse introduire dans le ventre qu'une sonde cannelée très-mince, le moyen le plus sûr pour faire cesser l'étranglement sera de porter un bistouri dans la cannelure, et d'inciser en même temps le col du sac herniaire et les bords de l'ouverture aponévrotique qui a donné passage aux viscères. L'incision devra être dirigée en bas s'il s'agit d'une exomphale proprement dite, et sur l'un ou l'autre côté si c'est une hernie de la *ligne blanche* (1).

---

(1) *Recueil périod, de la soc. de médec.*, *Tom. VI*, *pag.* 83. M. Lambert, ayant trouvé l'anse d'intestin tellement distendue par des gaz qu'il lui fut impossible d'en opérer la réduction, même après avoir fait les débridemens convenables, prit le parti de la laisser au-dehors et de la couvrir de compresses trempées dans de l'eau fraîche. Au bout

### §. XXIII. *Ce qu'il faut faire lorsqu'on trouve l'épiploon adhérent au sac herniaire dans une grande étendue.*

Dans les entéro-épiplocèles, soit de l'ombilic, soit de la *ligne blanche*, l'anse intestinale est ordinairement libre ou peu adhérente ; au contraire, l'épiploon est presque toujours uni au sac herniaire par des adhérences solides et fort étendues, qui rendent sa réduction difficile et souvent impossible. En effet, pour détruire complètement ces adhérences, il faudroit faire une ou même plusieurs incisions très - larges , qui ne manqueroient pas d'avoir des suites fâcheuses lorsque l'épiploon auroit été replacé dans la cavité abdominale. Il vaut beaucoup mieux, en pareils cas , après avoir fait cesser l'étranglement et réduit l'anse d'intestin , laisser au-dehors la portion adhérente de l'épiploon, dans la position où elle se trouve , en ayant soin de la recouvrir avec les côtés du sac herniaire , et d'envelopper le tout de compresses trempées dans une décoction de mauve tiède. On continuera ce traitement jusqu'à ce que la portion d'épiploon qui est restée au-dehors, commence à suppurer : à cette époque, on pourra, sans aucun danger, faire la ligature du pédicule qui la soutient, ou même couper ce pédicule s'il tardoit trop longtemps de se séparer. Quant à la portion d'épiploon qui reste attachée au sac herniaire, et qui peut, à

---

de quelques instans , des borborygmes se firent sentir dans tout le ventre, et l'intestin rentra spontanément.

raison de son volume, empêcher ou retarder la cicatrisation de la plaie, on accélère son exfoliation, et on la détruit peu à peu à l'aide de légers caustiques.

## §. XXIV. *De la gangrène d'une anse toute entière du canal intestinal.*

La gangrène de l'intestin dans l'exomphale et dans les hernies de la *ligne blanche*, exige le même traitement que celle qui survient au bubonocèle ou à la hernie crurale; mais elle entraîne, toutes choses égales d'ailleurs, des suites beaucoup plus fâcheuses, et elle donne lieu presque toujours à un anus contre nature incurable; j'en ai dit les raisons dans le précédent Mémoire, en parlant des moyens dont la nature se sert pour rétablir la continuité du canal intestinal divisé par la gangrène. Comme, dans les hernies dont il est ici question, le sac herniaire a des adhérences intimes avec la peau, on conçoit qu'après la séparation des parties gangrenées, il ne peut se retirer assez avant dans le ventre pour former l'*entonnoir membraneux* qui doit mettre en communication les deux extrémités de l'intestin divisé par la gangrène; d'où il résulte nécessairement que l'orifice supérieur reste toujours à fleur de peau, et que les matières fécales qui en découlent n'ont d'autre issue que la plaie. Si, par la négligence du malade ou du chirurgien, cette ouverture extérieure vient à se resserrer trop tôt, on voit reparoître les coliques et les autres symptômes de l'étranglement. Aussi, lorsque, dans une hernie de l'om-

*

bilic ou de la *ligne blanche*, l'anse d'intestin aura été détruite par la gangrène jusqu'au voisinage de l'ouverture qui lui donnoit passage, on ne devra jamais négliger d'entretenir la fistule stercoraire au degré de dilatation convenable, par le moyen d'une tente de linge ou de gomme élastique, soutenue avec un bandage commode dont le malade sera obligé de faire usage pour le reste de ses jours.

§. XXV. *Des cas où la gangrène n'a détruit qu'une partie de la circonférence de l'intestin.*

On n'a pas à redouter des suites aussi fâcheuses lorsque la gangrène n'a détruit qu'une petite partie de la circonférence de l'intestin, dont la chute n'a pas déterminé une division complète, mais une simple crevasse de ce canal. Lorsque ce cas arrive dans l'exomphale ou dans les autres hernies de la *ligne blanche*, on peut espérer la guérison complète de la fistule stercoraire. En effet, les bords de l'ouverture de l'intestin contractant bientôt des adhérences avec l'orifice interne de la plaie des parois abdominales, les matières fécales sortent pendant un certain temps par cette voie; mais il y en a toujours une partie qui suit la paroi saine de l'intestin et sort par les voies naturelles. Dans la suite, à mesure que la plaie se resserre, les matières fécales dilatent de plus en plus l'intestin dans l'endroit correspondant à la crevasse, et les selles deviennent plus abondantes. Enfin, elles se rétablissent complètement, et l'ulcère se cicatrise.

*Marie Guelfi*, aujourd'hui âgée de vingt-cinq ans, avoit, depuis son enfance, l'ombilic volumineux et saillant, les digestions pénibles, et les évacuations alvines habituellement rares et difficiles. A l'âge de dix ans, elle commença à éprouver de temps en temps des douleurs de ventre cruelles, des nausées, et quelquefois même des vomissemens. Il n'étoit pas difficile d'apercevoir la cause de ces symptômes, qui disparoissoient momentanément par l'usage des clystères et des fomentations sur le ventre : néanmoins on ne s'occupa point de la hernie. Au bout de quelque temps, cette petite tumeur s'enflamma, s'ouvrit spontanément, et donna issue à une grande quantité de matières fécales liquides, parmi lesquelles se trouva un ver (ascaride lombricoïde) : on prescrivit un léger purgatif, qui fut réitéré les jours suivans. L'ouverture extérieure de la plaie, étant devenue trop étroite pour donner une libre issue aux matières fécales, on l'agrandit avec l'instrument tranchant : il en sortit un second ver, puis un troisième ; dès lors les matières fécales commencèrent à reprendre leur cours naturel, et dans l'espace de deux mois la plaie fut réduite à un très-petit trou, d'où l'on voyoit suinter, par intervalles, quelques gouttes de matières fécales jaunâtres. La jeune fille recouvra peu à peu l'appétit et les forces. Mais elle demeura sujette à la constipation ; et lorsqu'elle négligeoit de faire usage de lavemens, elle éprouvoit de vives douleurs aux environs de l'ombilic et dans la région épigastrique. Maintenant, (j'écris ceci vers la fin de l'année 1809), elle est mariée et jouit d'une parfaite santé. Elle n'est plus sujette à la constipation ni aux douleurs qu'elle éprouvoit aux environs de l'ombilic. La fistule est parfaitement cicatrisée.

## §. XXVI. *Autre observation pratique sur le même sujet.*

Amyand (1) rapporte deux observations fort analogues à la précédente. On confia à mes soins, dit cet auteur, une fille âgée de quatorze ans, qui avoit à l'ombilic une petite tumeur en suppuration. Depuis le plus bas âge, cette partie avoit toujours été un peu gonflée. Son volume avoit peu à peu augmenté ; puis elle avoit été accompagnée de nausées, de douleurs de ventre et de vomissemens, dont la diminution ou la cessation coïncidoit toujours avec un affaissement plus ou moins considérable de l'ombilic. Un jour que tous ces symptômes avoient plus d'intensité qu'à l'ordinaire, on fit prendre à la malade un émétique; mais ce remède ne fit qu'augmenter la constipation, les nausées, les coliques et les vomissemens ; la petite tumeur de l'ombilic s'enflamma et commença à abcéder. On assembla une consultation qui décida d'y faire une petite incision pour donner issue à une cuillerée ou environ de matière purulente qu'elle renfermoit évidemment. Après cette opération, les coliques et les vomissemens, bien loin de diminuer, augmentèrent, et la petite tumeur de l'ombilic resta tendue. On appela le docteur Hol-

_________________

(1) Philosoph. Transactions , vol. 38-39, pag. 336.

ling, qui fut d'avis d'agrandir l'incision qu'on avoit déjà faite. Pendant quinze jours on employa tous les remèdes internes et externes propres à exciter le cours des matières fécales; mais ce fut en vain : la jeune fille n'alla point à la selle durant ce laps de temps; tous les symptômes indiqués ci-dessus, notamment la tension du ventre et les vomissemens, prirent plus d'intensité; il s'y joignit une suppression totale des urines. Enfin tout faisoit craindre le développement prochain de la gangrène, et la malade paroissoit réduite à la dernière extrémité, lorsque tout à coup l'intestin s'étant ouvert, il sortit par la plaie de l'ombilic une grande quantité de matières fécales mêlées de beaucoup de noyaux de fruits, ce qui procura un soulagement notable. Cet écoulement des matières fécales continua pendant toute la journée; ensuite il s'arrêta durant quelque temps, parce que l'ouverture du sac herniaire et de la plaie extérieure ne se trouvoit pas exactement parallèle à celle de l'intestin, et parce que des substances mal digérées engorgeoient la cavité de ce canal. On agrandit de nouveau, avec l'instrument tranchant, l'ouverture extérieure et celle du sac herniaire, après quoi les coliques et les vomissemens cessèrent. Alors on commença à entrevoir quelqu'espérance de guérison; quoique les matières fécales continuassent à sortir abondamment par la plaie. La malade reprenoit de jour en jour l'appétit et le sommeil. L'usage non interrompu des fomentations et des lavemens produisit de si bons effets, que douze jours après la rupture de l'intestin, les matières fécales reprirent leur cours par en-bas. Lorsque cet heureux changement se manifesta, la malade eut pendant deux jours une diarrhée si excessive qu'elle faillit à en mourir. Heureusement l'usage des absorbans et des délayans remédia à cette fâcheuse complication. La plaie de l'ombilic se cicatrisa, et la guérison fut parfaite sous tous les rapports au bout de trois semaines.

## §. XXVII. *Troisième observation.*

L'autre observation d'Amyand n'est pas moins intéressante à connoître que celle que je viens de rapporter; elle s'en rapproche d'ailleurs par presque toutes les principales circonstances; mais la jeune fille qui en fut le sujet, n'avoit que quatre ans. Il lui arriva, comme à la précédente, qu'une portion d'épiploon, étranglée dans la hernie, tomba en suppuration; ensuite l'intestin, qui étoit situé derrière, s'ouvrit spontanément, et les matières fécales sortirent abondamment par la plaie. Les symptômes qui précédèrent cette rupture de l'intestin et les accidens qui la suivirent, furent absolument les mêmes que ceux qui ont été décrits dans l'observation précédente. Mais la guérison se fit attendre plus long-temps : ce qui contribua surtout à la retarder, c'est que plusieurs fois des pepins de raisins secs s'interposèrent entre l'ouverture de l'intestin et la plaie extérieure. La fistule stercoraire resta ouverte pendant environ un an; ensuite elle se ferma lorsque les matières fécales eurent repris leur cours naturel. La petite fille, devenue adulte et mère, continua à jouir d'une parfaite santé ; elle n'éprouva plus aucune souffrance dans la région ombilicale.

## §. XXVIII. *Quatrième observation.*

Une fille âgée de neuf ans, dit Teichmayer (1), en tombant de sa hauteur, fut atteinte d'une hernie ombilicale, qui, dans l'espace d'un an, acquit le volume d'un œuf de pigeon, et occasionna divers accidens ; enfin elle s'enflamma et se gangrena. Il résulta de la séparation de l'escarre gangreneuse une ouverture qui donna d'abord issue à un ver, et ensuite à une grande quantité de matières fécales fluides, parmi lesquelles on distinguoit encore des feuilles de persil que la malade avoit avalées avec son bouillon. Après cette évacuation, tous les symptômes se calmèrent : on soutint les forces avec des cordiaux et de bons alimens. Quant au traitement local, on se borna à des applications émollientes et détersives, en ayant soin de faire sur la fistule une très-légère compression. Les excrémens reprirent leur cours naturel; la tumeur de l'ombilic diminua progressivement, et finit par disparoître.

On lit dans Fabrice de Hilden, Rousset, Bénivénius, et plusieurs autres auteurs, des observations semblables à la précédente, mais qui ne sont pas aussi bien détaillées.

---

(1) Dissert. de exomph. inflammato, exulcerato et posteà consolidato.

## §. XXIX. *Cinquième observation.*

Ayant eu à ma disposition le cadavre d'un sujet qui se trouvoit dans le même cas que ceux des observations précédentes, j'en ai profité pour examiner l'état des parties qui avoient concouru à former la hernie ombilicale, et pour rechercher par quels moyens la nature avoit rétabli, sinon en totalité, du moins en partie, la continuité du canal intestinal.

*Marie Boveri*, âgée de dix ans, avoit à l'ombilic, depuis plusieurs mois, une fistule stercoraire qui s'étoit formée à la suite d'un abcès, et de la rupture d'un intestin renfermé dans une hernie ombilicale. Des matières fécales jaunes sortoient continuellement par cette fistule; cependant la malade alloit à la selle de temps en temps par les voies naturelles. Onze mois après l'ouverture de l'intestin, la fistule s'étant beaucoup rétrécie en peu de temps, il s'en forma une autre environ trois travers de doigt au-dessous, par laquelle les matières fécales sortirent en grande quantité. Un an après la formation de cette seconde fistule, la petite malade maigrit considérablement et tomba dans le marasme. Elle fut prise d'une fièvre continue accompagnée de sueurs colliquatives et de douleurs de ventre extrêmement vives, avec suppression complète des évacuations alvines, et enfin elle mourut. A l'ouverture de son corps, je trouvai plusieurs circonvolutions de l'intestin grêle intimement unies, et formant une sorte de peloton qui adhéroit au péritoine derrière l'anneau. Les ayant désunies et déroulées avec quelque difficulté, je découvris celle qui s'étoit ouverte dans la plaie. La déchirure n'avoit plus que deux lignes et demie de longueur Ses bords avoient contracté des adhérences très-intimes avec le péritoine de la région ombilicale proprement dite ; et l'intestin formoit un angle obtus avec la plaie, dans le lieu de cette adhérence. Une sonde, introduite dans le trajet fistuleux de dedans en dehors et de haut en bas, pénétroit dans une cavité qui se trouvoit formée entre les aponévroses de la *ligne blanche* et les tégumens, d'où elle sortoit au-dehors par la fistule inférieure, c'est-à-dire environ trois travers de doigt au-dessous de l'ombilic. Au voisinage de la crevasse, les parois de l'intestin étoient notablement épaissies, et sa cavité étoit si rétrécie, qu'on pouvoit à peine y introduire une sonde de la grosseur d'une plume de pigeon. J'y injectai de l'eau qui traversa assez librement cette portion rétrécie ; mais il est probable que, pendant la vie, les matières fécales ne passoient pas avec la même facilité ; car la partie supérieure de l'intestin étoit évidemment dilatée. La fistule stercoraire inférieure n'avoit pas été déterminée par une seconde crevasse de l'intestin, mais bien par le rétrécissement de la fistule supérieure qui avoit obligé les matières fécales à s'infiltrer entre la *ligne blanche* et les tégumens, et à s'ouvrir une nouvelle issue à environ trois travers de doigt au-dessous de l'ombilic. D'après cela, on peut croire, avec quelque fondement, que le resserrement trop prompt de la première fistule contribua pour beaucoup à accélérer la mort de cette jeune fille, en rappelant les symptômes de l'étranglement, en faisant augmenter les adhérences qui existoient déjà entre les intestins, et surtout en donnant lieu à l'infiltration des matières fécales entre la *ligne blanche* et les tégumens, au dssous de l'anneau ombilical. Le chirurgien auroit pu prévenir ces accidens, s'il eût entretenu la première fistule au degré de dilatation convenable, par le moyen d'un bourdonnet qu'on auroit retiré plusieurs fois dans la journée pour donner issue aux matières fécales ; c'étoit le seul moyen de prolonger les jours de la malade, et c'est aussi celui auquel il faut avoir recours en pareilles circonstances, lors même qu'il devroit en résulter une fistule stercoraire incurable.

## §. XXX. *Sixième observation.*

Les femmes sont-elles plus sujettes que les hommes aux fistules stercoraires de l'ombilic et des environs ? Je n'oserois décider cette question ; je ne connois même aucune raison plausible de croire que les maladies dont il est question affectent plus partculièrement un sexe que l'autre. Ce que je puis assurer, c'est que, parmi les observations de ce genre que j'ai recueillies moi-même ou qui sont venues à ma connoissance, j'ai trouvé beaucoup plus de femmes que d'hommes.

Dernièrement encore, j'examinai le cadavre d'une jeune femme qui avoit en même temps une maladie de la matrice, et une fistule stercoraire un peu au-dessous de l'ombilic. La fistule avoit commencé dès l'enfance ; elle s'étoit alternativement fermée et rouverte plusieurs fois. Enfin elle étoit tout à fait cicatrisée depuis plus de deux ans, et on la regardoit comme définitivement guérie, lorsqu'elle se rouvrit pour ne plus se fermer. La suppuration et l'écoulement perpétuel des matières fécales, joints à la maladie de la matrice, conduisirent en peu de temps la malade au tombeau par tous les degrés du marasme. Cependant les évacuations alvines par les voies naturelles n'avoient jamais été entièrement suspendues, même dans les derniers temps de la vie, malgré la dilatation de la fistule stercoraire. A l'ouverture du ventre, je trouvai, comme chez le sujet de l'observation précédente, plusieurs circonvolutions de l'intestin iléon réunies ensemble, et formant une sorte de peloton qui adhéroit au péritoine des parois abdominales, derrière l'orifice interne de la fistule. Une de ces circonvolutions étoit percée ; mais entre la crevasse et la paroi saine de l'intestin qui correspondoit à l'attache du mésentère, il restoit un espace assez large pour qu'une partie des matières fécales pût suivre son cours naturel. Dans ce même endroit, la face interne de l'intestin avoit perdu son velouté, surtout aux environs de l'ouverture. Il n'y avoit, non plus que dans le cas dont j'ai parlé précédemment, aucune trace de l'*entonnoir membraneux* qui se forme avec les restes du col du sac herniaire, à la suite de la gangrène des hernies inguinales et scrotales.

D'après la comparaison des parties que je viens de décrire avec l'état dans lequel on trouve les deux extrémités de l'intestin divisé par la gangrène, dans une hernie inguinale ou crurale, je ne crains point d'assurer que, si on peut espérer la guérison complète des fistules stercoraires qui se forment à la suite de l'exomphale ou des hernies de la *ligne blanche*, pourvu toutefois que l'intestin n'ait été que percé, il n'est pas moins vrai que ces fistules sont bien plus sujettes à se rouvrir que celles qui sont la suite des hernies inguinales ou crurales étranglées. La raison de cette différence est que, dans le dernier cas, le col du sac herniaire, en se retirant dans le ventre, forme une sorte d'*entonnoir* ou de cavité intermédiaire entre les deux extrémités de l'intestin, et que la même chose n'a point lieu dans l'exomphale ni dans les hernies de la *ligne blanche*.

## §. XXXI. *Septième observation.*

J'ai avancé, dans un des paragraphes précédens, et je crois devoir le répéter ici, que les fistules stercoraires qui se forment à la suite de la gangrène de l'exomphale ou des hernies de la *ligne blanche*, peuvent laisser quelqu'espérance de guérison complète, lorsqu'elles résultent d'une simple crevasse de l'intestin; mais que ces mêmes fistules sont toujours incurables lorsqu'une anse d'intestin toute entière a été détruite par la gangrène. Je sais qu'on pourroit citer un fait qui semble mettre en défaut cette proposition générale. Mais si je ne me trompe, ce fait lui-même, soigneusement analysé, vient à l'appui de mon assertion, bien loin de l'affoiblir. Le voici, tel qu'il est rapporté par M. Chemery-Havé dans l'ancien Journal de médecine de Paris (1).

« M^me *Marsillier*... âgée d'environ cinquante-six ans, étoit incommodée depuis long-temps d'une exomphale survenue à la suite d'une couche. Les parties sortant souvent et rentrant de même avec facilité par le simple taxis, elle n'avoit jusque-là conçu aucune inquiétude sur son état, vivoit dans la plus parfaite sécurité, et ne s'étoit jamais assujétie à porter de bandage. Le 30 janvier 1770, les parties étant sorties à l'ordinaire, elle essaya, suivant sa coutume, de les faire rentrer, et ne put en venir à bout. Quelques douleurs qu'elle ressentit dans la région ombilicale, la fièvre, la tension de la tumeur commencèrent à l'inquiéter, mais pas assez encore pour l'engager à demander du secours. Enfin, le cinquième jour de l'accident, pressée par la douleur, elle me fit appeler à six heures du soir. Je la trouvai avec les accidens les plus violens de l'étranglement : la tumeur qui étoit très-considérable, et située à l'ombilic même, paroissoit annoncer, par sa couleur livide, la pourriture des parties qu'elle contenoit : je proposai l'opération sur-le-champ , mais la malade refusa de s'y soumettre. La fièvre étoit violente ; le ventre étoit très-tendu. Je fis faire usage de cataplasmes , de lavemens, de boissons et de fomentations convenables sur le ventre. J'essayai inutilement, à onze heures du soir, le même jour, de réduire ces parties par le taxis, et je m'a-

_______________

(1) Tom. XLVI, pag. 521.

perçus que la gangrène faisoit des progrès. Le lendemain, toute la tumeur étoit absolument livide, et son volume avoit tellement augmenté qu'elle égaloit la forme d'un chapeau. Les accidens étoient terribles : l'extrême tension du ventre, le hoquet, le vomissement presque continuel, même de matières fécales, les douleurs les plus aiguës ne donnoient plus de relâche. Dans cette extrémité, la malade se soumit à l'opération. »

» Ayant ouvert la tumeur, je trouvai les parties qu'elle renfermoit entièrement gangrenées; l'intestin s'en alloit par lambeaux, et donnoit issue aux matières fécales, qui toutes, à dater de ce jour, passèrent par la plaie. Ce qui m'inquiéta le plus, c'est que la pourriture paroissoit se prolonger jusque dans la cavité du bas-ventre. J'avoue que, dans ce moment, je fus très-embarrassé. Heureusement je me rappelai la conduite qu'avoit tenue autrefois M. de Lapeyronnie dans une circonstance presque semblable, rapportée par M. de Lafaye, dans ses notes sur les opérations de Dionis. Cet exemple ranima mon courage : je commençai par emporter tout l'épiploon sorti, ainsi que les portions du péritoine, les graisses voisines et tous les tégumens qui enveloppoient ces parties : j'essayai de tirer l'intestin au-dehors pour reconnoître jusqu'où se prolongeoit la gangrène; mais l'anneau ombilical étoit si resserré, que je ne pus y parvenir; je le dilatai; je trouvai au moins sept pouces d'intestin tout à fait hors d'état de pouvoir être conservés; je les retranchai sur-le-champ. Je ne restai pas sans inquiétude pour les extrémités supérieure et inférieure de l'intestin voisines de la portion coupée ; mais craignant la trop grande perte de substance du canal intestinal, je préférai d'essayer de les ranimer, puisqu'elles laissoient quelqu'espérance de guérison. »

» La portion du mésentère qui répondoit à celle de l'intestin gangrené, l'étoit aussi. N'y voyant point de ressource, et craignant que la pourriture ne gagnât tout ce viscère, je me décidai à l'emporter aussi, ce que je fis après l'avoir tirée au-dehors. Il ne survint point d'hémorrhagie. L'artère mésentérique étoit apparemment affaissée par la mortification ; car il parut fort peu de sang. »

» Je fis ensuite, avec beaucoup de difficulté, deux points d'aiguille pour réunir le mésentère divisé. Par ce moyen, les deux extrémités de l'intestin, séparées par la perte d'une double portion de sa substance se trouvèrent rapprochées. A l'exemple de M. de Lapeyronie, avec les bouts de fil je formai deux anses qui restèrent au-dehors, et servirent à retenir vers le haut de la plaie l'orifice supérieur de l'intestin. ... »

» Cette opération faite, je fomentai la plaie avec du vin tiède, et la pansai avec les médicamens convenables à son état. Le ventre étoit extrêmement tendu ; je le fis couvrir d'une flanelle imbibée d'une décoction émolliente, qui fut renouvelée souvent. On donna des demi-lavemens de temps à autre avec la même décoction, et j'ordonnai pour boisson une tisane de scorsonère, de chiendent et de réglisse avec un peu de canelle. La malade étant fort affoiblie, je lui prescrivis de prendre, d'heure en heure, un peu de vin et de bon bouillon. »

» Le lendemain, à six heures du matin, je levai l'appareil : la plaie étoit très-noire ; la gangrène s'étoit étendue à l'extérieur, et avoit fait des fusées fort longues dans le tissu cellulaire, dont je tirai plusieurs lambeaux. Je pansai comme la veille ; le ventre étoit toujours tendu ; on continua les fomentations et les lavemens ; le régime fut le même ; le pouls se soutenoit assez bien. »

» Le 6 février matin, la gangrène avoit encore fait des progrès à l'extérieur ; je craignois pour l'intérieur ; car la plaie étoit toujours noire : je pris donc le parti de faire des mouchetures dans toute sa circonférence ; elles saignèrent un peu. J'en fis également à la portion du mésentère parallèle à la plaie extérieure, en m'éloignant le plus que je pouvois des points d'aiguille. Je tirai encore ce jour plusieurs portions de tissu cellulaire qui se détachoient facilement, et je pansai la plaie à l'ordinaire. »

» Enfin voyant la gangrène s'étendre rapidement, je me déterminai à faire prendre à la malade, pour toute boisson, la décoction d'une once de quinquina concassé dans deux pintes d'eau, en y ajoutant, après l'ébullition, vingt grains de sel ammoniaque. Je prescrivis quelques légers cordiaux par cuillerées, et alternativement un peu de gelée de corne de cerf, dans l'intention de soutenir et de ranimer les forces.... »

» Le 8, à midi, j'eus la satisfaction de voir que la gangrène commençoit à se borner aux tégumens, par une apparence de cercle qui environnoit la plaie ; mais le fond en étoit toujours noir, et l'intestin paroissoit très-affecté, surtout l'extrémité supérieure.... »

» Le 9, la gangrène parut tout à fait bornée à l'extérieur. Le fond de la plaie et l'intestin sembloient un peu s'animer. Je fis cependant continuer encore le même régime, la boisson de quinquina, et la gelée de corne de cerf. La tension du ventre étoit médiocre, et la fièvre assez modérée. Cet état dura jusqu'au 15 février que je commençai à concevoir les plus grandes espérances. Le fond de la plaie s'étoit ranimé ; l'extrémité supérieure de l'intestin s'étoit *exfoliée* de sa tunique externe : je la trouvai dans la plaie longue de près de six pouces, et je ne doute pas que l'extrémité inférieure ne se soit également exfoliée, quoique moins sensiblement. »

» Depuis ce jour jusqu'au 20 février, la plaie continua de se nétoyer, et devint en bon état ainsi que le mésentère ; les fils se détachèrent. Je fis alors cesser la boisson de quinquina ; j'avois supprimé les cordiaux quatre jours auparavant. La malade ne prit autre chose qu'une tisane adoucissante, et quelques cuillerées de gelée de corne de cerf. Le ventre étoit très-mou, et l'intestin d'un rouge vermeil ; il n'y avoit plus de fièvre ; le sommeil étoit assez tranquille. Encouragé par ces premiers succès, j'osai tenter la cure radicale par la méthode de Ramdhor : je rapprochai les deux extrémités de l'intestin ; je fis entrer la supérieure dans l'inférieure, et les maintins dans cet état par le moyen de deux points d'aiguille. »

» Trente - six heures après cette opération, la plus grande partie des excrémens suivit son cours ordinaire ; il n'y eut qu'une petite quantité de la partie la plus fluide qui passa par la plaie. Les choses se soutinrent dans cet état jusqu'au 25 février. Ce jour je ne fus pas peu étonné de trouver l'intestin désuni : les points d'aiguille avoient déchiré ses tuniques trop foibles , et la plaie étoit remplie d'excrémens ; cependant les extrémités de l'intestin ne s'étoient pas éloignées de l'anneau. Je fis le pansement à l'ordinaire jusqu'à la fin de février , trouvant à chaque fois la plaie salie d'excrémens , et souvent pleine de fort gros vers. Il ne passoit rien alors par le bas. »

» Lassé de ce traitement qui ne me conduisoit pas à mon but, je proposai à la malade de souffrir que je tentasse de nouveau l'*invagination* de l'intestin ; ce ne fut pas sans peine qu'elle s'y soumit : je l'effectuai le 3 mars. L'extrémité de la portion inférieure de l'intestin ne me paroissant pas avoir assez de consistance , je la tirai un peu au-dehors , et j'en coupai encore près d'un pouce et demi, pour ne pas m'exposer à voir manquer les points d'aiguille : j'introduisis, comme la première fois , l'une des extrémités dans l'autre, et fis seulement un point pour les maintenir, embrassant le plus qu'il me fut possible de substance. Le mésentère étoit en très-bon état. Huit heures après l'opération, une partie des excrémens passa par l'anus ; cela continua les jours suivans. La malade ne vivoit que d'un peu de gelée de viande, prise de quatre en quatre heures. Le

11 mars, le fil de l'intestin tomba : j'eus soin de tenir le ventre très-libre par l'usage non interrompu des demi-lavemens. Cependant il passa encore par la plaie, durant quinze jours, quelque peu de matières fécales, et plusieurs vers assez longs et gros. Après ce temps, les excrémens reprirent entièrement leur cours ordinaire ; mais comme la plaie étoit très-considérable, elle ne fut parfaitement cicatrisée que le 12 avril. La malade n'a ressenti, depuis, aucune douleur intérieure ; ses évacuations se font bien ; en un mot, elle jouit d'une parfaite santé. »

## §. XXXII. *Réflexions sur l'observation précédente.*

Le fait que nous venons de rapporter paroîtra sans doute exagéré : il est difficile de croire, en effet, que tant de circonstances favorables puissent se trouver réunies sur le même individu; et si une telle coïncidence a réellement eu lieu, on doit la regarder comme un cas extrêmement rare, et sur lequel on ne peut point fonder une règle générale de pratique. Quoi qu'il en soit de la vérité du fait, l'opération par laquelle on est parvenu à rétablir la continuité du canal intestinal n'a aucun rapport avec les moyens simples dont la nature se sert pour prévenir ou pour guérir la fistule stercoraire, lorsqu'une anse d'intestin toute entière a été détruite par la gangrène, dans une hernie inguinale ou crurale. Or, puisqu'il est prouvé que la nature ne peut employer ces derniers moyens dans les hernies ombilicales gangrenées, puisque, d'un autre côté, il est clair que l'*invagination* ne sauroit s'opérer sans le secours de l'art, le fait qu'on vient de lire me semble être une nouvelle preuve de ce que j'ai avancé ci-dessus, que la fistule stercoraire qui résulte de la hernie ombilicale gangrenée, ne peut point être guérie par les seules forces de la nature, lorsque l'intestin a été complètement divisé par la gangrène. Il ne reste donc, dans ce dernier cas, d'autre ressource que d'introduire l'une dans l'autre les extrémités de l'intestin divisé, comme l'a pratiqué Ramdhor, et après lui l'auteur de l'observation précédente? Mais j'ai fait voir, dans le précédent mémoire, les dangers et les difficultés de toute espèce dont cette opération est environnée. Un seul exemple de succès ne peut point infirmer ce que j'ai dit à ce sujet, d'après l'expérience de tous les siècles; trouvera-t-on d'ailleurs encore un individu dans des dispositions aussi favorables que la femme dont on vient de parler, qui a supporté des tiraillemens et des déchirures des intestins qui auroient suffi, vraisemblablement, pour faire périr un animal à sang froid?

Quant à ceux qui seroient encore disposés à tenter l'*invagination*, le fait précédent doit leur suggérer plusieurs réflexions importantes. Ils remarqueront d'abord que l'opération n'a pas été pratiquée durant la période inflammatoire de la plaie : lorsque les deux extrémités de l'intestin divisé ont été introduites l'une dans l'autre, elles n'avoient plus cet excès de sensibilité qui caractérise les parties enflammées; mais déjà leur surface étoit exfoliée et couverte de bourgeons charnus. En second lieu, on n'a point introduit de corps étranger à leur intérieur ; mais on s'est contenté de les fixer l'une à l'autre par quelques points d'aiguille très-lâches, sans faire de véritable suture.

Je suis très-porté à croire que, dès le moment où l'intestin commence à suppurer et à s'exfolier, il pourroit être manié et cousu avec moins de danger qu'auparavant, et qu'on auroit moins à redouter, en opérant à cette époque, les accidens formidables qui sont la suite ordinaire de l'invagination pratiquée sur l'homme, ou même sur les animaux.

Quoi qu'il en soit, lorsqu'une anse d'intestin a été complètement divisée par la gangrène dans une exomphale, ou dans une hernie de la ligne blanche, on ne doit pas penser à tenter l'*invagination*, à moins qu'on ne rencontre un concours de circonstances favorables, comme celles dont nous venons de parler, ce qui doit être extrêmement rare. Dans tout autre cas, le moyen le plus sûr pour conserver la vie du malade consiste à entretenir la fistule stercoraire au degré de dilatation convenable pour que les matières fécales, trouvant une issue facile, ne s'infiltrent point entre les aponévroses des muscles abdominaux et les tégumens.

## §. XXXIII. *De l'hémorrhagie qui résulte de la rupture spontanée d'une veine du mésentère.*

Dans les entérocèles qui renferment une portion du mésentère, il peut arriver qu'une des veines de ce ce repli membraneux, distendue par

une grande quantité de sang, s'ouvre spontanément, et donne lieu à une hémorrhagie considérable dans le sac herniaire. Alors la tumeur
augmente progressivement de volume ; elle devient
dure, tendue et douloureuse ; ses enveloppes, après
avoir cédé jusqu'à un certain point à la distension,
se rompent, et le sang se répand au-dehors par un
jet abondant, rapide et continu. Je ne sais si les
auteurs ont fait mention de cette fâcheuse complication des hernies : je l'ai observée une fois dans
une petite hernie de la ligne blanche, située un
peu au-dessous de l'ombilic. Voici l'observation
avec tous ses détails ; elle m'a paru digne d'être
consignée dans les fastes de la chirurgie.

Une paysanne, nommée *Marie Biancardi*,
fut attaquée, à l'âge de douze ans, environ cinq
mois après la variole, de douleurs de ventre
extrêmement vives. Dans le même temps, il
lui survint, au-dessous de l'ombilic, un abcès
qui creva spontanément. L'ouverture, ayant été
agrandie avec le bistouri, donna issue, pendant
plusieurs semaines, à une assez grande quantité
de matières liquides jaunâtres ; ensuite elle se cicatrisa complètement. La menstruation s'établit à
l'époque ordinaire, sans aucun accident. *Marie
Biancardi* se maria, et fut dès lors sujette à
des pertes utérines. Elle n'eut point d'enfans. A
l'âge de vingt-un ans, sans cause connue, il lui
survint de nouveau, à l'endroit de l'ancienne cicatrice, une petite tumeur qui augmenta progressivement, et acquit le volume de la moitié d'une
noix. La malade y ressentit d'abord un fourmille-

ment incommode, et ensuite des espèces de frémis-
semens sensibles au toucher, tout à fait semblables à
ceux que présentent les *varices anévrismatiques*.
A l'âge de 25 ans, et vers la fin du mois de janvier
1809, comme elle étoit occupée à laver du linge, sa
petite tumeur s'ouvrit tout à coup, et donna issue
à une grande quantité de sang qui s'échappoit par
un jet rapide et non interrompu. Les voisins, étant
accourus, mirent tout en usage pour arrêter
cette hémorrhagie effrayante ; ils n'y parvinrent
qu'au bout de trois quarts d'heure, et lors que la
malade fut tombée en syncope. Le sang qui s'étoit
écouléavoit tous les caractères du sang veineux. Pendant sept jours il ne se passa rien de nouveau : les
forces revenoient peu à peu. Mais à la première sortie
du lit, l'hémorrhagie se renouvela avec autant d'a-
bondance que la première fois; un chirurgien, ayant
été appelé sur-le-champ, ne put l'arrêter qu'après
avoir fait, pendant une heure, une forte compression. Marie *Biancardi* resta froide et presque sans
connoissance pendant deux jours. Au bout d'environ une semaine, étant dans son lit et dans le
repos le plus parfait, elle eut une troisième hémorrhagie semblable aux deux précédentes, qui la
réduisit au dernier degré d'épuisement. C'est dans
cet état qu'elle fut transportée dans cet hôpital, le
7 février. La singularité du cas, et surtout l'extrême foiblesse de la malade, qui paroissoit n'avoir
plus que fort peu de temps à vivre, me détournè-
rent d'ouvrir la tumeur pour chercher le vaisseau ou
les vaisseaux qui fournissoient les hémorrhagies. Je
crus devoir différer cette opération jusqu'à ce que

les forces eussent été un peu rétablies à l'aide
d'un régime restaurant. En attendant, je me bor-
nai à faire sur la tumeur, par le moyen d'un appareil convenable, une compression plus méthodique et plus exacte que celle qu'on avoit exercée jusqu'à ce moment. La malade me dit avoir
observé que le jet de sang partoit d'une veine cutanée qui, de la base de la tumeur, se dirigeoit
vers l'aîne droite : elle assuroit que cette veine se
gonfloit considérablement lorsque l'hémorrhagie
étoit sur le point de se manifester. Son observation
ne me paroissoit guère vraisemblable ; cependant,
comme la veine étoit très-dilatée, et qu'elle étoit
d'ailleurs tout à fait superficielle, j'en fis la ligature
en deux endroits ; mais ce fut inutilement. Au bout
de trois jours, l'hémorrhagie se renouvela, et quoiqu'arrêtée presque sur-le-champ, elle fut énorme,
eu égard à l'extrême foiblesse de la malade. J'observai que le sang sortoit par une ouverture des
tégumens, dans laquelle on pouvoit introduire l'extrémité du petit doigt, et que je n'avois pas aperçue
avant cette dernière hémorrhagie, à cause de l'affaissement et du froncement de la peau. Je profitai de
cette ouverture pour remplir la tumeur de charpie
trempée dans une eau astringente ; après quoi je
réappliquai l'appareil compressif. L'hémorrhagie
ne reparut plus : mais, malgré un régime des plus
analeptiques, la malade continua à s'affoiblir de jour
en jour ; elle fut prise de dégoût, et ensuite elle eut
des nausées avec quelques vomissemens par intervalles. Le 3 mars, en renouvelant l'appareil, je
trouvai, au lieu de la tumeur, une escarre gan-

greneuse de la largeur d'un sou ; c'étoit précisément ce que j'avois désiré comme le plus sûr moyen d'obtenir l'oblitération du vaisseau ouvert. Le 7 du même mois, l'escarre s'étant détachée, il sortit par la plaie une grande quantité de matières fluides jaunes, qui étoient, à n'en pas douter, des excrémens. Quoique l'intestin fût manifestement ouvert en cet endroit, la malade continua à rendre, par les voies naturelles, les matières fécales et les vents. Enfin, parvenue à un état de maigreur et de foiblesse extrêmes, elle éprouva, le 9 mars, quelques mouvemens convulsifs, à la suite desquels elle tomba dans un état comateux. Elle mourut la nuit suivante.

Ayant séparé avec soin les tégumens de l'abdomen, je reconnus que la veine cutanée à laquelle j'avois fait deux ligatures, n'avoit aucun rapport avec le fond de la plaie située un peu au-dessous de l'ombilic. Ayant ensuite soulevé les muscles droits, je disséquai successivement les artères et les veines épigastriques, de même que les mammaires internes, et je m'assurai qu'aucun de ces vaisseaux n'avoit eu la moindre part aux hémorrhagies. A l'ouverture du ventre, je ne fus pas peu surpris de trouver les intestins et l'épiploon réunis en un paquet qui adhéroit intimement au grand sac péritonéal. Au reste, il n'y avoit pas le plus léger indice d'inflammation récente ; il étoit donc évident que ces adhérences étoient anciennes, et qu'elles s'étoient formées à l'âge de douze ans, c'est-à-dire à l'époque où *Marie Biancardi* avoit éprouvé des douleurs de ventre ex-

trèmement violentes, à la suite desquelles un abcès s'étoit manifesté pour la première fois au-
dessous de l'ombilic. On voyoit dans la région ombilicale un paquet d'intestins grêles qui adhéroient
de la manière la plus intime, dans une étendue
d'environ trois pouces, au feuillet du péritoine
qui revêt les muscles droits de l'abdomen, et particulièrement à l'endroit correspondant au fond de
la plaie. Dans le même endroit, l'intestin iléon étoit
percé et communiquoit avec la plaie extérieure;
cependant il n'offroit aucune trace d'inflammation,
ni même de gangrène, attendu que l'escarre s'é-
toit détachée complètement plusieurs jours avant
la mort. On pouvoit introduire l'extrémité du petit doigt dans la crevasse de l'intestin, et la prome-
ner en tout sens dans l'intérieur de ce canal, sans
rencontrer aucun obstacle, ce qui explique pourquoi la malade n'avoit jamais cessé de rendre les
matières fécales par les voies naturelles. Les ligamens qui résultent de l'oblitération des vaisseaux
ombilicaux, n'avoient aucun rapport avec la plaie.
Le foie, la rate et le pancréas étoient plus durs
et plus volumineux que dans l'état naturel : ces
viscères étoient véritablement dans un état *d'obstruction.*

Jusque - là, je ne savois point encore quels
étoient les vaisseaux qui avoient fourni l'hémorrhagie. En pressant entre deux doigts la portion
du mésentère qui soutenoit l'intestin ouvert, je
sentis profondément, à travers la graisse dont ce
repli membraneux étoit surchargé, un corps
cylindrique très - épais, qui se dirigeoit vers

la plaie extérieure. Je séparai soigneusement ce corps d'avec la graisse abondante qui l'environnoit de toute part, et je reconnus que c'étoit une veine du mésentère énormément distendue par des caillots de sang ; elle avoit au moins le double du volume d'une grosse plume à écrire. Après y avoir fait une ouverture avec une lancette, j'introduisis dans sa cavité une grosse sonde qui, poussée de dedans en dehors , sortit librement par la plaie extérieure, entre l'intestin et le péritoine, à travers une ouverture d'environ deux lignes de diamètre. Je vis alors clairement la source des hémorrhagies excessives qui avoient causé la mort du sujet. Toutes les autres branches des veines mésentériques étoient plus volumineuses que dans l'état naturel, sans en excepter les veines hémorrhoïdales internes. Mais aucune n'étoit aussi énormément distendue que celle qui s'ouvroit dans le fond de la petite tumeur située au-dessous de l'ombilic.

D'après toutes les informations que j'ai pu me procurer sur cette femme, auprès de ses parens, et du chirurgien de son village , je suis persuadé que l'inflammation du bas-ventre qu'elle éprouva dans son enfance, fut précédée d'une petite hernie de la *ligne blanche ,* et suivie d'une déchirure de l'intestin iléon qui se cicatrisa au bout de quelques semaines. La suppuration qui eut lieu dans ces premiers temps où les matières fécales sortirent par la plaie, détruisit peu à peu le sac herniaire , et amincit considérablement les aponévroses de la *ligne blanche.* Aussi, pendant plusieurs années après la cicatrisation de l'abcès, les tégumens communs résistèrent seuls, en cet endroit, à l'impulsion des viscères, qui n'auroient pas manqué de former une hernie volumineuse, s'ils n'avoient été retenus dans le ventre par les fortes adhérences qu'ils avoient contractées avec le péritoine aux environs de la petite hernie. Cependant ce point fut toujours le plus foible de toutes les parois abdominales.

L'obstruction des viscères abdominaux donna lieu, comme cela arrive ordinairement, à une grande dilatation des veines mésentériques. Une branche de ces veines se trouvant sans soutien contre le fond de la petite tumeur qui n'étoit plus recouverte que par les tégumens, dut nécessairement céder beaucoup plus que toutes les autres à la pression des muscles abdominaux et du diaphragme. Elle parvint, par degrés, à une dilatation énorme, et s'ouvrit enfin dans la petite tumeur, de la même manière que les hémorrhoïdes s'ouvrent au fondement. Le sang ayant ensuite distendu progressivement et rompu les enveloppes de la hernie, sortit par un jet abondant et continu, parce que, comme on sait, les veines mésentériques n'ont point de valvules.

Il est bon de faire remarquer ici que l'extrémité de la veine mésentérique, qui s'ouvroit au-dehors, entre l'intestin et les restes du col du sac herniaire, avoit contracté des adhérences très-intimes avec ces deux parties, dans toute sa circonférence. Il résulte de-là que, lors même qu'on auroit ouvert la petite tumeur dès les commencemens de l'hémorrhagie, et qu'on auroit mis son fond à découvert avec le plus grand soin, il eût toujours été impossible de tirer au-dehors la veine mésentérique ouverte, ni d'en faire la ligature en aucune manière : il auroit donc fallu exercer la compression sur le point d'où l'on auroit vu sortir le jet de sang, c'est-à-dire immédiatement sur l'ouverture de la veine ; c'étoit l'unique ressource qui restoit au chirurgien après l'ouverture de la petite tumeur. Mais comme il est évident, d'après la description des parties, qu'il étoit impossible de boucher exactement l'orifice de la veine mésentérique ouverte, sans comprimer à nu l'intestin iléon, on n'auroit pu éviter de donner lieu à la formation d'une escarre gangreneuse sur cet intestin, lors même que, dès les commencemens, la petite tumeur auroit été ouverte et remplie de charpie. Toutefois je suis porté à croire que si on eût arrêté l'hémorrhagie par ce moyen, avant que les forces eussent été trop épuisées, la malade auroit eu beaucoup de probabilités de guérison, en conservant un anus contre nature incurable.

Fin du cinquième et dernier Mémoire de M. Scarpa.

# NOTE

Sur une nouvelle espèce de Hernie, que l'on pourroit appeler *extra-péritonéale;*

Lue, en 1807, à la Société de l'École de Médecine de Paris;

*Par* M. Th. LAENNEC, *Docteur en Médecine, membre de cette Société.*

---

L'OBSERVATION qui a donné lieu à ce Mémoire est relative à un cas probablement très-rare, et que je crois jusqu'à présent sans exemple. C'est une hernie scrotale, dans laquelle le sac herniaire offroit un prolongement qui rentroit dans l'abdomen par une ouverture voisine de l'anneau inguinal. La singularité de cette disposition m'a engagé à la faire connoître, quoique je n'aie pu l'examiner aussi complètement que je l'eusse désiré, et que j'aie également à regretter de ne pouvoir rien dire sur la maladie et l'opération qui ont précédé la mort du sujet qui l'a présentée. Des circonstances particulières m'ont empêché de me procurer des renseignemens exacts sur ce dernier objet, et j'aime mieux laisser un libre champ aux conjectures que l'on pourra faire d'après les détails anatomiques, que de hasarder des choses dont je ne pourrois garantir la certitude. Je me bornerai donc à exposer ce que j'ai vu, et je ferai ensuite quelques réflexions qui naissent naturellement des faits.

Le 25 septembre 1804, j'étois occupé à faire quelques recherches d'anatomie pathologique dans l'amphithéâtre d'un des hôpitaux de cette capitale, lorsque j'aperçus, sur une table de dissection, le cadavre d'un homme dans la force de l'âge, qui avoit évidemment subi l'opération du bubonocèle, peu de jours auparavant. On voyoit, au côté droit, une incision, qui de l'anneau inguinal descendoit jusqu'au bas du scrotum, et dont les lèvres étoient légèrement rougies, un peu gonflées, et infiltrées. J'appris que quelques élèves avoient déjà fait l'ouverture de ce sujet : mais, au premier coup d'œil, il étoit facile de voir que, rebutés par une matière purulente très-fétide qui remplissoit le bas-ventre, ils s'étoient bornés à examiner ce que l'on pouvoit reconnoître à la première inspection et sans rien déranger, ou qu'ils avoient remis à un autre moment à faire un examen plus approfondi. L'abdomen étoit ouvert par une simple incision cruciale ; aucune autre incision n'avoit été faite. Les viscères abdominaux étoient tous en place, et les intestins n'avoient pas même été remués, ainsi qu'il sera facile de s'en convaincre par les détails de l'autopsie. Quoi qu'il en soit, la singularité des dispositions que présentoit le sac herniaire chez ce cadavre, m'engagea à examiner avec soin toutes les parties contenues dans le bas-ventre.

L'abdomen exhaloit une odeur analogue à celle de
de la gangrène et très-forte , qui persistoit encore,
même après que la matière puriforme qu'il renfermoit eut été évacuée. Le péritoine offroit, tant sur
les intestins que dans le reste de son étendue, une
couleur grise foncée. Le gros intestin étoit resserré sur lui-même , et présentoit un diamètre
moindre que l'intestin grêle, qui, au premier
abord, paroissoit extrêmement distendu. Il avoit,
en plusieurs endroits, près de deux pouces ( six
centimètres ) de diamètre ; mais cette distension
n'étoit qu'apparente, car l'intestin étoit souple ,
et n'offroit aucune rénitence au toucher. Ses
parois, entièrement opaques, avoient une épaisseur plus qu'ordinaire, et auroient pu supporter
encore une dilatation beaucoup plus grande, sans
devenir transparentes, comme le sont celles des
intestins distendus outre mesure par des gaz. On
voyoit en plusieurs endroits, sur cet intestin, des
rougeurs formées par de petits vaisseaux gorgés
de sang jusque dans leurs dernières ramifications ,
et situés entre les tuniques péritonéale et musculaire. En quelques points , la tunique péritonéale
présentoit dans son propre tissu des rougeurs formées par la réunion d'une multitude de petits
points rouges très - rapprochés les uns des autres (1). Les membranes musculaire et muqueuse

---

(1) Cette sorte de rougeur ponctuée est l'un des caractères anatomiques de l'inflammation des membranes séreuses, ainsi que je l'ai dit ailleurs. Elle est très-facile à distinguer de l'*injection* des petits vaisseaux subjacens. Voyez

du canal intestinal avoient la même teinte grise foncée que le péritoine; mais leur texture et leur consistance étoient les mêmes que dans l'état naturel.

Tout l'intestin grêle étoit rempli d'une matière pultacée, liquide, fortement teinte en jaune par la bile, et d'une odeur médiocrement fétide. Il contenoit peu de gaz.

A environ un pied (36 centim.) de la valvule de *Bauhin*, l'intestin grêle étoit coupé transversalement, et présentoit, dans le sens de sa longueur, une solution de continuité d'environ un pouce (3 cent.) d'étendue. Il manquoit à la portion correspondante du mésentère un lambeau triangulaire, dont la base regardoit l'intestin, et la pointe la colonne vertébrale. Le bout supérieur de l'intestin coupé étoit recourbé sous le reste de la masse des intestins grêles, et adhéroit au mésentère à la hauteur de la première vertèbre des lombes, par le moyen d'une matière albumineuse que je décrirai plus bas. Il y étoit tellement fixé par cette matière qui l'enveloppoit de toutes parts, que rien ne s'en étoit écoulé.

Le bout inférieur de l'intestin grêle flottoit dans la région iliaque gauche. Quoiqu'il fût presque vide, ses parois n'étoient point affaissées, et il conservoit sa forme cylindrique. Son orifice n'étoit cependant pas béant; la moitié du contour de cette ouverture adhéroit au côté opposé de la

---

*Journal de médecine, par* MM. Corvisart, Leroux et Beyer. T. IV, pag. 532.

membrane muqueuse intestinale, sans intermédiaire visible, et comme par continuité de substance, mais d'une manière encore peu ferme. Les surfaces des deux divisions étoient lisses, et paroissoient être déjà presqu'entièrement cicatrisées. La cavité du péritoine ne contenoit pas de matières fécales.

La portion d'intestin séparée de l'iléum se trouvoit à l'anneau inguinal droit, qu'elle bouchoit en entier, et au contour duquel elle adhéroit légèrement ; elle formoit un arc dont la convexité regardoit le sac herniaire, dans lequel elle faisoit à peine une légère saillie ; *l'anneau n'étoit pas incisé.* Cette portion d'intestin n'étoit pas affaissée, et ses deux extrémités étoient béantes ; elle n'avoit pas une odeur plus fétide que le reste du canal intestinal ; on y distinguoit encore très-bien les trois membranes ; la tunique péritonéale étoit noire et légèrement épaissie ; la membrane musculaire offroit une teinte ardoisée ; la muqueuse étoit à peine noirâtre, et n'avoit guère que la couleur grise foncée qu'elle présentoit dans le reste du canal intestinal. Les trois membranes n'offroient d'ailleurs, ni ramollissement, ni aucun autre signe de gangrène.

Le péritoine se prolongeoit au-delà de l'anneau, et formoit un sac herniaire très-ample, mais vide, qui descendoit jusqu'au fond du scrotum. A environ une ligne au-dessous de l'anneau, et un peu plus en dehors, on voyoit une ouverture alongée et à bords lisses, qui, à raison de l'affaissement des parties, sembloit, au premier coup-d'œil, n'être qu'un pli formé dans le sac herniaire. Cette ouverture, à peu près parallèle à l'anneau, étoit du double plus longue. Quoique fort étroite en apparence, à raison du rapprochement de ses bords, on pouvoit facilement y introduire deux doigts, et reconnoître qu'elle conduisoit dans une sorte de sac assez vaste, adossé à la partie du péritoine qui revêt antérieurement et inférieurement la région iliaque droite. Je l'incisai à sa partie postérieure, et il me fut facile de reconnoître qu'il étoit entièrement formé par le sac herniaire, dont une portion rentroit dans l'abdomen par l'ouverture située au-dessous de l'anneau, et là, se développoit de manière à former une cavité divisée en deux portions, dont l'une, assez grande pour pouvoir contenir la moitié de la main, remontoit au dehors de l'anneau entre le péritoine et les muscles abdominaux; tandis que la seconde, du double plus vaste, descendoit dans le bassin au-dessous et un peu à gauche de l'anneau, jusqu'à la hauteur du bas-fond de la vessie.

La membrane qui formoit le sac herniaire et son appendice rentrant, offroit à peu près la même couleur et le même aspect que le reste du péritoine : on remarquoit seulement, tant dans le sac scrotal, que dans sa partie rentrée, un assez grand nombre de petits épaississemens irréguliers et de nature cartilagineuse. Dans l'abdomen, le péritoine n'offroit rien de semblable ; mais sa surface, ainsi que celle du sac herniaire et de son appendice, étoit tapissée presque partout par une couche plus ou moins épaisse d'une matière albumineuse demi-concrète, jaunâtre, qui avoit la consistance légèrement friable des tubercules parvenus au premier degré de leur ramollissement. La même matière, accumulée en plus grande quantité dans les interstices des circonvolutions intestinales, les unissoit entr'elles. C'étoit encore à cette matière albumineuse qu'étoit due l'adhérence du bout supérieur de l'intestin grêle au mésentère.

En déroulant les circonvolutions intestinales, on trouvoit entr'elles, outre la matière friable qui les unissoit, quelques masses d'une matière fauve, transparente, glaireuse, et fort analogue à l'albumine de l'œuf.

Le foie étoit sain; la vésicule biliaire contenoit une assez grande quantité de bile d'une couleur verdâtre fauve.

Je ne pus examiner les autres organes, le sujet n'étant pas du nombre de ceux qui étoient à ma disposition. La même raison m'empêcha de disséquer le sac herniaire en totalité; et je me contentai, ainsi que je l'ai dit, de l'inciser du côté du bassin, de manière à reconnoître avec exactitude les faits que j'ai exposés. Je me proposois de poursuivre mes recherches, après m'être informé de l'usage auquel on destinoit ce sujet; mais lorsque je revins à l'amphithéâtre, au bout de quelques heures, il avoit été enlevé, à raison de l'odeur qu'il exhaloit.

Quoique je n'aie pu voir entièrement les rapports de l'ouverture par laquelle le sac herniaire rentroit dans l'abdomen, la situation de cette ouverture, et sa direction, ne permettent guère de douter qu'elle ne fût due à un écartement des fibres aponévrotiques du grand oblique, au-dehors et un peu au-dessous de l'anneau. Ces écartemens ne sont pas très-rares ehez les hommes d'une constitution lymphatique; et l'on a vu des hernies inguinales qui étoient sorties par de semblables ouvertures, et non par l'anneau (1). On conçoit facilement que, dans le cas dont il s'agit, les efforts que le malade étoit obligé de faire chaque jour pour faire rentrer une hernie très-volumineuse, et d'un poids incommode, auront augmenté insensiblement l'écartement des fibres du grand oblique, et déterminé peu à peu les intestins à rentrer, en partie, dans l'abdomen par cette voie, en poussant devant eux la portion du sac herniaire qui recouvroit l'écartement. Cette manière d'envisager le fait que je viens d'exposer, paroît d'autant mieux fondée, que l'anneau étoit à peine plus dilaté que dans l'état naturel. La rentrée de la hernie ne pouvoit, par conséquent, avoir lieu qu'après des efforts assez grands, plus ou moins prolongés et très-propres par conséquent, à favoriser la formation et le développement de l'appendice rentrant du sac herniaire. Il n'est pas besoin, d'ailleurs, d'une très-grande force pour déterminer une tumeur, placée dans le tissu cellulaire du scrotum, à pénétrer dans l'abdomen, lorsqu'elle trouve une ouverture qui le lui permet. Les cas d'hydrocèles de

(1) Voy. *J. L. Petit*, Malad. chirurg. Tom. II, pag. 246; *Richter*, Traité des hernies, traduit par Rougemont, 2ᵉ édit. Tom. I, §. 36 et 37.

M. *Roux* a opéré dernièrement, à l'hôpital de la Charité, une hernie qui sortoit par une ouverture placée entre le pilier externe de l'anneau et l'arcade crurale.

la tunique vaginale, qui ont monté spontanément jusque dans l'anneau, suffisent pour le prouver (1).

Je pourrois citer plusieurs autres faits propres à montrer qu'une pression médiocre peut faire pénétrer dans l'abdomen, des tumeurs placées dans divers points des parois de cette cavité : je me bornerai à un seul, qui pourra paroître intéressant, en ce que la tumeur dont il s'agit simuloit parfaitement une hernie.

Une femme, morte d'une maladie aiguë, à l'hôpital de la Charité, avoit, à droite et un peu au-dessus de l'ombilic, une tumeur du volume d'une pomme de moyenne grosseur, que l'on faisoit rentrer entièrement dans l'abdomen par le taxis ; on pouvoit ensuite la faire reparoître en pressant fortement les flancs du cadavre. Ces caractères sembloient ne laisser aucun doute sur l'existence d'une hernie ombilicale ; mais après que la peau eut été incisée, je vis, avec surprise, que cette tumeur étoit formée par une masse graisseuse, développée dans le tissu cellulaire sous-cutané, et qui touchoit immédiatement au péritoine dans une partie de sa surface, à raison d'un écartement presque circulaire et de la largeur de l'ongle, que les fibres aponévrotiques laissoient en cet endroit. La tumeur pressée, franchissoit, avec assez de facilité, cette ouverture, et se logeoit entièrement entre le péritoine et les muscles droits. La graisse, qui for-

_______

(1) Traité des hernies de Richter, T. I, note du §. 94, pag. 124. On a communiqué une observation semblable à la société de la faculté de médecine de Paris en l'an XIV (1805).

moit cette tumeur, étoit plus ferme et d'une couleur un peu plus foncée que les graisses voisines, dont elle étoit séparée par une couche de tissu cellulaire assez épaisse.

Il est très-probable que depuis l'époque de la formation de l'appendice rentrant du sac herniaire, le malade n'a guère pu porter de bandage élastique : car la masse des intestins formant hernie, rentrant en partie dans l'abdomen, et en partie dans la portion abdominale du sac, par les efforts du taxis, la pelotte du brayer appliquée sur l'anneau, eût comprimé l'intestin. Cette circonstance a dû nécessairement contribuer à rendre, de jour en jour, la hernie plus volumineuse, le táxis plus pénible, et l'appendice rentrant du sac herniaire plus ample.

Aux raisons que j'ai déjà données pour établir que l'appendice du sac herniaire rentroit dans l'abdomen par un écartement naturel des fibres aponévrotiques du grand oblique, je puis, au défaut de la dissection, qui à la vérité ne laisseroit aucun doute, ajouter d'autres considérations qui n'en permettent guère davantage.

J'ai examiné avec soin toute l'étendue du sac herniaire et de son appendice ; j'ai parfaitement reconnu leur identité de structure, leur continuité entr'eux et avec le péritoine : j'ai donc vu un sac herniaire rentrant évidemment dans l'abdomen par une ouverture différente de l'anneau. Je n'ai pu être trompé sur un fait de cette nature par aucune variété anatomique, par aucune altération étrangère à la hernie, encore moins par quelqu'incision faite par les élèves qui avoient ouvert l'abdomen du cadavre (1). Il n'est pas besoin d'une grande habitude de l'anatomie pathologique ; il suffit d'avoir vu et disséqué une seule fois un sac herniaire, pour avoir appris à distinguer une cavité de cette nature, des traces d'une incision ; et dans le cas que j'ai observé, plusieurs circonstances se réunissoient pour rendre très-facile la distinction de la lésion : telles étoient, entr'autres, la similitude de structure du sac herniaire et de son appendice ; similitude tellement parfaite, qu'ils présentoient l'un et l'autre des épaississemens cartilagineux : telle étoit encore la couche pseudo-membraneuse dont ils étoient l'un et l'autre revêtus, ainsi que le reste du péritoine.

Le fait ainsi posé, il reste seulement à savoir ce que pouvoit être l'ouverture qui livroit passage à l'appendice rentrant du sac herniaire. Sa situation immédiatement au-dessous de l'anneau, sa direction et son étendue, ne permettent que deux suppositions. On peut penser, ou qu'elle étoit due à un écartement des fibres du grand oblique, comme nous l'avons supposé, ou qu'elle n'étoit autre chose que l'ouverture de l'arcade crurale ; mais, pour peu qu'on y réfléchisse, on reconnoîtra facilement qu'il est en quelque sorte impossible que cette seconde conjecture pût être fondée.

L'ouverture par laquelle le sac herniaire ren-

---

(1) Je n'aurois pas songé à prévenir ces objections ; mais comme elles ont été faites à la première lecture de ce mémoire, j'ai cru devoir laisser subsister ma réponse, quoiqu'elles n'aient pas été renouvelées à la seconde.

troit dans l'abdomen, quoique plus étendue que l'anneau, le débordoit à peine de quelques lignes au côté externe. L'ouverture de l'arcade crurale, au contraire, est constamment placée tout à fait en dehors de l'anneau. La position de l'orifice de l'appendice du sac herniaire à une ligne au-dessous de l'anneau et dans une direction parallèle, est également un caractère qui ne sauroit appartenir à l'arcade crurale. On peut encore observer que l'ouverture de l'appendice rentrant étoit située à peu près sur le même plan que l'anneau, tandis qu'à raison de l'inclinaison en bas et en arrière que présente le ligament de *Poupart*, l'arcade crurale se trouve placée sur un plan postérieur de plusieurs lignes à l'anneau.

A ces raisons, tirées de la position de l'arcade crurale, et de celle de l'ouverture que j'ai décrite, j'en ajouterai d'autres, qui dérivent de la manière dont l'appendice rentrant de la hernie a dû nécessairement se former, ainsi que je crois l'avoir démontré. Dans l'opération du taxis, pratiquée pour une hernie inguinale, le poids de la pression porte principalement sur l'anneau, et sur la partie postérieure supérieure du sac herniaire, et des parties subjacentes. Il est facile de voir que cette pression, loin de disposer la hernie à se glisser sous l'arcade crurale, doit au contraire tendre à fermer entièrement cette ouverture, en appliquant sur les muscles psoas et iliaque, le ligament de *Poupart* qui, dans l'état frais, descend toujours plus bas que le bord de l'os des iles.

Les graisses et les glandes qui remplissent le pli de l'aîne, rendroient encore plus immédiate la compression opérée par le taxis, et s'opposeroient en outre par elles-mêmes à la rentrée du sac par l'arcade crurale.

On sent facilement qu'aucun des obstacles que je viens d'exposer, n'existe pour la rentrée de la hernie par une ouverture due à l'écartement des fibres aponévrotiques, et l'on en peut, ce me semble conclure, par voie d'exclusion, que telle étoit réellement la nature de l'ouverture par laquelle l'appendice du sac herniaire pénétroit dans l'abdomen.

Quelqu'extraordinaire que soit la disposition du sac herniaire que je viens de décrire, elle a cependant une certaine analogie avec les cas dans lesquels un sac herniaire rentre par les efforts du taxis avec les parties qu'il renferme ; et ne pouvant se développer, soit à raison des adhérences qui l'y unissent, soit à cause de l'étroitesse de son ouverture, se loge derrière l'anneau, entre le péritoine et les parois abdominales. Ces hernies rentrées, et cependant encore renfermées et pressées dans leur sac, découvertes par Arnaud (1) et Ledran (2), observées de nouveau par Lafaye (3), furent rejetées par Louis (4), qui ap-

_____

(1) Traité des hernies.

(2) Obs. de chirurgie, tom. II, obs. 58.

(3) Opérat. de Dionis, avec les notes de Lafaye, pag. 324, note (a).

(4) Mém. de l'acad. de chirurg. éd. in-4°. Tom. IV, pag. 306 et suiv.

puya son opinion sur des notions anatomiques et pratiques, qui sembloient démontrer leur impossibilité. Elles ont cependant été observées plusieurs fois de nos jours, et leur existence n'est plus un problême. Dernièrement encore, on en a vu des exemples à l'Hôtel-Dieu de Paris. Dans ces cas, comme dans celui que j'ai observé, le sac herniaire rentre dans l'abdomen. Quelquefois même, il n'y rentre pas en totalité, et alors l'analogie est encore plus parfaite : mais il reste toujours, entre ces deux cas, une grande différence. La rentrée d'une hernie encore renfermée dans son sac, se fait par l'ouverture même qui lui avoit livré passage ; c'est un évènement accidentel, produit par des tentatives souvent dirigées d'après les principes les plus exacts, mais toujours malheureuses dans leur issue. Le cas que j'ai décrit, présente au contraire l'exemple d'une hernie, qui, par les efforts réitérés, et probablement pénibles du taxis, est rentrée en partie dans l'abdomen, par une ouverture différente de celle par laquelle elle étoit sortie. L'étendue de la cavité intérieure, qui n'avoit rien diminué de celle de la portion scrotale du sac herniaire, annonce que cette cavité s'est formée d'une manière lente, et qu'elle a existé long-temps sans causer d'accidens. Cette espèce de hernie n'a donc de commun avec le cas précédent que sa situation générale et sa cause ; elle en diffère totalement par le mode d'action de cette cause, par les effets, et surtout par la disposition anatomique, seule base que l'on puisse adopter dans la distinction des hernies. C'est d'après cette considération, que j'ai cru pouvoir désigner sous le nom de hernie *extra-péritonéale*, la disposition du sac herniaire que j'ai décrit.

Sous d'autres rapports, cette espèce de hernie a quelqu'analogie avec les sacs herniaires doubles ou bifurqués, dont divers auteurs ont rapporté des exemples (1) ; mais ces cas, dont l'explication est peut-être plus difficile que celle de la hernie dont il s'agit, n'ont d'autre rapport avec elle que la bifurcation du sac herniaire, et en diffèrent encore par la situation des deux branches du sac, qui sont l'une et l'autre placées dans l'aîne, ou dans le scrotum, tandis que dans le cas présent, une des parties du sac étoit dans le scrotum, et l'autre dans le bassin.

On a pu remarquer encore dans l'observation que l'on vient de lire, un fait assez curieux, dont aucun observateur n'a fait, je crois, mention, et qui se rencontre cependant assez souvent chez les sujets affectés de hernies anciennes ; c'est l'ampleur des intestins grêles, et l'épaississement de leurs tuniques. Cette augmentation de volume s'explique assez naturellement, si l'on fait attention à l'obstacle habituel que les hernies opposent au libre cours des matières excrémentitielles. Ces matières, continuellement accumulées dans les intestins grêles, les distendent et exigent de leur part des

---

(1) *Voy.* Haller, *Opuscul. path. obs. XXXVI, hist. 11. Voy.* aussi Richter, *op. cit.* Tom. I, §. 34, pag. 45 ; et §. 37, pag. 49 et suiv.

efforts beaucoup plus grands pour s'écouler : l'augmentation journalière d'action de la tunique musculaire des intestins y occasionne bientôt un surcroît de nutrition : aussi dans ces cas l'épaississement des parois du canal intestinal est-il presqu'entièrement dû à celui de la tunique musculaire. Ce fait, que j'ai observé également dans d'autres cas où le cours des matières fécales étoit rendu pénible par des causes différentes , se lie d'ailleurs parfaitement aux cas analogues des accroissemens de nutrition dans les autres organes musculaires. Ainsi la membrane musculaire de la vessie s'épaissit toutes les fois qu'un obstacle, de quelque nature qu'il soit , s'oppose habituellement au libre passage de l'urine; ainsi les anévrismes actifs du ventricule gauche ont souvent pour cause première , comme l'a montré M. Corvisart, la petitesse du diamètre de l'aorte.

FIN DE LA NOTE.

# MÉMOIRE

SUR UNE TERMINAISON PARTICULIÈRE DE LA
GANGRÈNE DANS LES HERNIES,

Lu à la Société de la Faculté de Médecine
de Paris, dans sa séance du 17 janvier
1811 (1);

*Par* M. J. B. CAYOL, *Docteur en Médecine.*

En parcourant les recueils d'observations, on
est étonné du grand nombre de hernies avec gangrène et de fistules stercoraires qui ont guéri complètement, après la perte d'une portion, quelquefois
très-considérable, du canal intestinal. La plupart de
ces guérisons merveilleuses ont été l'ouvrage de la
nature : on les a observées presque toujours sur
des individus qui, étant affectés d'une hernie gangrenée, ont refusé les secours de l'art, ou se sont
trouvés dans l'impossibilité d'y recourir; de sorte
qu'aujourd'hui il ne seroit pas difficile de prouver
que des incidens malheureux, ou regardés comme
tels, ont fait plus de cures en ce genre que les procédés de la chirurgie. En effet, les opérations propo-

(1) *Voyez* le *Bulletin de la Faculté de médecine*, n°s. I et
III de l'année 1811. — Depuis la lecture de ce Mémoire, on
y a ajouté plusieurs nouvelles observations.

sées par Duverger, Ramdhor, Lapeyronnie, etc. ont eu si rarement du succès, et ont entraîné, dans tous les cas, des accidens si redoutables, que le petit nombre de guérisons qu'on leur attribue semblent avoir eu lieu malgré elles plutôt que par elles. D'après ces considérations, un des plus célèbres chirurgiens de notre siècle (1) n'hésite pas d'avancer que toutes les méthodes inventées jusqu'ici pour réunir les plaies du canal intestinal, *sont plus propres à déranger le travail de la nature qu'à le seconder, et qu'elles ne sont applicables qu'à certains cas extrêmement rares.* Cette vérité importante, énoncée d'une manière très-succincte par Richter, a été, dans ces derniers temps, reproduite par M. Scarpa (2), et développée avec cette rare sagacité et cette profondeur de connoissances qui caractérisent les écrits de cet illustre professeur. Soutenue par des autorités d'un aussi grand poids, elle prévaudra sans doute désormais ; et l'art se perfectionnera sur ce point, en simplifiant ses procédés, à mesure qu'on connoîtra mieux toutes les ressources que possède la nature pour remédier à la gangrène d'une partie du canal intestinal.

L'objet de ce Mémoire est de faire connoître une de ces admirables ressources de la nature, qui ne paroît pas avoir été soupçonnée par les auteurs qui ont écrit sur les hernies. On croira peut-être difficilement qu'une portion d'intestin, frappée de

______

(1) Richter, Traité des hernies, chap. XXVIII.

(2) Dans son mémoire *sur les hernies avec gangrène*, §. XXII, page 300 de ce volume.

gangrène dans une hernie, ait été rejetée au-dehors, et qu'ensuite les deux extrémités de ce canal divisé se soient réunies en contractant des adhérences intimes avec le sac herniaire, sans qu'il y ait eu d'abcès ni de plaie à l'extérieur : cependant il n'est guère possible de douter que les choses ne se soient passées de cette manière, dans le cas que je vais bientôt rapporter. Quelqu'extraordinaire que soit une pareille guérison, j'essaierai de prouver qu'elle n'est pas inexplicable, comme on pourroit le croire, par les idées physiologiques et pathologiques généralement admises. Je commencerai par exposer l'observation, avec toutes les circonstances qui en garantissent l'authenticité ; j'y joindrai ensuite quelques réflexions ; et je la rapprocherai de plusieurs faits analogues, puisés dans divers auteurs, pour confirmer les inductions que j'en ai tirées, et pour suppléer en quelque sorte, aux détails que je pourrois avoir omis. Cette méthode de commenter les faits par les faits, de laquelle Morgagni nous a laissé un si beau modèle, me semble préférable à toute autre manière de raisonner, lorsqu'il s'agit d'éclaircir une question de médecine, et surtout d'anatomie pathologique.

*Armand Baumont*, sellier, âgé de quarante-sept ans, homme d'une taille moyenne, et d'une bonne santé, naturellement maigre, pâle, irascible, et très-adonné au vin, étoit incommodé, depuis quinze ans, d'une hernie inguinale du côté gauche. Pendant les trois premières années, il n'avoit pas porté de bandage ; celui dont il s'étoit servi dans la suite contenoit si mal sa hernie, qu'il étoit obligé de la réduire jusqu'à huit ou dix fois par jour, ce qu'il exécutoit toujours avec facilité.

Le 9 juillet 1810, comme il faisoit un effort considérable pour abaisser les limons d'une charrette, ayant les bras élevés, et tout le corps dans une extension forcée, son sous-cuisse se rompit, et son bandage se déplaça : au même instant il ressentit une douleur vive aux environs de l'anneau ; sa tumeur devint tout à coup volumineuse, dure et irréductible ; il fut obligé, pour retourner chez lui, de faire à pied une lieue et demie, tenant à deux mains sa hernie, et éprouvant de violentes coliques. Presque toute la journée fut employée à ce pénible trajet. Le soir, la tumeur étoit très-rouge ; et le lendemain, elle avoit une légère teinte ardoisée. Un officier de santé essaya inutilement d'en faire la réduction, prescrivit sans aucun succès des bains émolliens, des cataplasmes, des lavemens ; et enfin, après avoir fait pendant trois jours des tentatives inutiles, envoya le malade à l'Hôtel-Dieu de Provins, pour qu'on lui fît l'opération. Voici quel étoit alors son état (1) :

Tumeur herniaire dure, volumineuse, doulou-

______

(1) M. Gallot, médecin de l'Hôtel-Dieu de Provins, et M. Cardon, chirurgien du même hôpital, ont bien voulu me transmettre des renseignemens détaillés sur cette époque de la maladie qu'ils ont eux-mêmes observée jour par jour. Sans leurs communications obligeantes, cette observation seroit restée nécessairement incomplète sous plusieurs rapports, malgré le soin avec lequel j'avois interrogé le malade pendant son séjour à l'hôpital de la Charité de Paris, où il est mort.

reuse , et de *couleur brune ;* coliques violentes, accompagnées de hoquet et de borborygmes ; vomissemens de matières fécales , et suppression complète des évacuations alvines ; froid des extrémités ; soif inextinguible ; langue sèche ; altération manifeste des traits du visage ; pouls petit et foible.

On ne fit point l'opération , apparemment parce que le malade s'y refusa , peut - être aussi parce qu'on jugea qu'il étoit trop tard , attendu que la gangrène paroissoit déclarée depuis plusieurs jours. Les symptômes ci-dessus mentionnés persistèrent pendant deux semaines , sans changement notable. Ils diminuèrent lorsque les évacuations alvines commencèrent à reprendre leur cours naturel par l'effet des clystères : alors le malade put faire usage de quelques alimens ; le hoquet cessa ; mais les borborygmes et les coliques continuèrent à se faire sentir de temps en temps.

Après cinq à six jours de rémission , tous les accidens reprirent leur intensité. Ils se calmèrent de nouveau , du moins en grande partie , au bout de quelques jours , lorsqu'on fut parvenu à rappeler les évacuations alvines par le moyen des lavemens : le malade recouvra peu à peu l'appétit et les forces. Cependant , lorsqu'il sortit de l'hôpital , après y avoir séjourné environ un mois , il vomissoit encore quelquefois ; il n'éprouvoit plus de hoquet , mais seulement des coliques et des borborygmes presque continuels. La tumeur herniaire avoit peu diminué de volume , et elle étoit restée irréductible ; mais elle paroissoit beaucoup moins dure , et n'étoit plus douloureuse ; la peau qui la recouvroit *avoit repris sa couleur naturelle.*

Pendant environ quatre mois que *Baumont* passa chez lui, après sa sortie de l'Hôtel-Dieu de Provins, il eut des borborygmes presque continuels, et des coliques très-fréquentes qui le tourmentoient principalement lorsqu'il alloit à la selle. Il étoit habituellement constipé ; mais, tous les dix à douze jours, il étoit pris tout à coup d'une diarrhée excessive et de peu de durée, qui l'affoiblissoit beaucoup. Il urinoit souvent, et en petite quantité. De temps en temps (à des intervalles qui varioient depuis quatre jusqu'à huit ou dix jours) il éprouvoit encore des vomissemens de matières fécales, qui étoient toujours annoncés par la suppression des selles et par de violentes douleurs d'entrailles ; ces vomissemens étoient suivis presqu'aussitôt d'un soulagement complet. *Baumont* commençoit à reprendre les travaux de son état et l'habitude de boire avec excès. Depuis sa sortie de l'hôpital, il avoit un appétit très-vif : il mangeoit même avec une sorte de voracité ; et néanmoins il maigrissoit et s'affoiblissoit de jour en jour.

Vers la fin du mois de novembre, il lui survint de l'enflure à la cuisse et à la jambe du côté de la hernie. A peu près à la même époque, les vomissemens cessèrent entièrement ; il ne resta d'autre incommodité que des borborygmes habituels et quelques légères coliques par intervalles : c'est dans cet état que le malade vint à Paris, et qu'il fut reçu dans les salles de chirurgie de l'hôpital de la Charité, vers la fin de novembre 1810.

M. le professeur Boyer, en examinant la tumeur, reconnut une hydrocèle ; il y fit une ponction qui donna issue à trois ou quatre onces de sérosité limpide : cependant la tumeur resta volumineuse et dure, surtout vers la partie supérieure; et comme l'œdème des cuisses et des jambes continuoit à faire des progrès, le malade fut transféré dans les salles de médecine, où je commençai à l'observer.

La hernie avoit alors à peu près le volume des deux poings réunis ; elle commençoit dans le pli de l'aîne, au-devant de l'anneau inguinal, et distendoit tout le côté gauche du scrotum. Elle étoit tout à fait irréductible, dure, et indolente même sous une pression assez forte. Le ventre paroissoit un peu gonflé par des vents, mais il n'étoit nullement douloureux : le malade lui-même défioit de lui faire aucun mal, en le pressant dans tous les sens. Il avoit un appétit si vif, qu'au milieu de la nuit il éprouvoit souvent un besoin irrésistible de manger. Ses selles étoient ordinairement assez régulières, mais de temps en temps il avoit, pendant un jour ou deux, une diarrhée très-considérable. Toutes ses fonctions paroissoient d'ailleurs en bon état ; il conservoit toute la vivacité de son caractère; enfin il n'avoit d'autre incommodité que quelques coliques par intervalles, ordinairement après le repas, et des gargouillemens presque continuels, qu'on produisoit quelquefois à volonté en comprimant le ventre. Il redoutoit surtout les légumes et les alimens flatueux, auxquels il attribuoit presque toujours ses incommodités.

L'œdème étoit très-considérable aux membres inférieurs, mais surtout à la cuisse et à la jambe gauches. Les parties supérieures du corps étoient au contraire extrêmement amaigries, et le teint fort pâle.

Le 2 janvier, cet homme ayant mangé, comme à l'ordinaire, de très-bon appétit, et ne paroissant pas plus malade que les jours précédens, tomba tout à coup, vers minuit, dans un état de prostration extrême, et perdit en même temps l'usage de la parole et de tous les sens.

Le 3, à la visite du matin, on fut fort étonné de le trouver moribond : il avoit la respiration stertoreuse, le pouls très-petit, intermittent, et la face tout à fait cadavéreuse. Il mourut à onze heures du matin.

Je fis l'ouverture du cadavre en présence de M. Fouquier, l'un des médecins de l'hôpital de la Charité.

Après avoir détaché la peau qui recouvroit la tumeur, on sentoit de la fluctuation à la partie inférieure : il y avoit environ deux onces de sérosité épanchée dans la tunique vaginale, qui d'ailleurs étoit saine, de même que le testicule. Le cordon des vaisseaux spermatiques étoit situé à la partie postérieure et interne de la tumeur.

Le sac herniaire étoit épais et très - dense : dès qu'il fut ouvert, le premier objet qui se présenta fut une portion d'épiploon (1), dont

______

(1) Planch. XI, fig. I, d ; et fig. II, h. h. h.

l'extrémité inférieure ( 1 ) , assez épaisse, adhéroit d'une manière très-intime au fond du sac. Derrière cette portion d'épiploon, nous trouvâmes une anse d'intestin , longue de quatre à cinq pouces , dont l'extrémité (2), formant un angle aigu, adhéroit aussi d'une manière très-intime au fond du sac herniaire, et à la portion d'épiploon dont nous venons de parler.

Dans l'endroit même de cette adhérence , l'intestin étoit considérablement rétréci et comme étranglé : en l'ouvrant avec précaution , nous vîmes que sa cavité pouvoit à peine contenir l'extrémité du petit doigt, et nous distinguâmes facilement sur la membrane muqueuse une cicatrice circulaire (3), dont la largeur varioit depuis une demi-ligne jusqu'à une ligne et demie. L'endroit le plus large de cette cicatrice (4) correspondoit au centre de l'adhérence de l'intestin avec le sac herniaire , et s'ouvroit dans un petit cul-de-sac (5) , comparable, pour la forme , à l'appendice vermiculaire du cœcum , long de quatre à cinq lignes , et enfoncé entre la paroi du sac et la portion adhérente de l'épiploon. Ce petit cul-de-sac, qui renfermoit un peu de mucosité noirâtre et mêlée de matières fécales, parut d'abord formé par un prolongement des parois de l'intestin ; mais après l'avoir mis exactement à découvert , on vit que les tuniques intestinales , au

---

(1) Planch. XI , fig. I, c.    (2) Idem , c.
(3) Fig. II , c. d.    (4) Idem, d.
(5) Idem, e.

lieu de se prolonger à son intérieur, se terminoient insensiblement dans la circonférence de son ouverture, de sorte que l'intestin étoit véritablement percé. Les parois du cul-de-sac étoient lisses à l'intérieur, comme la plupart des cavités fistuleuses anciennes.

En s'éloignant de l'orifice du cul-de-sac, la cicatrice devenoit de plus en plus étroite ; et enfin, à l'extrémité opposée du diamètre de l'intestin, elle étoit tout à fait linéaire, et un peu saillante (1) ; il sembloit qu'en cet endroit le bout supérieur de l'intestin étoit légèrement invaginé dans l'inférieur, tandis que dans tout le reste de la cicatrice les deux bouts ne paroissoient pas s'être réunis immédiatement. Le petit intervalle qu'ils laissoient entr'eux, présentoit à l'œil une large rainure bien marquée, quoique peu profonde, et peu différente, pour la couleur et l'aspect, du reste de la membrane muqueuse. A la face externe de l'intestin, on n'apercevoit pas bien distinctement les traces de la cicatrice, à cause des adhérences de l'épiploon et du sac herniaire. En détruisant ces adhérences on ne put éviter de déchirer la cicatrice, parce que, outre qu'elle adhéroit très-intimemênt aux parties que je viens de nommer, elle étoit beaucoup plus foible que le reste des parois de l'intestin.

L'anse du canal intestinal renfermée dans le sac herniaire, étoit formée par le commencement de l'iléon. Elle n'avoit pas la plus légère adhé-

---

(1) Planch. XI, fig. II, c.

rence avec l'anneau inguinal, qui étoit très-large. La portion d'épiploon qui concouroit à former la hernie, étoit également libre à son passage par l'anneau.

Toute la portion (1) de l'anse intestinale, située au-dessus du point rétréci et adhérent, étoit notablement dilatée et distendue par des gaz. La distension devenoit encore plus considérable au-delà de l'anneau inguinal, et se prolongeoit dans toute la partie supérieure de l'intestin grêle, jusqu'à peu de distance du duodénum. Là, elle finissoit brusquement; et l'intestin reprenoit tout à coup son calibre naturel : il paroissoit d'ailleurs parfaitement sain dans toutes les parties dilatées, comme dans celles qui ne l'étoient pas.

La portion (2) située au-dessous du point rétréci étoit beaucoup moins large que celle dont nous venons de parler; elle ne contenoit presque pas de gaz. Le gros intestin avoit à peine le tiers du volume de la partie supérieure de l'intestin grêle. Il renfermoit des matières fécales liquides, en quantité médiocre.

L'estomac étoit petit, contracté sur lui-même; il ne contenoit que quelques onces d'un liquide verdâtre, comparable pour la couleur à une solution de vert de gris.

Les autres viscères du bas-ventre, de même que ceux de la poitrine, ne présentoient rien de remarquable.

---

(1) Planch. XI, fig. I, a; et fig. II, a.
(2) Fig. I et II, b.

Le système veineux des méninges étoit un peu
gorgé de sang. Le cerveau et le cervelet étoient
sains. Il y avoit fort peu de sérosité dans les
ventricules.

En réfléchissant sur toutes les circonstances de
cette observation, il me paroît évident qu'à l'époque
où le malade entra à l'Hôtel-Dieu de Provins, l'intestin étranglé étoit déjà frappé de gangrène. On
devoit s'attendre, d'après la marche ordinaire
de la maladie, à voir les matières fécales se faire
jour à l'extérieur ; peut-être même auroit-il été
convenable de leur donner issue avec le bistouri, pour faire cesser les symptômes de l'étranglement : l'anus contre nature qui en seroit résulté auroit pu guérir ; et dans tous les cas, la
vie du malade eût couru moins de dangers. On
ne le fit point ; et bientôt après on dut se féliciter
de cette omission, lorsqu'on vit, ce qu'il eût été
impossible d'espérer, la surface de la tumeur perdre peu à peu sa couleur brune, et revenir à
son état naturel. Malheureusement la nature fit
cette fois un prodige inutile, et cette guérison
inattendue devint plus funeste au malade que ne
l'eût été vraisemblablement la formation d'un abcès
et la sortie des matières fécales par la plaie. Les
symptômes locaux de l'étranglement disparurent ;
mais les coliques et les borborygmes continuèrent.
Ces incommodités étoient exaspérées par le moindre
excès dans le régime, et dégénéroient de temps à
autre en une constipation opiniâtre, accompagnée
de hoquet, et de vomissemens de matières fécales :
en un mot, pendant environ cinq mois que le

malade survécut à l'étranglement de sa hernie, il éprouva toutes les incommodités qui suivent ordinairement la guérison d'un anus contre nature, ou d'une fistule stercoraire avec rétrécissement du canal intestinal. Ajoutons que ce trouble continuel des fonctions digestives , en portant une atteinte profonde à la nutrition , dĕvint la véritable et même la seule cause de la mort : c'est ce que prouvent d'une part le dépérissement progressif qui eut lieu , malgré une nourriture abondante ; et de l'autre, l'examen anatomique du cadavre qui ne fit découvrir aucune lésion à laquelle on pût attribuer la mort. Il est vrai que, quoique fort amaigri, le sujet n'étoit pas parvenu au dernier degré de marasme , lorsqu'il cessa de vivre ; mais nous remarquerons à cette occasion que rien n'est plus variable que l'ordre dans lequel les fonctions se troublent et s'anéantissent chez l'individu qui s'approche lentement et par degrés du terme de la vie. Parmi ceux qui meurent de phthisie pulmonaire , par exemple , ou de toute autre espèce de consomption , il en est qui parviennent jusqu'à un marasme *squelettique ,* sans éprouver aucun dérangement bien notable des fonctions, si ce n'est de celles qui dépendent du viscère essentiellement lésé. D'autres n'arrivent pas, à beaucoup près, jusqu'au dernier degré d'émaciation et de foiblesse , parce qu'un épanchement séreux dans les cavités splanchniques, un dérangement considérable des fonctions digestives ( sans autre cause que l'affoiblissement général ), un dévoiement excessif, ou quelqu'autre accident viennent abréger leurs jours. Enfin, quelques-uns paroissent encore assez éloignés du terme fatal ; toutes leurs fonctions sont affoiblies sans être troublées ; ils conservent l'appétit, le sommeil, le libre exercice des facultés intellectuelles, leur gaîté même, lorsque tout à coup la mort les surprend au milieu d'une conversation, ou d'un repas. On ne manque jamais d'explications pour se rendre raison de ces morts inopinées : on suppose tantôt qu'il s'est fait subitement une infiltration ou un épanchement de sérosité dans le cerveau, tantôt qu'il existoit un anévrisme intérieur, ou quelqu'autre lésion qui a été méconnue. Mais quelquefois l'ouverture du cadavre dément toutes ces conjectures ; et en nous dévoilant les causes ou les effets de la maladie, elle nous laisse ignorer la cause immédiate de la mort : il s'en faut bien qu'on puisse toujours expliquer pourquoi tel individu est mort dans le premier ou le second degré d'une maladie organique, quoiqu'il ne soit survenu aucune complication appréciable, tandis que tel autre, avec une lésion tout à fait semblable, n'est arrivé à la mort qu'après avoir passé par tous les degrés de la consomption. Le sujet dont il s'agit ici étoit parvenu à ce point de dépérissement dans lequel la mort n'arrive pas toujours, mais dans lequel elle peut arriver. Depuis sa sortie de l'hôpital de Provins jusqu'au dernier jour de sa vie, il s'étoit livré sans ménagement à son appétit, qui avoit toujours été extrêmement vif. Le besoin de manger étoit, chez lui, plus irrésistible que chez tout autre, apparemment à cause de la petite quantité de substances nutritives qui étoient absorbées dans le canal intestinal.

Si nous rapprochons de tous ces symptômes l'état dans lequel nous avons trouvé l'anse d'intestin dans la hernie, nous serons conduits naturellement à reconnoître que cette partie du canal intestinal avoit été divisée par la gangrène, et s'étoit réunie après une perte de substance plus ou moins considérable. En effet, la cicatrice (1) ne pouvoit être méconnue : elle étoit circulaire ; conséquemment on ne pouvoit supposer que la gangrène n'eût détruit qu'une petite portion de la circonférence de l'intestin. À la partie inférieure de cette cicatrice, c'est-à-dire à l'endroit où elle étoit le plus large et où elle s'ouvroit dans le petit cul-de-sac (2), les deux bouts de l'intestin ne paroissoient pas s'être réunis immédiatement, mais bien par l'intermède des parties environnantes, comme on l'observe toujours dans les cicatrices du canal intestinal : c'étoient l'épiploon et le sac herniaire qui servoient ici de moyen d'union. Au contraire, à la partie supérieure de la cicatrice (3), les deux bouts de l'intestin paroissoient réunis immédiatement dans une petite étendue. Quant au petit cul-de-sac, c'étoit évidemment une fistule borgne, creusée dans le tissu cellulaire dense qui servoit de moyen d'union entre l'épiploon et le sac herniaire. Il est probable qu'elle avoit été autrefois beaucoup plus considérable, et qu'elle

---

(1) Planch. XI, fig. II, c. d.
(2) Idem, fig. II, e.
(3) Idem, c.

s'étoit resserrée peu à peu sur elle-même, attendu qu'elle avoit un dégorgement très-facile dans l'intestin. On pouvoit la considérer comme un reste de l'*entonnoir membraneux*, ou de la petite cavité qui se forme avec les restes du sac herniaire, et qui sert pendant un certain temps, après la séparation des parties gangrenées, à mettre en communication les deux orifices de l'intestin divisé, comme M. le professeur Scarpa l'a si bien démontré. Mais, ici, l'extrémité de l'*entonnoir*, au lieu de s'ouvrir dans l'aîne, comme dans les cas ordinaires, se terminoit par un petit cul-de-sac dans le tissu cellulaire. Les valvules conniventes étoient très-peu marquées au voisinage de la cicatrice. On voyoit dans quelques petites portions du bout supérieur de l'intestin, à une assez grande distance du rétrécissement, quelques vaisseaux capillaires sanguins très-injectés. La membrane muqueuse n'offroit d'ailleurs aucune altération, non plus que les autres tuniques de l'intestin. Une circonstance qui me parut remarquable, c'est que l'anneau et le col du sac herniaire étoient l'un et l'autre fort larges, et n'avoient pas la plus légère adhérence avec l'intestin ni avec l'épiploon. Ces derniers viscères n'adhéroient qu'au fond du sac, c'est-à-dire dans l'endroit correspondant à la cicatrice de l'intestin. C'est aussi dans cet endroit que le sac étoit le plus épais.

La pièce pathologique fraîche, telle qu'elle est représentée dans la fig. II (planch. XI), fut soumise à l'examen de la société de la faculté de médecine, et ensuite déposée dans les collections de cet établissement, où on peut encore la voir. Elle fut examinée pareillement dans l'état frais par plusieurs médecins et chirurgiens très-exercés aux recherches anatomiques, parmi lesquels je citerai M. Laennec, médecin de S. A. E. M<sup>gr</sup> le cardinal Fesch, et MM. Delpech et Lesauvage, docteurs en chirurgie : personne n'éleva des doutes sur l'existence de la cicatrice que je viens de décrire.

De tout ce qui précède, je crois pouvoir conclure qu'à l'époque de l'étranglement de la hernie, lorsque la tumeur étoit devenue livide et noirâtre, il y avoit eu gangrène d'une portion de l'intestin ; qu'ensuite cette même portion s'étoit séparée, et que les deux bouts de l'intestin divisé s'étoient réunis en contractant des adhérences avec le sac herniaire et l'épiploon. Cependant il est certain qu'il n'y eut jamais d'abcès ni de plaie extérieure. outre qu'on ne voyoit sur la tumeur, ni dans les environs, aucune apparence de cicatrice, le malade, que j'avois interrogé avec soin, s'étoit expliqué, à cet égard, de la manière la plus positive. Peu satisfait de son témoignage, je m'adressai à M. Cardon, chirurgien en chef de l'Hôtel-Dieu de Provins, qui voulut bien me communiquer, sur la maladie de *Baumont,* des renseignemens détaillés dont j'ai fait usage dans l'observation rapportée ci-dessus. Il résulte de ces renseignemens qu'il ne se forma jamais d'abcès dans la hernie, et que la tumeur ne subit d'autre changement qu'une augmentation de volume assez considérable, qui persista après la disparition des symptômes de la gangrène. Depuis la même époque, elle fut toujours irréductible, ce qui dépendoit sans doute des adhérences que l'intestin et l'épiploon avoient contractées avec le fond du sac herniaire.

Maintenant il est naturel de se demander ce que devint la portion d'intestin gangrenée : je pense qu'elle fut rejetée au-dehors par la voie des selles; et voici de quelle manière la chose peut, ce me semble, avoir eu lieu. Il se forma, soit avant soit après le développement de la gangrène, une *intussusception* de l'intestin renfermé dans le sac herniaire. La portion *invaginée*, ayant été seule frappée de gangrène, fut entraînée avec les excrémens dans le gros intestin, et de là au-dehors. D'après le mécanisme ordinaire de ces sortes d'*intussusceptions*, il est aisé de concevoir comment, après la séparation des parties gangrenées, les deux extrémités de l'intestin divisé dûrent nécessairement se trouver en contact, et dans les rapports les plus favorables pour la formation de la cicatrice. Cependant elles ne s'*abouchèrent* pas d'une manière parfaitement exacte, puisqu'il se forma un épanchement de matières fécales, qui fut circonscrit par les adhérences de l'intestin et de l'épiploon au sac herniaire, et dont le petit cul-de-sac (1) étoit évidemment un reste. Il semble, à la vérité, que ces matières fécales épanchées auroient dû déterminer un abcès, et se faire jour à l'extérieur : c'est en effet ce qui a lieu ordinairement; c'est ce qui arriveroit sans doute dans presque tous les cas analogues à celui dont il est ici question. Mais dans ses opérations les plus constantes et les mieux

______

(1) Planch. XI, fig. II, e.

déterminées, la nature s'écarte quelquefois de sa marche accoutumée : il paroît qu'ici l'abcès auquel donna lieu l'épanchement des matières fécales, trouvant un dégorgement facile dans la cavité de l'intestin, ne fit point de progrès au-dehors ; et qu'après avoir suppuré plus ou moins de temps, il se resserra peu à peu et suivit la même marche que les abcès ordinaires ouverts à la surface du corps. Au reste, ce n'est pas la première fois qu'on a vu des matières fécales séjourner pendant fort long-temps dans le tissu cellulaire des bourses, sans s'ouvrir une issue à l'extérieur. En voici un exemple très-remarquable, qui a été consigné par M. Bourienne, dans l'ancien Journal de Médecine (1).

Un soldat suisse avoit, *depuis onze ans*, une tuméfaction du côté gauche du scrotum, qui étoit survenue pendant un effort. En levant une pièce de bois, ce militaire avoit senti, dans l'aîne gauche, un craquement accompagné d'une douleur très-vive : peu de temps après, une petite tumeur s'étoit manifestée au-dessous de l'anneau inguinal. Elle avoit augmenté progressivement de volume, mais d'une manière très-lente. Lorsque M. Bourienne la vit pour la première fois, elle venoit d'acquérir, en peu de temps, une augmentation considérable, par l'effet d'une marche forcée : elle étoit parvenue au volume d'une petite *courge*, quoique le malade n'eût pas négligé de porter un suspensoire. Elle étoit molle et pâteuse : en la palpant, on croyoit reconnoître, à son intérieur, un

_______________

(1) Tom. XXXVI, pag. 464.

*fluide mou* épanché, et l'on distinguoit, à sa partie postérieure, le cordon spermatique et le testicule qui paroissoient sains. Du reste elle n'étoit nullement douloureuse, et ne l'avoit jamais été, si ce n'est dans les premiers temps. Le malade étoit sans fièvre et se portoit bien d'ailleurs. Plusieurs chirurgiens, ayant examiné la tumeur, furent très-indécis sur sa véritable nature, et proposèrent néanmoins d'en faire l'ouverture. Après avoir incisé la peau dans une grande étendue, on ne fut pas peu surpris de trouver le tissu cellulaire du scrotum rempli d'excrémens secs durcis, *semblables à du foin pourri, et qu'on enleva par couches comme un gâteau feuilleté;* il y en avoit en tout environ deux poignées. Le tissu cellulaire environnant avoit acquis une densité considérable, et formoit une sorte de kyste épais qu'on emporta presqu'entièrement avec le bistouri. Comme il n'y avoit point de suppuration et que les parties n'étoient pas douloureuses, on crut devoir panser la plaie avec un digestif un peu animé, et la couvrir avec des compresses trempées dans un mélange d'eau de chaux et d'eau vulnéraire. Les premiers jours il ne survint aucun accident; la suppuration commençoit à s'établir, et étoit d'une couleur jaunâtre. Le huitième jour, le malade éprouva quelques douleurs de ventre qui ne furent calmées ni par les lavemens, ni par les fomentations émollientes. Le dixième jour, il fut pris d'une fièvre très-vive : on le saigna deux fois, en insistant toujours sur les moyens *antiphlogistiques.* Bientôt après, la suppuration se supprima entièrement; il survint un dévoiement excessif, et le malade, réduit en fort peu de temps à un état d'épuisement extrême, expira le vingtième jour après l'opération. A l'ouverture de son corps, on reconnut que les matières fécales qu'on avoit trouvées dans le scrotum étoient sorties par une ouverture de l'intestin iléon, qui se trouvoit pincé par une petite partie seulement de sa circonférence, dans l'anneau inguinal gauche. Cette crevasse de l'intestin étoit ovale, et avoit quatre lignes de diamètre (*l'auteur ne la décrit pas plus au long*). Le reste du canal intestinal étoit dans l'état naturel.

« On doit s'étonner, dit Richter (1), en par-
» lant de cette observation de M. Bourienne, que
» l'épanchement des matières fécales n'ait produit
» aucune inflammation, aucune ulcération de la
» peau du scrotum. » Cependant il ne nie pas le fait ; mais il pense qu'il doit être extrêmement rare : il propose de lui donner le nom de *fistule stercorale occulte*. Ce cas diffère essentiellement de celui que j'ai observé, puisque l'intestin, au lieu d'être divisé par la gangrène, a été seulement percé d'un petit trou, et qu'en conséquence on ne peut supposer qu'une portion de ce canal ait été *invaginée*, et ensuite expulsée par la voie des selles : mais nous voyons ici encore un exemple d'un épanchement de matières fécales circonscrit dans le tissu cellulaire du scrotum, et n'ayant de communication qu'avec la

______

(1) Traité des hernies, traduit par M. Rougemont, chap. XXX, pag. 173, in-4°.

cavité de l'intestin. De pareils cas semblent, il est vrai, faire exception aux lois de la nature; mais ils n'en sont pas moins utiles à connoître, puisqu'il est incontestable que ce qui est arrivé une fois peut arriver encore.

Si l'on remonte aux causes de l'*invagination* des intestins, qui a été observée fréquemment dans la *passion iliaque*, et dans quelques autres circonstances, on voit qu'elle est toujours l'effet d'une irritation vive du canal intestinal, produite le plus ordinairement par des vers, et quelquefois aussi par une cause externe, comme je le prouverai bientôt par des exemples. Il n'est donc pas étonnant qu'elle ait eu lieu chez un homme qui a souffert l'irritation la plus violente des intestins, ayant été obligé de faire à pied une lieue et demie avec une hernie étranglée.

Il ne pourroit rester aucun doute sur l'explication que je viens de proposer, si la portion du canal intestinal que je crois avoir été *invaginée*, et ensuite séparée par la gangrène, eût été retrouvée dans les matières fécales. Elle ne l'a point été, soit qu'on ne l'ait pas cherchée, ce qui est très-probable, soit qu'elle ait été évacuée dans un état de décomposition qui ne permettoit plus de la reconnoître. Je suppléerai à cette preuve, la seule qui nous manque, en rapportant un second fait du même genre, où elle se trouve réunie à toutes les autres : c'est une hernie ombilicale étranglée et gangrenée, dans laquelle une portion d'intestin considérable, ayant été isolée par la gangrène, fut évacuée par la voie des selles. Je laisserai parler l'auteur lui-même, qui est M. Mullot, chirurgien à Rouen, afin qu'on ne puisse soupçonner le fait d'avoir été exagéré ou altéré en quelque manière, en passant par plusieurs rédactions.

« Le 26 floréal dernier (an 8ᵉ), je fus mandé, dit M. Mullot (1), auprès d'une femme âgée de cinquante-six ans, sujette, depuis nombre d'années, à la sortie d'une exomphale qui avoit entraîné plusieurs fois des accidens, et qui récidivoit pour les moindres causes; car, depuis six ans que j'avois la confiance de la malade, j'avois fait plus de cent fois la réduction de sa hernie, qui ne pouvoit être contenue par aucun bandage. Je trouvai cette fois la tumeur plus grosse que de coutume; il y avoit, en outre, des vomissemens de matières fécales considérables et très-fréquens. Je voulus faire la réduction comme à l'ordinaire, mais je ne pus y parvenir complètement. Je prescrivis d'appliquer sur la tumeur un cataplasme émollient, et de faire

---

(1) *Bulletin des sciences, par la Société Philomatique,* n°. 46, *IV ᵉ année, nivôse an 9.* — Cette observation rare, et d'autant plus précieuse que son authenticité ne sauroit être contestée, étoit jusqu'à ce jour presqu'entièrement ignorée : il n'en avoit paru qu'un extrait, à la vérité assez étendu, dans l'ouvrage périodique que je viens de citer. Je n'en aurois vraisemblablement pas eu connoissance, si M. Duméril n'avoit eu la bonté de me l'indiquer, lorsque je lus ce mémoire à la Société de la Faculté de médecine. C'est à ce savant professeur que je dois aussi l'avantage de pouvoir citer textuellement l'observation de M. Mullot, d'après le manuscrit autographe qui est déposé dans les archives de la Société philomatique.

28.

de temps à autre des embrocations, afin de tâcher de détendre l'étranglement, et d'achever la réduction, ce que je fis aisément quelques heures après. Je ne saignai point la malade, parce qu'il y avoit plusieurs contr'indications. Les accidens continuèrent malgré la rentrée des parties, et je crus, d'après cela, qu'il existoit un étranglement interne. La malade rendit encore des excrémens par haut et par bas le lendemain. »

» Les trois jours suivans, les vomissemens continuèrent, mais les matières vomies n'étoient plus que glaireuses. Le cinquième jour, la malade, paroissant plus calme, fut prise d'un hoquet presque continuel, de défaillances et de syncopes fréquentes, ce qui me fit craindre la gangrène. Je ne doutai plus alors de la perte de la malade, qui resta dans cet état jusqu'au huitième jour. A cette dernière époque, il se forma deux escarres gangreneuses à deux travers de doigt au-dessous de l'ombilic, et une troisième sur le *bouton*, ce qui me confirma dans l'opinion où j'étois déjà, qu'il y avoit gangrène intérieurement. Il n'y eut point d'interruption dans les selles : tous les jours la malade alloit à la garde-robe. Je m'opposai à la gangrène par tous les moyens que l'art indique, et je vis avec plaisir, au bout de quelques jours, les escarres se cerner, se détacher, et les plaies disposées à se cicatriser. Le 7 prairial, la malade fit une copieuse selle, dans laquelle la garde me dit qu'elle avoit rendu *une espèce de vessie*. Ayant demandé à voir ce corps, je fus extrêmement surpris de reconnoître une portion d'intestin *d'environ quinze à seize pouces de lon-gueur,* dont la section avoit été complètement faite aux deux extrémités : elle étoit accompagnée, dans toute sa longueur, d'une portion de mésen-tère presque sans altération (1). Cet évènement extraordinaire me fit croire qu'il y auroit épan-chement des matières dans le bas-ventre ; je fus trompé, il ne s'en opéra point. MM. Bénard et Roussel, médecins distingués de Rouen, virent avec moi la malade, et examinèrent ce qu'elle avoit rendu. J'avois l'intention d'appeler plusieurs de mes confrères ; mais la malade conçut de vives inquiétudes lorsque je lui en parlai, ce qui me fit changer de projet. Je me contentai de faire le récit de la maladie à quelques personnes de l'art, et de leur montrer la portion d'intestin qui avoit été rendue par les selles. »

« La malade alla de mieux en mieux jusqu'au 25 prairial, qu'elle fut prise d'une toux convulsive, accompagnée de nouveaux vomissemens de ma-tières glaireuses, qui durèrent trois jours. Le mieux reparut ensuite, et continua environ trois semaines. L'appétit revenoit un peu ; les alimens solides, pris en quantité modérée, passoient fa-cilement ; mais les boissons étoient presque tou-jours rejetées par le vomissement. Pendant cet intervalle, la malade se levoit dans son apparte-

---

(1) Cette pièce fut envoyée à M. le professeur Duméril, qui y reconnut, à n'en pas douter, une portion du canal intestinal, et qui la soumit à l'examen de plusieurs savans, dans une des séances de la Société philomatique.

ment, et se trouvoit bien. Elle sortit deux fois pour respirer l'air du dehors, son habitation étant sur le boulevard. Mais le soixantième jour de sa maladie, elle fut reprise de sa toux convulsive avec vomissemens de glaires, ce qui dura encore trois jours. Redevenue plus calme, elle éprouva de fréquens bâillemens, le hoquet, des syncopes, des défaillances, et enfin elle mourut le soixante-cinquième jour de la maladie, et le quarante-quatrième après avoir rendu par les selles la portion d'intestin. M. Laumonier, chirurgien-major de l'Hôtel-Dieu de Rouen, connu si avantageusement parmi nous et dans toute l'Europe, par ses vastes connoissances en anatomie, ayant été instruit des principales circonstances de la maladie, se chargea lui-même de faire l'ouverture du cadavre, curieux de savoir par quels moyens la nature avoit remédié à la perte d'une portion aussi considérable du canal intestinal. »

« Nous trouvâmes les deux extrémités de l'intestin parfaitement réunies : elles paroissoient avoir été coupées en bec de flûte, et s'être ajustées exactement l'une contre l'autre dans ce sens. Le point de réunion avoit contracté de fortes adhérences avec le péritoine, au côté gauche de l'ombilic, assez près de l'anneau ombilical ; néanmoins la cavité de l'intestin n'étoit pas sensiblement rétrécie, même dans l'endroit de la cicatrice. Il n'y avoit pas la plus légère trace d'épanchement. La portion manquante appartenoit au jejunum et à l'iléon. Les intestins étoient frappés de sphacèle dans différens points assez éloignés de la réunion qui s'étoit opérée. Le foie se trouvoit flétri. »

« Je ne crois pas, ajoute l'auteur, que ce phénomène soit l'ouvrage de la nature seule : j'imagine que, lors du taxis, j'ai *invaginé* l'intestin, qui avoit probablement, par suite de l'inflammation occasionnée par l'étranglement primitif, contracté des adhérences au-dessous de la portion faisant poche ; que cherchant à réduire, j'ai fait entrer l'un dans l'autre, et que de-là il est résulté un nouvel étranglement de la portion réduite, sa section, et sa sortie par l'anus. »

Tel est le fait rare et intéressant qui est raconté par M. Mullot. Le nom et la juste célébrité de plusieurs hommes qui en ont été témoins, lui donnent, ce me semble, un caractère d'authenticité qui en augmente beaucoup le prix ; aussi je crois devoir me dispenser d'entrer ici dans de longs raisonnemens pour prouver que la portion d'intestin rejetée par la voie des selles, n'avoit rien de commun avec ces concrétions membraniformes qui en ont si souvent imposé aux observateurs (1), et qui ont été prises, tantôt pour la membrane muqueuse des bronches, tantôt pour celle du rectum, ou de la vessie. Ce n'est pas de nos jours, et au sein de la faculté de médecine de Paris, qu'on peut tomber encore dans de parcilles méprises. M. le professeur Duméril conserve le souvenir de ce fait : il se rappelle qu'ayant exa-

---

(1) *Voyez* entr'autres Tulpius, lib. III, cap. XVII ; et lib. IV, cap. IX.

miné la pièce avec beaucoup d'attention, et surtout avec cette défiance qu'inspire naturellement une chose aussi extraordinaire, il lui fut impossible de ne pas y reconnoître une portion de l'intestin grêle et du mésentère. En supposant que cette portion d'intestin n'eût pas été trouvée dans les selles, il me semble que, dans ce cas, de même que dans l'observation de *Baumont*, on auroit eu de fortes raisons pour croire qu'une partie du canal intestinal avoit été détruite par la gangrène, si l'on eût rapproché exactement les symptômes de la maladie des phénomènes observés à l'ouverture du cadavre. Ici l'inflammation gangreneuse des enveloppes de la hernie ne se termina pas par résolution, comme dans l'observation de *Baumont*, puisqu'il se forma plusieurs escarres assez considérables ; mais il faut remarquer que la chute de ces escarres ne mit pas à découvert l'intestin ; que la portion gangrenée de ce canal n'eut aucune communication avec la plaie, et qu'elle sortit entièrement par la voie des selles. Conséquemment les deux cas se rapprochent exactement ; ils peuvent s'éclairer et se commenter, pour ainsi dire, l'un l'autre. Les conséquences que M. Mullot a déduites de son observation, sont fort analogues à celles que j'ai déduites de la mienne. Quant à l'influence qu'il attribue au *taxis* sur l'*invagination* de l'intestin, je ne saurois décider jusqu'à quel point cette conjecture est fondée. Toutefois je suis porté à croire que les *invaginations* d'une partie du canal intestinal renfermée dans la hernie, ont lieu de la même manière et par les mêmes causes que celles qui s'opèrent dans la cavité abdominale. Ceci me conduit à dire quelque chose de ces dernières.

Après avoir prouvé que les phénomènes observés dans les deux cas de hernie dont je viens de parler, ne peuvent s'expliquer autrement que par l'*invagination* d'une partie du canal intestinal, il me reste à faire voir que des phénomènes semblables, ou du moins fort analogues, ont été observés dans le *volvulus* sans hernie. Quelques-uns des exemples que je vais rapporter de cette maladie, serviront en même temps à confirmer ce que j'ai avancé plus haut, que l'*invagination* d'un intestin peut être déterminée par une violente irritation provenant de cause externe. Je commencerai par une observation très-curieuse de M. John Bower de Doncaster, sur un *volvulus* à la suite duquel le malade rendit par les selles une portion d'intestin longue de quatorze pouces. J'abrégerai la narration autant qu'il sera possible, sans rien retrancher d'essentiel.

*Ed. Cooke* (1), journalier, âgé de quarante ans, étant pris de vin, est renversé par une voiture, dont une des roues lui passe sur le ventre, entre l'ombilic et le pubis, sans lui faire aucune plaie. Aussitôt après l'accident, douleurs d'entrailles excessives, tuméfaction et dureté du ventre, nausées de temps en temps ; pouls fréquent et

_______

(1) Annales de littérature médicale étrangère, tom. II, pag. 528.

foible. On prescrit une saignée, et une solution de
sulfate de magnésie. Dès le lendemain, le malade,
sans égard pour sa situation, se lève et veut se remettre en route; mais il ne peut se traîner qu'avec
peine et en éprouvant de vives douleurs. Les sang-
sues sur le ventre, les fomentations, et quelques légers laxatifs calment enfin ses souffrances, et dans
une quinzaine de jours, il se trouve en état de marcher un peu; mais il éprouve un sentiment de
pesanteur dans la région ombilicale, et le peu d'alimens dont il fait usage, lui causent des digestions
pénibles. Le treizième jour de la maladie, étant le
soir assis auprès du feu, il tombe tout à coup dans
un état de foiblesse tel, qu'on est obligé de le porter dans son lit, où il reste environ dix minutes
presque sans connoissance. Le lendemain, à peu
près à la même heure, il éprouva encore une
syncope semblable, et le jour suivant, il rendit par
les selles *une portion d'intestin longue de quatorze pouces*, qui paroissoit provenir de l'iléon,
et qui étoit accompagnée d'une partie du mésentère qui y adhéroit encore. Immédiatement après,
il eut une selle liquide beaucoup plus abondante
qu'aucune de celles qu'il avoit eues depuis son accident; le ventre resta relâché pendant trois semaines. Ensuite il parut, au-dessous de l'ombilic,
une tumeur qui s'ouvrit au bout de quelques semaines, et donna issue à une grande quantité de
*matières jaunâtres, ayant une légère odeur
d'excrémens.* Le ventre étoit quelquefois extrêmement distendu par l'air, et alors, pendant les
pansemens, la matière de l'abcès étoit chassée à

une grande distance. Cependant le malade reprit peu à peu ses forces, et six mois après l'accident, il fut en état d'aller travailler à la moisson. Mais au commencement de l'hiver suivant, il se forma successivement quatre nouveaux abcès, qui tous s'ouvrirent : il y eut alors cinq ouvertures fistuleuses, dont deux situées un peu au-dessus du pubis, deux au-dessus du ligament de Poupart, et une à un pouce et demi au-dessus du nombril. Ces ouvertures continuèrent à suppurer, tantôt plus, tantôt moins ; elles se fermoient et se rouvroient alternativement : mais elles n'étoient jamais toutes fermées ; il en sortoit quelquefois des gaz très-fétides. ( *On ne dit point s'il en sortoit des matières fécales.* ). Le malade avoit presque toujours un peu de dévoiement, et quelques douleurs de ventre. De temps en temps il éprouvoit de la constipation, et alors les douleurs d'entrailles devenoient beaucoup plus fortes ; elles se terminoient par la sortie de quelques vents par l'anus, et plus ordinairement par les fistules. Tel fut l'état de *Cooke*, pendant environ cinq ans qu'on put l'observer : il n'étoit pas très-affoibli, puisqu'il avoit repris depuis plusieurs années son métier de messager. Au bout de ce temps on le perdit de vue.

On ne trouve pas dans cette observation tous les symptômes ordinaires du *volvulus*, soit qu'ils aient été omis dans la narration originale, ou dans la traduction abrégée que nous avons sous les yeux, soit que ces symptômes n'aient réellement pas existé. Il est certain qu'on ne peut expliquer

autrement que par une *invagination* avec gangrène
la sortie par les selles d'une portion aussi considérable du canal intestinal. Au reste, cette opinion fut
aussi celle de plusieurs médecins distingués qui
examinèrent l'anse d'intestin , et notamment de
M. Baillie, auteur du *Traité d'Anatomie pathologique ,* et de plusieurs autres ouvrages esti-
més. Il paroît, d'après quelques lettres publiées par
les rédacteurs des *Annales de Littérature médicale étrangère ,* à l'occasion de ce fait, que les
médecins anglais en ont observé un assez grand
nombre de semblables, dont nous n'avons pu jusqu'à
présent nous procurer la connoissance. M. Baillie
lui-même en a publié deux ; mais nous ne les con-
noissons que par un extrait, qui se trouve dans
le premier volume des *Transactions médico-
chirurgicales de la Société de Médecine et de
Chirurgie de Londres* (1). Voici cet extrait que
nous n'abrégerons pas , attendu qu'il est déjà beaucoup trop court.

« L'un de ces cas est relatif à une dame , d'environ cinquante ans , qui , après avoir beaucoup
souffert de douleurs violentes dans l'estomac et
les intestins , plus particulièrement du côté gauche , accompagnées de vomissemens et de constipation , rendit , environ trois semaines avant sa
mort , une portion d'intestin , *longue de plus
de trois pieds ,* qu'on reconnut pour être de

_______________

(1) Transactions médico-chirurgicales publiées par la société de médecine et de chirurgie de Londres, en 1809, etc.
traduites de l'anglais par J. L. Deschamps fils. Paris , 1811,
pag. 217.

l'intestin colon. Il est digne d'observation, que la douleur fut plus spécialement sentie sur le côté gauche, et que l'évacuation, alors très-abondante, consista en sang pur. »

« Dans l'autre cas, il paroît que le malade vécut deux ans après avoir rendu par les selles une portion du canal intestinal d'environ six pouces, et qui parut être aussi une portion du colon. »

*Plus de trois pieds de l'intestin colon,* rendus par les selles ! et c'est M. Baillie, médecin et anatomiste célèbre, qui assure avoir vu ce fait ! Ne s'est-il pas glissé quelqu'erreur dans l'extrait ou dans la traduction ? Quoi qu'il en soit, on ne peut juger ou apprécier des phénomènes aussi extraordinaires que d'après une exposition plus détaillée : nous avons voulu seulement marquer ici la place des deux observations de M. Baillie, en attendant que nous ayons pu en prendre une connoissance plus exacte.

Au reste, il n'y a dans ces récits qu'une circonstance qui paroisse presqu'incroyable, c'est la longueur de la portion d'intestin rendue par les selles (1) ; car on connoît d'ailleurs plusieurs faits bien constatés qui prouvent qu'une partie du colon peut être séparée par la gangrène, et entraînée avec les matières fécales. Je me contenterai de citer la

---

(1) Trois pieds anglais équivalent à 34 pouces 3 lignes de France, c'est-à-dire à 9 décimètres 39 millimètres de nos nouvelles mesures. Or le colon tout entier n'a guère plus de quatre pieds de longueur.

*

belle observation de Sobaux, rapportée par Hévin dans son mémoire *sur la gastrotomie dans le volvulus* (1). Dans ce cas, dont il seroit superflu de rappeler ici les détails, parce que l'ouvrage est entre les mains de tout le monde, la portion du colon rendue par les selles avoit vingt-trois pouces de longueur, et le malade guérit. La pièce pathologique fut soumise à l'examen de l'Académie qui, suivant son usage, n'admit l'observation qu'après avoir fait des informations exactes pour en constater la vérité.

Le mémoire d'Hévin renferme un autre fait du même genre, et qui me semble plus précieux que le précédent, parce qu'il se trouve confirmé et pour ainsi dire complété par l'examen anatomique des parties. C'est encore un *volvulus*, qui donna lieu, le vingtième jour, à l'expulsion par les selles *de l'intestin cœcum avec six pouces du colon et autant de l'iléon*. Le malade étant mort treize jours après cette évacuation, on trouva, à l'ouverture de son corps, que le cœcum manquoit complètement : l'intestin iléon étoit abouché avec le colon auquel il adhéroit déjà d'une manière assez solide. Après avoir ouvert ce dernier intestin, près de sa nouvelle embouchure, on vit une tumeur, longue d'un pouce, qui contenoit une liqueur jaunâtre. En poursuivant ses recherches, l'auteur (M. Fauchon) observa sur le muscle psoas, un peu au-dessus du rein droit, un

---

(1) Mémoires de l'Académie royale de chirurgie, tom. **XI**, pag. 338.

abcès qui communiquoit avec l'endroit de la réunion des intestins qui avoient été divisés. Cette pièce fut envoyée à l'Académie royale de chirurgie.

On trouve, dans l'ancien *Journal de Médecine* (1), une observation de M. Salgues, chirurgien à Sens, sur un *volvulus*, à la suite duquel le *cæcum* gangrené fut rendu tout entier par la voie des selles; j'en rapporterai les principaux traits. Un vigneron, âgé de vingt-quatre ans, avoit depuis douze heures des vomissemens continuels, et souffroit des douleurs d'entrailles excessives : l'auteur, consulté à cette époque, prescrivit de la limonade pour boisson, et des lavemens de deux en deux heures. Le troisième jour, le malade, se trouvant tout à fait soulagé, voulut retourner aux travaux de la campagne ; mais, dès le lendemain, il fut repris de douleurs de ventre atroces, et de vomissemens plus intenses que les premiers ; il vomit cette fois plusieurs vers. En palpant le ventre, qui étoit légèrement tendu et douloureux, on trouva, entre la région épigastrique et l'ombilic, *une tumeur ovale, plus grosse et plus longue qu'un œuf de poule-d'Inde.* On joignit aux remèdes ci-dessus indiqués les fomentations sur le ventre ; deux jours après, une saignée du bras; et dans la suite quelques purgatifs. Néanmoins les symptômes persistèrent encore environ quinze à vingt jours ; ensuite ils commencèrent à diminuer progressivement. A peu près à la même époque, *le malade rendit avec les selles tout*

_______

(1) Tom. XXXVI, pag. 515.

*le cœcum avec son appendice en partie gan-ggrené ;* dès ce moment, la tumeur de la région ombilicale disparut, et la convalescence fut bien décidée. « J'ai pour témoins du fait, ajoute l'au-
» teur, quatre de mes confrères qui ont vu l'in-
» testin *cœcum ,* après que le malade l'eut rendu,
» et l'un d'eux voulut voir le malade. »

Cette observation laisse à désirer plusieurs détails importans : seule elle ne pourroit avoir beaucoup de valeur ; mais j'ai cru que, rapprochée de celles qui ont été exposées précédemment, elle ne paroîtroit pas sans intérêt.

Il n'y aura personne, je pense, qui ne trouve une analogie des plus frappantes entre les maladies dont je viens de retracer l'histoire, et les deux observations de hernie que j'avois fait connoître précédemment : il est même assez remarquable, qu'en décrivant les portions d'intestins rendues par les selles, les auteurs se sont servis d'expressions analogues, quoiqu'ils aient écrit à une grande distance les uns des autres, et qu'ils ne se soient pas connus réciproquement. Il faut donc admettre qu'il s'est passé dans les deux hernies la même chose que chez les six individus qui ont éprouvé les symptômes de l'*ileus* sans hernie ; c'est-à-dire que, dans tous ces cas, une portion du canal intestinal a été séparée par la gangrène, et entraînée au-dehors avec les déjections alvines. Par quel artifice la nature a-t-elle pu opérer de semblables guérisons ? comment est-il arrivé qu'après la séparation de l'anse d'intestin gangrenée, les matières fécales ne se soient pas épanchées dans le ventre?

comment cette anse elle-même a-t-elle pu s'introduire dans le bout inférieur de l'intestin, pour être progressivement conduite au-dehors ? J'ai déjà dit qu'on ne peut concevoir tout cela autrement que par l'*invagination* de la portion d'intestin gangrenée. Mais ce n'est encore là qu'une conjecture ; et quelque probable qu'elle soit, elle ne sauroit tenir lieu d'une démonstration complète : car, après tout, la nature peut avoir des ressources qui nous soient inconnues ; et de ce que nous ne pouvons concevoir la chose que de cette manière, il ne s'ensuit pas qu'elle ait dû nécessairement arriver ainsi. Pour que l'opinion que j'ai émise fût prouvée jusqu'à l'évidence, il faudroit pouvoir mettre sous les yeux du lecteur des *invaginations* du canal intestinal, dans lesquelles la portion d'intestin *invaginée* fût manifestement étranglée, d'un rouge livide, ou même déjà gangrenée. Or, je crois que les observations suivantes rempliront parfaitement cet objet. Je rapporterai en premier lieu la plus complète et la mieux rédigée ; elle m'a été communiquée par M. Moutard-Martin, docteur en médecine de la faculté de Paris.

« Un enfant d'un an environ, fort et bien constitué, appartenant à des parens fort riches, et allaité par sa mère, avoit joui constamment d'une bonne santé, lorsque, sans autre cause connue que le travail de la dentition, il fut pris de tranchées, qui furent suivies de diarrhée et de vomissemens. Le lait étoit rejeté très-peu de temps après qu'on avoit retiré l'enfant du sein ; les autres alimens par lesquels on voulut remplacer le lait, furent également vomis. Pendant le premier jour, on espéra modérer ces accidens par de légers anti-spasmodiques et des lavemens calmans. La nuit fut très-mauvaise : il n'y eut point de sommeil ; l'agitation, les cris, les tranchées et les autres accidens augmentèrent. Le jour suivant, la diarrhée cessa ; mais l'enfant rendit par le fondement une grande quantité de sang pur, après des redoublemens de colique. Cependant le ventre resta souple, quoiqu'il fût plus volumineux que la veille. Comme l'hémorrhagie devenoit de plus en plus abondante, et qu'on avoit donné à l'enfant des lavemens avant qu'elle eût eu lieu, on pensa qu'il étoit possible qu'on eût blessé le rectum avec la canule de la seringue, dans les mouvemens qu'avoit pu faire l'enfant. L'hémorrhagie étoit d'ailleurs si abondante, qu'on jugea nécessaire de tamponner ; ce qui fut fait vers dix heures du matin. Environ une heure après, le tampon fut chassé au-dehors, et il fut suivi d'une quantité de sang qu'on put évaluer à six onces. Alors, en palpant le ventre, on reconnut vers l'hypochondre gauche une tumeur qui n'avoit pas encore été remarquée. Durant la journée, les vomissemens continuèrent, et toutes les boissons, sans exception, furent rejetées, quoique l'enfant les prît avec une sorte d'avidité. L'hémorrhagie continua à avoir lieu par l'anus, le ventre se météorisa, les forces diminuèrent rapidement, et l'enfant mourut dans la soirée. »

» Pendant cette courte maladie, il n'y eut pas de convulsions. »

» L'ouverture du cadavre fut faite par MM. Moutard-Martin père et fils, en présence de M. le professeur Baudelocque et de M. Jeanroi le neveu. L'extérieur du corps ne présenta rien autre chose de remarquable qu'une pâleur extrême et un météorisme considérable du ventre. On procéda à l'ouverture de cette cavité, la seule où l'on pût soupçonner l'existence de la cause de la mort, d'après les symptômes observés pendant le cours de la maladie. Le péritoine étoit dans l'état naturel ; il n'y avoit point d'épanchement de sérosité. Les intestins grêles, distendus par une grande quantité de gaz, étoient légèrement phlogosés. En les soulevant du côté droit, on fut étonné de ne point trouver le cœcum, ni la portion ascendante du colon ; mais on observa une espèce de bride blanche, très-mince, fortement tendue, formée par un repli du péritoine. Cette bride étoit recouverte par les circonvolutions des intestins grêles ; elle s'étendoit depuis la fosse iliaque droite jusque vers la grande courbure de l'estomac : elle avoit, dans la fosse iliaque, environ un pouce et demi de largeur, et à peu près un quart de pouce dans le milieu de son étendue. En suivant cette bride, on vit qu'elle finissoit par se confondre avec une tumeur qui, comme nous l'avons dit, avoit été palpée à travers les parois abdominales, du vivant du malade. Cette tumeur, située dans l'hypochondre gauche, au-dessous du cul-de-sac de l'estomac, devant la rate et derrière les intestins grêles, avoit le volume d'un œuf de poule. Elle étoit évidemment formée par un paquet d'intestins tellement entortillés et *invaginés* les uns dans les autres, qu'on ne parvint à les développer qu'en partie, et encore avec beaucoup de peine, attendu qu'ils avoient déjà contracté des adhérences entr'eux : voici quels étoient les rapports dans lesquels ils se trouvoient. L'invagination étoit double, c'est-à-dire que le cœcum, qui avoit quitté la région iliaque et avoit reçu dans son intérieur les portions *ascendante* et *transversale* du colon, s'étoit *invaginé* à son tour, avec toute la masse intestinale qu'il contenoit, dans le commencement de la portion descendante du colon. Ce qui fit distinguer cette disposition, ce fut, d'une part, la continuité de la couche extérieure de la tumeur avec le colon descendant ; et de l'autre, la portion de l'iléon continue au cœcum, qui faisoit aussi partie du *volvulus*, et l'avoit accompagné dans son déplacement. En suivant cette portion de l'iléon, nous arrivâmes à l'union de cet intestin avec le cœcum, après que nous eûmes isolé, non sans peine, la portion du colon qui le recouvroit. Au premier aspect, nous crûmes que le cœcum formoit la couche extérieure de la tumeur, et renfermoit seul tous les viscères *invaginés*, attendu que l'iléon paroissoit se continuer avec la couche extérieure. Mais cette continuité apparente n'étoit due qu'aux fortes adhérences qui s'étoient formées entre le colon et cette partie de l'iléon. Lorsque nous voulûmes chercher l'appendice vermiculaire, nous reconnûmes la continuité de la couche extérieure de la tumeur avec la portion descendante du colon ; nous détruisîmes alors les adhérences qui unissoient le colon à l'iléon, et nous découvrîmes, d'une manière évidente, la continuité de l'iléon avec le cœcum, immédiatement au-dessous d'une double épaisseur du colon. Les adhérences devenant ensuite de plus en plus fortes, nous ne pûmes développer davantage le *volvulus*; nous coupâmes en travers cette tumeur, et nous trouvâmes, d'un commun accord, qu'elle avoit, tant par sa consistance que par sa texture, la plus grande ressemblance avec une andouille; *la couleur en étoit cependant beaucoup plus rouge. Toutes les portions d'intestin invaginées étoient manifestement enflammées.* La portion de l'iléon avoisinant le *volvulus*, étoit tellement étroite, que, dans l'étendue de deux à trois pouces, elle n'avoit pas plus du calibre d'un uretère. La membrane muqueuse du colon descendant étoit fortement rougie, outre qu'elle étoit recouverte de sang encore liquide. »

Ce fait nous offre l'exemple d'une *invagination* des plus considérables qui aient jamais été observées. On conçoit qu'en pareil cas, lors même que la portion d'intestin invaginée seroit exclusivement frappée de gangrène, et qu'elle se sépareroit de la manière la plus complète, il n'y auroit aucune guérison à attendre, parce que cette portion seroit beaucoup trop considérable pour être expulsée par la voie des selles; et d'un autre côté, les déplacemens considérables de plusieurs parties du canal intestinal, et leur entortillement ne permettroient pas d'espérer le rétablissement du cours des matières fécales. Mais, relativement à notre objet, on peut remarquer, dans l'observation précédente, que toutes les portions d'intestin invaginées étoient manifestement enflammées, et qu'elles l'étoient plus que tout le reste du canal digestif : or, comme un intestin enflammé est, plus que toute autre partie, exposé à la gangrène, on doit présumer que, si l'inflammation eût fait de nouveaux progrès, les portions invaginées seroient tombées en morti- fication, et se seroient séparées des autres.

M. le professeur Duméril a vu, conjointement avec M. de Laroche, un cas analogue au pré- cédent, mais dans lequel la nature étoit bien plus sur la voie de la guérison. En effet, la portion d'in- testin invaginée n'avoit qu'environ deux pouces de longueur, et elle étoit déjà complètement gan- grenée. La mortification étoit si bien circonscrite qu'on ne l'aperçut qu'après avoir développé toute la portion *invaginée*. Le sujet de cette observation étoit un enfant de quinze mois, qui étoit mort avec tous les symptômes du *volvulus*.

Enfin, voici un fait qui me semble encore plus concluant que tous les autres, quoiqu'il ne soit pas décrit avec toute l'exactitude qu'on pourroit désirer. Il a été publié par M. Thomas Blizard, chirurgien d'un des principaux hôpitaux de Londres.

Un enfant de cinq mois (1), ayant vécu jusqu'à cet âge dans une parfaite santé, fut pris tout à coup de vomissemens ; ses selles se supprimèrent, et il ne rendit plus qu'un peu de matière mu-

---

(1) Transactions médico-chirurgicales ; par la société de médecine et de chirurgie de Londres, etc. *end. cit.*

queuse par l'anus. Il avoit de plus, ajoute-t-on, *d'autres symptômes qui indiquoient un dérangement notable des fonctions intestinales.* Le lendemain, au lieu des matières muqueuses, il rendit par les selles du sang presque pur ; l'abdomen devint tendu, et, en le palpant, on sentit dans le côté gauche une tumeur du volume d'un œuf. Le troisième jour, le hoquet se manifesta ; il continua jusqu'à la mort, qui arriva le cinquième jour, vers le soir.

A l'ouverture du cadavre, on vit que la tumeur qu'on avoit sentie dans le côté gauche, à travers les parois de l'abdomen, étoit produite par une *intussusception.* Environ six pouces de l'intestin iléon, le cœcum avec son appendice, le colon ascendant, et sa portion transverse, étoient contenus dans la courbure sigmoïde du colon, et se prolongeoient jusque dans le rectum. « *Toutes les* » *parties invaginées étoient dans un état de* » *strangulation complète, et absolument noires.* » La partie inférieure de l'iléon, dans une éten- » due d'environ dix ou douze pouces au-dessous » de l'*intussusception,* étoit un peu enflammée ; » mais les effets de la gangrène étoient si stricte- » ment bornés à l'intestin invaginé, que, si la » constitution de l'enfant avoit été assez forte » pour résister à la séparation des parties morti- » fiées, l'inflammation qui accompagne toujours » cette séparation auroit sans doute produit une » union de l'iléon avec la partie inférieure du co- » lon ; la continuité du canal intestinal auroit » été maintenue, la partie séparée seroit inévita-

» blement sortie, et l'enfant se seroit rétabli. »

On voit que M. Thomas Blizard n'élève aucun doute sur un point de pathologie que je me suis proposé de confirmer dans ce mémoire ; savoir, que, *dans le cas d'invagination d'un intestin, la portion invaginée peut être frappée de gangrène, se séparer complètement, et sortir par la voie des selles, sans que la continuité du canal intestinal soit interrompue.* Cette proposition paroît d'abord si extraordinaire, qu'elle n'a dû mériter aucune confiance lorsqu'elle n'étoit fondée que sur une observation isolée : aussi j'ai cru faire une chose utile en réunissant une suite de faits qui m'ont paru propres à la démontrer complètement. Déjà Hévin (1), en traitant des différentes causes de la *passion iliaque*, avoit rapporté deux ou trois exemples de cette maladie, dans lesquels une portion plus ou moins considérable du canal intestinal avoit été rendue par les selles. Ces faits ayant été admis par l'Académie, il étoit sans doute difficile d'en nier l'authenticité ; mais on pouvoit craindre qu'ils n'eussent été mal interprétés, comme tant d'autres phénomènes pathologiques qui en ont imposé, pendant fort long-temps, aux plus habiles observateurs. Pour les mettre à l'abri de toute contestation, il falloit suivre, en quelque sorte, pas à pas la marche de la nature dans ces singulières maladies ; il falloit montrer successivement une portion d'intestin *invaginée* et étranglée, puis ma-

---

(1) Mémoires de l'Acad. roy. de chir. *Loc. cit.*

nifestement gangrenée dans cet état d'*invagina-tion*, et enfin tout à fait séparée, et entraînée avec les matières fécales ; il falloit, de plus, recon-noître sur le cadavre les traces de la destruction de cette partie du canal intestinal : c'est ce qu'on n'avoit point encore fait, et ce que j'ai essayé de faire.

Au reste, ce n'étoit là qu'une partie accessoire de mon travail ; le but principal que je me suis pro-posé a été de rapprocher des *volvulus* avec gan-grène les deux cas de hernie qui sont exposés au commencement de ce Mémoire : j'ai voulu prou-ver par ces rapprochemens, *qu'une anse d'intes-tin renfermée dans le sac herniaire, peut, comme toutes les autres parties du canal intes-tinal qui sont libres et flottantes dans la cavité abdominale, former une invagination ; et que cet accident est quelquefois suivi d'un étrangle-ment qui donne lieu à la gangrène de la portion invaginée, à sa séparation, et à sa sortie par les selles ;* observation neuve, de laquelle il résulte un mode de guérison des hernies avec gangrène qui n'avoit pas été soupçonné jusqu'à ce jour.


FIN.

# TABLE DES MATIÈRES

## CONTENUES DANS CE VOLUME.


Préface du Traducteur.                                      Pag. v

Préface de l'Auteur.                                             1

### PREMIER MÉMOIRE.

*De la hernie inguinale et scrotale.*

Objet et division générale de ce mémoire.                      15
Du muscle oblique externe.                                     18
Du prolongement de l'aponévrose fascia-lata qui recouvre
  l'arcade crurale et l'anneau inguinal.                       22
Du muscle oblique interne.                                     23
Du muscle transverse.                                          24
De l'anneau inguinal.                                          26
Du péritoine.                                                  28
Rapports du péritoine avec les muscles abdominaux.            30
De quelques replis du péritoine.                               32
Du tissu cellulaire qui revêt l'extérieur du péritoine.       33
Du tissu cellulaire du cordon spermatique.                    34
De l'artère épigastrique.                                      35
De la cause immédiate des hernies.                             37
— Réfutation de l'hypothèse de quelques auteurs qui ad-
  mettent un relâchement partiel du mésentère.             *Ibid.*
— Du mécanisme de la formation des hernies.                   38
Faits pathologiques à l'appui de la doctrine précédente.      41
Formation et progrès du sac herniaire.                        43
Faits pathologiques à l'appui de la description précé-
  dente.                                                       45
Rapports du sac herniaire avec le cordon spermatique
  dans les divers degrés de la maladie.                       46
Des changemens que subissent les fibres du muscle crémaster
  dans les hernies anciennes.                                 48
Rapports du muscle crémaster avec le sac herniaire.           49
— Rapports du même muscle avec les enveloppes de l'hy-
  drocèle.                                                     51

**460**     **TABLE DES MATIÈRES.**

Changemens qu'éprouve l'anneau inguinal par les progrès de la hernie.    52

Changemens qu'on observe dans le sac herniaire et dans le tissu cellulaire environnant.    53

— Réfutation de l'opinion généralement admise sur l'épaississement du sac herniaire.    54

De la réduction du sac herniaire.    57

— Réfutation de l'opinion de Louis à ce sujet.    58

Des changemens qui surviennent dans la disposition des vaisseaux spermatiques, par l'effet du développement de la hernie.    61

— Déplacement des vaisseaux spermatiques dans l'hydrocèle.    64

— Observation particulière sur l'ouverture de l'artère spermatique dans la ponction d'une hydrocèle.    65

Des changemens de situation de l'artère épigastrique, par rapport à l'anneau inguinal et au col du sac herniaire.    68

Division de la hernie inguinale en *externe* et *interne*.    71

—Signes diagnostiques de ces deux espèces de hernies.    72

De la hernie inguinale *congénitale*.    73

Comparaison de la hernie *congénitale* avec la hernie scrotale ordinaire.    76

De la hernie inguinale double du même côté.    78

— Observations particulières à ce sujet.    79

Changemens que la hernie détermine dans la situation et la texture des viscères.    81

— Altérations du mésentère.    *Ibid.*

— Altérations de l'épiploon.    82

Moyens de distinguer la hernie inguinale épiploïque d'avec l'hydrocèle par *infiltration* du cordon spermatique.    84

Du bandage herniaire. — Règles à observer dans sa construction et dans son application.    86

— Bandage ordinaire ou en demi-cercle.    89

— Bandage proposé par Camper.    90

— Figure représentant ce dernier bandage.    94

— Forme que doit avoir la pelotte dans les cas de hernie inguinale *interne*.    98

## SECOND MÉMOIRE.

*Des complications de la hernie inguinale et scrotale.*


**O**bjet de ce mémoire. 99

**D**e l'incision des tégumens dans l'opération de la hernie scrotale ancienne et volumineuse. *Ibid.*

— Rapports de l'incision des tégumens avec celle du sac herniaire. 100

— Danger de l'excision des côtés du sac. *Ibid.*

— Lieu d'élection pour l'ouverture du sac de la hernie scrotale ancienne et volumineuse. 101

— Observation particulière à ce sujet. *Ibid.*

**D**e la manière d'ouvrir le sac herniaire. 102

— Opinions diverses des praticiens à ce sujet. 103

**D**u débridement de l'anneau et du col du sac herniaire. 105

— Difficulté d'éviter l'artère épigastrique. 106

— Insuffisance de tous les moyens qui ont été proposés pour remédier à la lésion de cette artère. 108

**D**irection qu'il faut donner à l'incision de l'anneau et du col du sac herniaire pour éviter l'artère épigastrique. *Ibid.*

— Remarque de Desault et Chopart à ce sujet. 110

**D**es causes de l'étranglement de la hernie inguinale et scrotale. 111

**É**tat du col du sac herniaire qui prédispose à l'étranglement. 113

**R**esserrement du col du sac herniaire. 115

**R**esserrement du col de la tunique vaginale dans la hernie congénitale. 117

**D**es rétrécissemens qui se forment quelquefois dans le corps du sac herniaire. 119

— Observations particulières à ce sujet. *Ibid.*

— Causes de ces rétrécissemens. 120

**S**ignes de l'étranglement causé par le col du sac herniaire. 121

**D**e la manière de débrider le col du sac herniaire. 123

**S**ignes des rétrécissemens du corps du sac herniaire. 125

**D**e l'étranglement causé par l'entortillement de l'intestin. 126

**D**e l'étranglement de l'intestin par l'épiploon. 127

462     TABLE DES MATIÈRES.

— Première variété de cette espèce d'étranglement.   127
— Moyen d'y remédier.   130
Seconde variété.   *Ibid.*
— Observation de Baudelocque.   130
— Observation de l'auteur.   *Ibid.*
— Observation d'Arnaud.   133
— Observation de Callisen.   134
— Moyen de remédier à cette variété de l'étranglement.   136
Troisième variété.   *Ibid.*
— Moyen d'y remédier.   137
Quatrième variété.   138
— Observation particulière.   *Ibid.*
Réflexions sur le fait précédent.   141
— Moyen de remédier aux étranglemens intérieurs.   143
De l'étranglement de l'intestin iléon par l'appendice vermiforme du cœcum.   *Ibid.*
— Observation particulière à ce sujet.   144
De l'étranglement déterminé par la rupture du sac herniaire.   146
— Observation de J. L. Petit.   *Ibid.*
— Observation de M. Rémond.   147
— Réflexions sur ces observations.   148
De l'étranglement nommé par Richter *spasmodique.*   *Ibid.*
— Complications de la hernie avec diverses espèces de coliques.   150
Cause déterminante de l'étranglement dans toutes les espèces de hernies.   152
— De l'angle que forme l'anse d'intestin étranglée avec la suite du canal intestinal.   153
Des adhérences en général.   154
De l'adhérence *gélatineuse.*   *Ibid.*
De l'adhérence *filamenteuse* ou *membraneuse.*   155
— De la nature de cette espèce d'adhérence.   156
— Son existence dans la hernie congénitale.   157
Moyen de détruire les deux espèces d'adhérences précédemment décrites.   158
De l'adhérence *charnue non naturelle.*   159

Ce qu'il faut faire lorsque cette espèce d'adhérence existe

— 1°. entre l'épiploon et le sac herniaire. 160

— 2°. entre l'intestin et le sac herniaire. 161

— Observation particulière à ce sujet. 163

— Autre observation tirée de Richter. 164

De l'adhérence *charnue naturelle*. 166

De l'adhérence *charnue naturelle* dans la hernie scrotale du côté droit. 167

Marche de la nature dans la formation des hernies du cœcum et du colon droit:

— Premier et second degré. 168

— Troisième degré. 169

De l'adhérence *charnue naturelle* dans la hernie scrotale du côté gauche. 170

Causes de la hernie du cœcum. 171

— Hernie *congénitale* du cœcum avec adhérence de cet intestin au testicule dans la tunique vaginale. 172

— Observations de Wrisberg et de Sandifort à ce sujet. 173

Des hernies dépourvues de sac herniaire que quelques chirurgiens disent avoir observées. 174

— Observation particulière. 175

Pourquoi certaines hernies du cœcum sont réductibles, tandis que d'autres ne le sont point. 176

Adhérence charnue naturelle méconnue par J. L. Petit, et néanmoins traitée de la manière la plus convenable par cet habile chirurgien. 178

— Réflexions sur ce fait de pratique. 180

Exemples de hernies du colon lombaire gauche, compliquées d'adhérence charnue naturelle. 181

Observation d'Arnaud sur une hernie du cœcum compliquée d'adhérence et de gangrène. 182

Ce qu'il faut faire lorsque pareille complication existe. 184

Signes diagnostiques de la hernie du cœcum. 186

— Des coliques d'*irritation* qui simulent l'étranglement. 187

— Procédé opératoire qui convient à la hernie du cœcum, et en général aux hernies scrotales irréductibles. 188

Ressources de la nature pour remédier à la perte du cœcum. 189

— Observation particulière à ce sujet. 190

464         **TABLE DES MATIERES.**

De la ligature d'une portion d'épiploon irréductible.   191

— De sa destruction par le moyen des escarrotiques   194

De l'hydropisie du sac herniaire et de l'hydrocèle , considérées comme complications de la hernie scrotale.   196

— Observation sur une hernie scrotale compliquée d'hydrocèle enkystée du cordon spermatique.   197

— Hernie scrotale compliquée d'hydropisie du sac.   198

## TROISIÈME MÉMOIRE.

*De la hernie crurale chez l'homme.*

Objet de ce mémoire.   200

— Rareté de la hernie crurale chez l'homme.   *Ibid.*

Description des parties intéressées dans cette espèce de hernie.   203

Signes auxquels on peut la reconnoître.   206

Comparaison de cette hernie avec la hernie inguinale dans l'un et l'autre sexe.   207

Du tissu cellulaire sous-cutané qui forme la seconde enveloppe de la hernie crurale.   209

De l'expansion aponévrotique du *fascia-lata.*   210

Du sac herniaire et du tissu cellulaire qui l'enveloppe.   211

— Pourquoi la hernie crurale est à une moindre profondeur que la hernie inguinale.   213

— De l'épanchement séreux qui se forme dans le sac herniaire.   214

Rapports de l'artère épigastrique avec le col de la hernie crurale chez l'homme.   213

Rapports de l'artère et des veines spermatiques avec le col de la hernie crurale.   216

— Remarque sur la planche qui représente ces vaisseaux.   217

De la formation de la hernie crurale.   218

— Elle commence dans la *fosse supérieure* du péritoine. *Ibid.*

— Très-rarement dans la *fosse inférieure.*   219

Difficulté d'éviter l'artère spermatique en opérant le débridement de l'arcade crurale.   *Ibid.*

— Expériences d'Arnaud à ce sujet.   220

Réfutation des préceptes donnés par Günz.   223

Des moyens proposés par divers auteurs pour prévenir
l'hémorrhagie, ou pour y remédier.            225
— Impossibilité de lier l'artère épigastrique.        *Ibid.*
Du débridement de l'aponévrose *fascia-lata*.        226
— Direction qu'il faut donner à l'incision des tégumens
pour bien débrider cette aponévrose.            227
— Difficulté de séparer le sac herniaire d'avec son enve-
loppe graisseuse.            228
— De la réduction des viscères.            *Ibid.*
Procédé de Bell pour débrider l'arcade crurale.        229
Du *dilatatoire* de Leblanc.            231
—Parallèle de cet instrument avec le *crochet* d'Arnaud. *Ibid.*
De la hernie crurale étranglée avec complication d'adhé-
rence charnue.            233
Ce qu'il faut faire lorsque cette adhérence est de nature
à rendre impossible la dilatation du col du sac her-
niaire.            234
— Nouveau procédé proposé par l'auteur pour inciser le
col de la hernie crurale, chez l'homme.            235
— Expériences qui confirment les avantages de ce pro-
cédé.            236
Ce qu'il faut faire lorsque l'intestin étranglé adhère
intimement à toute la circonférence du col du sac herniaire.            238
—Procédé d'Arnaud, applicable seulement à la femme. *Ibid.*
— Modification proposée par l'auteur pour le rendre
applicable à l'homme.            239
Rapports du ligament rond de la matrice avec le col de la
hernie crurale, et comparaison de ces rapports avec ceux
des vaisseaux spermatiques chez l'homme.            240
Du bandage le plus convenable pour la hernie crurale. 241
Modifications qu'il faut donner au bandage de Camper
pour le rendre propre à cette espèce de hernie.   242

## QUATRIÈME MÉMOIRE.

*Des hernies avec gangrène, et des moyens que la nature
emploie pour rétablir la continuité du canal intestinal.*

Des causes de la gangrène dans les hernies.        244

— Des moyens qu'on doit employer avant d'en venir à l'opération du taxis. 245

Des symptômes de l'étranglement. 247

— 1°. Étranglement *chronique* ou *lent.* 248

— 2°. Étranglement *aigu* ou *prompt.* *Ibid.*

— Signes de la gangrène. 249

— En quoi l'*étranglement* diffère de l'*incarcération.* 251

— Explication des phénomènes de l'étranglement, d'après les résultats des ouvertures de cadavres. 252

De la guérison des anus contre nature. 253

— Réfutation de la théorie généralement adoptée pour expliquer ces guérisons. 254

Nouvelle théorie proposée par l'auteur. — Première observation. 255

Description des parties qui mettent en communication les deux extrémités de l'intestin divisé. 257

— Note du Traducteur sur l'*entonnoir membraneux*, expression souvent employée dans cet ouvrage. 259

Deuxième observation. *Ibid.*

Troisième observation qui fait voir comment la nature dispose d'avance les parties pour rétablir la continuité de l'intestin divisé. 263

Expériences qui confirment les conséquences déduites des observations précédentes. *Ibid.*

Formation de l'*entonnoir membraneux* qui met en communication les deux orifices de l'intestin divisé. 266

Causes qui peuvent faciliter le rétablissement du canal intestinal, ou le retarder. 269

Nécessité de l'*entonnoir membraneux* pour suppléer à la portion d'intestin qui a été détruite par la gangrène. 270

Comparaison de l'anus contre nature qui est la suite d'une hernie gangrenée, avec celui qui est le résultat d'une plaie pénétrante de l'abdomen. 272

— Pourquoi l'anus contre nature est presque toujours incurable, lorsqu'il est le résultat d'une hernie de l'ombilic ou de la ligne blanche. 274

Inutilité et autres inconvéniens du fil qu'on a coutume de passer à travers le mésentère pour fixer l'intestin auprès de la plaie. *Ibid.*

Comparaison des plaies du canal intestinal avec celles des autres parties du corps. 276

— Les premières ne se réunissent jamais immédiatement. 277

Inconvéniens d'une diète trop rigoureuse dans le traitement de l'anus contre nature. 278

— Opinion de Louis à ce sujet. *Ibid.*

Nécessité d'une nourriture abondante pour seconder les efforts de la nature qui tendent à rétablir la continuité de l'intestin. 280

Observations particulières à l'appui de la doctrine précédemment établie. 282

— Observation de Pipelet. *Ibid.*

— Observation de Mauchart. *Ibid.*

— Observation de J. L. Petit. 284

— Observation tirée du bulletin des sciences médicales. *Ibid.*

Des précautions qu'exige la guérison de l'anus contre nature. 285

— Signes qui indiquent le rétablissement de la continuité du canal intestinal. 286

— Des cas où il seroit dangereux de laisser fermer l'anus contre nature. *Ibid.*

— Moyens de le dilater et de l'entretenir. 288

Du renversement de l'intestin dans l'anus contre nature. 289

— Observation particulière à ce sujet. *Ibid.*

— Moyen de prévenir cet accident et d'y remédier. 291

De l'engorgement de la cavité intermédiaire aux deux orifices de l'intestin divisé. 292

— Moyens de remédier à ce fâcheux accident. 293

— 1°. Dilater l'anus contre nature. *Ibid.*

— 2°. Fendre dans toute sa longueur le trajet fistuleux. 294

— Observation de M. Renaud à ce sujet. 295

De l'infiltration des matières fécales et des fistules stercoraires qui se forment aux environs de l'anus artificiel. 297

— Observation particulière propre à l'auteur. *Ibid.*

— Réflexions sur cette observation. 299

Des différens moyens qui ont été proposés pour réunir un intestin divisé.    3oo

— 1°. Du procédé de Ramdhor.    *Ibid.*

— 2°. Des autres espèces de sutures.    3o1

— Comparaison de ces procédés avec ceux de la nature.    3o2

Du traitement des plaies pénétrantes de l'abdomen avec lésion de l'intestin.    3o4

— Des plaies du gros intestin.    3o5

— Comparaison de ces plaies avec celles de l'intestin grêle.    3o6

— Possibilité de guérir ces dernières sans avoir recours à la suture.    3o7

— Observation particulière propre à l'auteur.    *Ibid.*

Comparaison des plaies pénétrantes de l'abdomen avec celles de la poitrine.    3o6

De la rupture de l'intestin dans la hernie.    3io

— Observation particulière, communiquée par M. Lavérine.    *Ibid.*

— Réflexions sur cette observation.    3i3

### CINQUIÈME MÉMOIRE.

*De la hernie ombilicale , et de celles de la ligne blanche de l'abdomen.*

Des différentes ouvertures qui donnent passage à la hernie ombilicale , chez le fœtus et chez l'adulte.    3i5

Description de la ligne blanche et de l'anneau ombilical chez le fœtus.    3i6

État de l'anneau ombilical quelques mois après la naissance.    3i8

Disposition des ligamens ombilicaux et de l'ouraque dans la cicatrice de l'ombilic.    3i9

Division de la hernie ombilicale en deux espèces    3ao

— De la hernie ombilicale *congénitale.*    3a1

— Ses rapports avec les vaisseaux ombilicaux.    *Ibid.*

— Ses diverses enveloppes.    3a2

— Parties contenues dans le sac herniaire.    3a3

— Erreur de Méry et de Ruysch au sujet de cette espèce de hernie.    3a4

Des causes de la hernie ombilicale *congénitale*.          324

De la hernie ombilicale *accidentelle* ou postérieure à la naissance.          326

— De ses enveloppes et des parties qu'elle renferme.          327

— Elle a toujours un sac herniaire, quoi qu'en aient dit plusieurs auteurs.          *Ibid.*

— De la perforation de l'épiploon par une anse d'intestin, dans cette espèce de hernie.          329

— Hernie ombilicale formée par la vessie.          330

— Observation de Cabrole.          *Ibid.*

Causes de la hernie ombilicale postérieure à la naissance. 331

Du développement irrégulier de la hernie ombilicale. 332

Des hernies de la *ligne blanche*.          333

Description générale des hernies de la ligne blanche.   335

Moyens de distinguer la hernie ombilicale proprement dite d'avec les hernies de la *ligne blanche* qui se développent aux environs de l'ombilic.          336

Des hernies graisseuses de la ligne blanche.          337

— Leur ressemblance avec les petites épiplocèles de la ligne blanche.          338

— Méprises auxquelles cette ressemblance peut donner lieu.          339

— Observation propre à l'auteur.          *Ibid.*

Comparaison de la hernie de l'ombilic avec celles de la ligne blanche, sous le rapport des symptômes et du traitement.          340

Du traitement de la hernie ombilicale des enfans.          341

— Du bandage le plus commode pour les enfans en bas âge.          342

— Moyen de l'appliquer aux enfans plus âgés.          343

De l'opération de la hernie ombilicale par la ligature. *Ibid.*

— Graves inconvéniens de cette opération.          344

— Remarque de M. Paletta sur l'inflammation qui en est la suite.          346

— La compression seule est préférable.          348

— Note du traducteur au sujet de quelques écrits publiés récemment sur la hernie ombilicale.          349

Des moyens de contenir la hernie ombilicale chez les adultes.          350

— Bandage commode et économique pour contenir les hernies ombilicales d'un volume médiocre. 35a

— Bandage pour les hernies ombilicales volumineuses. 353

— Forme que doit avoir en général la pelotte. 354

Corset pour contenir les hernies de la partie supérieure de la ligne blanche. 355

— Bandage d'Arnaud pour les épiplocèles ombilicales qui ne peuvent être réduites par le taxis. 356

— Observation particulière de cet auteur. 357

Du *suspensoire* de Fabrice de Hilden, pour les hernies ombilicales anciennes et volumineuses. 359

De l'étranglement de l'exomphale et des hernies de la ligne blanche. 361

Manière d'opérer ces hernies lorsqu'elles sont volumineuses et irréductibles. 36a

De l'incision des tégumens et du col du sac herniaire. 364

Ce qu'il faut faire lorsqu'on trouve l'épiploon adhérent au sac herniaire dans une grande étendue. 366

De la gangrène d'une anse toute entière du canal intestinal. 367

Des cas où la gangrène n'a détruit qu'une partie de la circonférence de l'intestin. 368

Exemples de guérison dans ces divers cas. *Ibid.*

— Première observation propre à l'auteur. 369

— Seconde observation ; par Amyand. 370

Troisième observation ; par le même. 37a

Quatrième observation ; par Teichmayer. 373

— Cinquième et sixième observations propres à l'auteur.
374 et 376

Réflexions sur les faits précédens. 377

Septième observation ; par M. Chemery-Havé. 379

Réflexions sur l'observation précédente. 385

De la rupture spontanée d'une veine du mésentère dans la hernie. 387

— Observation propre à l'auteur. 388

— Réflexions sur cette observation, et sur le fâcheux accident qui en est l'objet.—Moyen d'y remédier, etc. 393

FIN DE LA TABLE DES MÉMOIRES DE M. SCARPA.

## NOTE

*Sur une nouvelle espèce de hernie qu'on pourroit appeler* extra-péritonéale ; *par* M. Laennec.  387

— Caractère anatomique de l'inflammation des membranes séreuses.  399
— Tumeur graisseuse simulant une hernie.  405
— Accroissement de nutrition des intestins dans les hernies anciennes.  411

## MÉMOIRE

*Sur une terminaison particulière de la gangrène dans les hernies ; par* M. Cayol.  413

— Opinion de Richter sur les divers procédés qui ont été inventés pour réunir un intestin divisé par la gangrène.  414
— Observation sur une hernie scrotale guérie après la destruction d'une anse d'intestin qui paroît avoir été rejetée par la voie des selles.  415
— Réflexions sur ce fait extraordinaire.  424
— Remarque sur les divers degrés de la consomption en général.  425
— Observation de M. Bourienne sur une tuméfaction chronique du scrotum, qui parut formée par des matières fécales.  431
— Observation de M. Mullot sur une portion d'intestin qui, ayant été frappée de gangrène dans une hernie ombilicale, fut rendue par la voie des selles.  435
— Réflexions sur l'observation précédente.  439
— Observation de M. John Bower sur une *intussusception* avec gangrène.  441
— Extrait de quelques faits analogues observés par le docteur Baillie.  444
Observation de M. Sobaux sur un *volvulus* dans lequel une portion du colon, longue de 23 pouces, fut rendue par les selles.  446
Observation analogue, avec ouverture du cadavre ; par M. Fauchon.  *Ibid.*

— Observation de M. Salgues sur un cœcum gangrené rendu par la voie des selles. 447

— Observation de M. Moutard-Martin sur une double *invagination*. 449

— Réflexions sur cette observation. 453

— Observation de MM. Duméril et Delaroche, sur une invagination avec gangrène. 454

— Observation de M. Thomas Blizard, sur un cas analogue au précédent. *Ibid.*

— Réflexions sur ce dernier fait. 456

**FIN DE LA TABLE DES MATIÈRES.**

*L'explication des Planches se trouve au commencement de l'atlas.*

---

## *ERRATA.*

Malgré tout le soin qu'on a donné à la correction des épreuves, et spécialement à l'orthographe des noms propres, qui sont presque tous défigurés par la langue italienne, il s'est glissé une faute de ce genre, d'autant plus essentielle à relever, qu'elle se trouve aussi dans beaucoup d'autres ouvrages, d'ailleurs fort bien écrits. On a mis (page 223 et ailleurs) *Gunzius*, qui est un nom latinisé, au lieu de *Günz* (Jean-Godefroy), véritable nom de ce célèbre chirurgien allemand.

On n'a pas cru devoir noter ici quelques autres fautes purement typographiques, et si légères que le lecteur les corrigera souvent sans les apercevoir.